儿童抽动症
自然康复指南
（家庭版）

用非药物疗法科学安全地终结抽动症

〔美〕希拉·罗杰斯·德马雷 —— 著

李 矫 杨 占 —— 译

北京科学技术出版社

著作权合同登记号　图字：01-2018-1074

图书在版编目（CIP）数据

儿童抽动症自然康复指南：家庭版 /（美）希拉·罗杰斯·德马雷著；李矫，杨占译 . —— 北京：北京科学技术出版社，2024.5（2024.12 重印）

书名原文：Natural Treatments for Tics and Tourette's: A Patient and Family Guide

ISBN 978—7—5714—0616—5

Ⅰ . ①儿… Ⅱ . ①希… ②李… ③杨… Ⅲ . ①小儿疾病 – 神经系统疾病 – 康复 – 指南 Ⅳ . ① R748.09—62

中国版本图书馆 CIP 数据核字（2019）第 278290 号

策划编辑：李　菲
责任编辑：李　菲
责任校对：贾　荣
责任印制：吕　越
出 版 人：曾庆宇
出版发行：北京科学技术出版社
社　　址：北京西直门南大街 16 号
邮政编码：100035
电　　话：0086-10-66135495（总编室）　 0086-10-66113227（发行部）
网　　址：www.bkydw.cn
印　　刷：保定市中画美凯印刷有限公司
开　　本：710 mm × 1000 mm　1/16
字　　数：311 千字
印　　张：24
版　　次：2024 年 5 月第 1 版
印　　次：2024 年 12 月第 2 次印刷
ISBN 978—7—5714—0616—5

定　　价：89.00 元

本书谨献给 Ginger Wakem 和 Griffin Wakem。

致　谢

我非常感谢世界各地的专家、患者及其家属对本书的贡献。在研究抽动症新的治疗方法过程中，他们每一个人都展现出了自己的决心和远见。

感谢 *Latitudes* 顾问委员会成员 John Boyles、Leon Chaitow、Abram Hoffer、Helen Irlen、Melvin Kaplan、Ricki Linksman、Siegfried Othmer、Jon Pangborn、William Philpott、William Rea、Judyth Reichenberg、Bernard Rimland、Joseph T. Rogers、Sherry Rogers、W. A. Shrader、Dana Ullman、John E. Upledger、William Walsh、Mark E. Young、Marshall Zaslove，他们为本书提供了研究基础。另外，特别感谢 Albert F. Robbins，他是我探索环境医学益处的导师。

同时，感谢所有帮助本书出版的人：Jonathan Kruger、Ed Lee、Valerie Tarrant、Sue DeCosmo、Douglas Kruger、Andy Gabor、Ginger Wakem、Steven E. Polyanchek、Annie Lee Leveritt、Herman Fernau、Jean English、Sharan Shively、Alan Yurko、Rick Ma、Larry Teich、Dawn Hess、Chris Phelps-Thiry、Ray Karlin、Cheri Marshall、Bill Phipps、Arthur Stein 和 Angela McKenzie。纽约拉奇蒙特的 John Steigerwald 通过美国铁人三项赛和杰纳斯慈善挑战赛多次为美国综合神经治疗协会（ACN）筹集急需的资金。没有他的辛勤奉献，本书就不可能和大家见面。在排版方面，Sandy Glassman 也迁就于我，克服了诸多困难，花费了大量时间。还要感谢编辑 Kimberly L. Hines，她的润色让本书读起来更加清晰生动。

还要提一提我的父亲 Joseph Rogers 和母亲 Sheila Rogers，正是他们不断的鞭策，才让我完成了此书；同时，本书也得到了我的妹妹 Lisa 和弟弟 Jody 及 Felix 的支持。最后，我要特别感谢我的孩子 Chris、Mona 和 Rose，他们的付出对我而言是无价的：Chris 创建并维护着我们协会的网站 Latitudes，Mona 在教育方面提出了很多专业的建议，Rose 在绘图和环境方面也提供了很多建议。除了这些，他们还不断地支持、鼓励我寻找安全、自然的方法来治疗抽动症和妥瑞氏综合征，这通常都是以牺牲家庭时间为代价的。他们对此可能就付之一笑，但我却永远铭记在心。

前　言

我们大多数人只知道如果患上了慢性肌肉抽动或抽搐，会令人十分苦恼。事实上，有些人的抽动症已经到了非常严重的地步，导致无法进行正常的日常生活。不管怎样，本书都将对你有所帮助和启发。

在常规医学中，轻微的抽动症通常不会得到治疗，因为药物引起的副作用可能比抽动症本身更麻烦。医师通常让患者回家观察症状是否有好转。当长时间出现抽动，且同时伴有运动性抽动和发声性抽动（无意识地发出声音或说话）时，医师可能会将其诊断为抽动秽语综合征（又称妥瑞氏综合征）。

患者家属经常被告知，妥瑞氏综合征或其他严重的抽动症是遗传性的，使用强效药和缓解压力才是行之有效的办法。但是许多人拒绝服用药物，或者觉得效果不理想便停止服药。到目前为止，医师还没有找到其他更好的办法。

新的突破！

我们诚邀你和我们一起，探索治疗抽动症的新方法。也正是由于患者和家属的坚定意志，以及医疗工作者敢于打破常规、孜孜以求的精神，我们的探索才有了诸多新的发现，并在本书中将这些发现一一呈现给读者。书中所述病例的症状轻重不一，给患者带来了各种各样的痛苦，但治疗都取得了良好的效果。

一位长期与抽动症做斗争的女性患者的来信：

随着时间的推移，我的抽动症越来越难控制。在餐厅就餐时尤其尴尬，连把勺子送到嘴里都很费劲。（摘自第 6 节：患者来信）

一位抽动症患儿父亲的来信：

当看到我 6 岁的女儿 Maria 第一次出现这种疾病的症状时，我心都碎了。之后 Maria 开始出现更频繁的面部抽搐，偶尔还发出一些声音。我很清楚她面临的问题可能十分严峻。（摘自第 2 节：Maria）

一位抽动症患儿母亲的来信：

Aaron 开始出现严重的抽动——撞击下颌，头和脖子剧烈摆动，且伴随发声性抽动。强迫症症状也很严重。（摘自第 2 节：Aaron）

医学具有严格的范式或者框架。医学观察、发现和进展似乎都应该来自医学界专业人士，不过，也有一些重要的信息是由常规医学研究框架之外的人发现、整合并进行传播的。Ginger Wakem 和 Marshall Mandell 博士就是这样的人，在本书中你将读到他们的事迹。

本书提到了很多的儿童患者，以及他们意志坚定的父母。他们在没有使用药物的情况下，使抽动症及相关疾病得到了控制，这是一件可喜的事情。相信你也在寻求治疗抽动症的新途径，你和他们一样，所有的发现足以让我们感到欣慰。

新的疗法

幸运的是，现在一些新的发现将抽动症的治疗提高到了一个新的水平。人们渐渐了解到，生活方式、饮食、环境及免疫系统功能的改变会对症状有所影响。研究机构对非药物治疗不大感兴趣，也正因如此，相关的研究很缺乏。然而，不断有临床医师和患者报告，他们在不使用标准药物的情况下，对抽动症进行了成功的干预。本书将和大家全面分享这方面的信息，你将了解到在这些发现的背后，医学专家和患者家属付出了怎样的努力。同时，本书也会为你自己的探寻提供一些有用的工具。

行动的缘起

本书缘起于 1986 年一位母亲的努力。当时聪明机智的 Ginger Wakem 建立了一个非正式的网站，该网站主要分享医师和患者使用非常规疗法治疗抽动症的信息。Ginger 的这一灵感来自自己。由于常规药物不起作用，她帮助自己的儿子 Griffin 在没有用药的情况下，战胜了严重的妥瑞氏综合征。Ginger 认为，使用常规疗法的医师肯定很想了解她儿子"戏剧性"的康复过程以及其他类似的报道（如改变饮食、使用营养补剂及接受专业的抗过敏治疗等）。不过，她遭到了强烈的反对。专家们要么不予理睬，要么坚持认为她错了。

创办 *Latitudes* 和美国综合神经治疗协会

在 Ginger 的请求下，我开始参与这件事情，并试着为他们提供帮助。我很快就发现自己扮演了调查记者的角色，询问并记录了这一领域的新认识和新发现。1993 年，在 Ginger 的帮助下，我创办了一本关于健康的刊物

在 Ginger 的请求下，我开始参与这件事情，并试着为他们提供帮助。我很快就发现自己扮演了调查记者的角色，询问并记录了这一领域的新认识和新发现。

Latitudes，并由 20 多位整合医学和替代医疗领域的知名人士担任顾问。后

来，基于同样的初衷，我们又成立了一个组织。我们开始与该领域的领军人物联系，并积极收集有关治疗抽动症的建议和病例报告。这些信息现在发表在 www. Latitudes. org 上。这个网站一直是抽动症及相关治疗信息的主要来源。关于它的更多信息，请见附录"出版刊物"（第 302 页）。

很快，与其他人分享这些发现成为该杂志的首要任务。后来，在已有组织的基础上成立了美国综合神经治疗协会（ACN），1996 年注册为非营利性组织。选择这一名称的理念是，为神经系统疾病或脑部疾病提供的治疗常常是综合性的，以实现最好的治疗结果。要实现真正的治疗往往需要跨学科的方法。

突破性的调查结果

在探索导致抽动症发病率增长的原因和治疗抽动症的替代性方法等方面，ACN 一直处于前沿水平。

本书第 4 节介绍了 ACN 针对抽动症诱因调查的突破性结果。调查结果展示了最可能引发抽动症的因素，而这些全部是依靠我们的读者所提供的经验。调查的重点是潜在的恶化因素，其中许多因素在现有文献中未见报道。这次调查由 1790 名患者和看护人员共同完成。调查的结果为我们提供了宝贵的依据，让我们能够解释哪些因素可能使抽动症恶化，进而影响我们自己或家人。

由 ACN 赞助的另一项调查结果——《针对妥瑞氏综合征的营养补剂和补充 / 替代医疗》（Nutritional Supplements and Complementary / Alternative Medicine in Tourette Syndrome）被发表在一本学术期刊（*Journal of Child Adolescent Psychopharmacology*，2004;14:582–589）上。这项调查结果进一步证实，大量的抽动症患者开始采用非药物治疗方法，并取得了很好的效果。

开放合作的心态

本书是我们与诸多才华横溢、兢兢业业的医师、研究人员、整合医学从业人员、心理学家、教育工作者、患者及家属交流互动的结果。当然，我们并不能为每一位患有抽动症或相关疾病的患者找到治疗方案，但在探索抽动症预防和治疗的新方法上，确实取得了显著的进展。尽管目前这方面的研究尚不充分，但所有迹象都表明，未来会有更大的发展。我们每天都在进步。

为更好地融合常规医疗和补充／替代疗法，Gerald Erenberg 博士牵头负责美国妥瑞氏综合征协会（TSA）和 ACN 之间的联系。Gerald 博士曾担任 TSA 医学顾问委员会主席。

有一点可以确认，很多情况下抽动症可以采取自然疗法，而不用担心常规药物带来的副作用。

在此，我邀请你加入这项重要的行动，和我们分享你的专业知识和经验，尤其是读完本书并将书中的建议付诸实践之后的发现。ACN 欢迎大家通过网站、电子邮件或信件与我们沟通，一起寻求克服抽动症的答案。

导　读

本书包含了依靠自然疗法、医学参考文献及其他方法获得成功的病例报告。主题涵盖了饮食和营养疗法、过敏和环境医学、减压疗法、行为和认知疗法、顺势疗法、生物反馈疗法、免疫疗法、整骨疗法、颅骶疗法、针灸疗法，以及实验室诊断研究的应用等。讨论了包括针对妥瑞氏综合征在内的各种抽动症的疗法，其中大多数方法都可以结合常规药物治疗。

你将读到 11 个家庭的故事，他们分享了如何在不使用药物的情况下帮助家人控制抽动症。这些例子对全球的抽动症患者都具有参考价值。

帮助你最大程度受益

本书涵盖了大量的新信息，大部分的人不做笔记光凭脑子是记不下来的。建议拿着笔一边读，一边把自己的想法写下来，每个章节后面都留有空白供读者做笔记。

每一节的结尾都有"本节小贴士"，其总结了该节的要点，帮助你在实施干预时能够抓住重点。另外，书还有方便使用的检查清单和行动计划。

"自然"和"替代"的含义

要理解书名中"自然"的意思，最简单的方法就是说清楚它不是什么。

我们用"自然疗法"这一术语来讨论有别于抽动症常规药物治疗的各种疗法。各种自然疗法在帮助身体治愈的过程中具有共同的作用。这种作用与用于抑制症状的药物疗法形成鲜明对比。

本书在讨论治疗方法时，"替代""整合"和"补充"这三个词常常交替使用，因为在不同的场合，它们的意思往往会出现重叠或交叉。

了解抽动症的范围

抽动症的症状主要是偶尔轻度抽搐、发声，严重时还包括肌肉痉挛或突然喊叫。关于抽动症的分类详见本书正文第 4 页。对抽动症进行分类诊断是可以理解的，但从治疗的角度来看，这种分类并不总是有用。事实上，TSA 认为，不同的分类"可能只是字面上的区别"。

理解了这一点，就不会把重点放在抽动症的归类上面。你会发现，我们更应该将精力集中在找出抽动症的病因及治疗上。读这本书时，切记，在考虑选择时一定要运用常识，并考虑自身情况、病情的严重程度等。

不属于抽动症的抽搐

有些抽搐不属于正文第 4 页描述的抽动症分类。不自主的肌肉运动可能是许多其他疾病的症状，如：亨廷顿病（Huntington's disease）、小舞蹈症（Sydenham's chorea）、震颤、迟发性运动障碍、大脑性瘫痪、莱施－奈恩综合征（Lesch-Nyhan syndrome）、不宁腿综合征、肌张力障碍、威尔逊病（Wilson's disease）、雷特综合征（Rett syndrome）、莱姆病（Lyme disease）、病毒性脑膜炎、偏身抽搐、共济失调、痉挛性斜颈、良性肌颤、运动神经元疾病、神经棘红细胞增多症（neuroacanthocytosis）、内分泌紊乱、癫痫、甲状腺疾病、肿瘤、肾衰竭、多发性硬化、帕金森病（Parkinson's disease）、药性反应及其他疾病。因此，建议找神经科医师或其他有资质的医师咨询，做出明确的诊断。ACN 主要关注本书所列出的抽动症。

从业人员联系信息

本书附录中列出了许多专家的联系方式。还可在第 22 节查询相关从业人员的信息。

专业性强和重复的问题

有些章节是专家所写，专业性较强，在章节的开头会有提示，提醒你注意。这些章节的内容为许多实际应用提供了科学依据，你也可以与你的医师分享这些内容。

有些主题会出现在多个章节中，尤其是饮食、营养补剂、过敏和环境医学等主题。我们刻意这样安排，是因为在不使用常规药物的情况下，补充 / 替代疗法是患者、家属和医师发现的治疗抽动症最常见的方法，值得引起你的关注。本书也回顾了其他的替代疗法和整合疗法，并尽我们所能，对治疗抽动症的现状做出客观报告。同时也强调要有自己的主张。

医疗报告的分类

医学证据分为 3 个等级，下面将一一为你介绍。

一级证据是科学证据的最高级别或"金标准"，这类证据是通过随机、双盲和安慰剂对照研究获取的。这意味着治疗是随机分配的，治疗组的情况相似，患者和医师（或研究者）都不知道参与者接受的是积极治疗还是安慰剂治疗。安慰剂从外观上与积极治疗药物相似，但没有药效。然后，将结果进行比较。

二级证据是指研究对象不是随机选取的，或者研究本身就是对前瞻性或者回顾性研究结果的科学分析。比如，在某个特定的人群中展开流行病学调查，从而确定其特征。这类证据也包括通过专业人员或患者 / 家属调查表获得的信息。

三级证据是指专家意见和共识声明，也可能包括对少数参与者进行的科学严谨性研究（前沿研究）。它可能包括案例报告或所谓的轶事证据。在这些报告中，专业人员或者患者 / 家属描述他们的经历。这类证据最不客观。

在本书中，我们提供最可靠的研究信息。每一个病例，我们都努力寻求最高科学等级的证据。我们也分享了从 ACN 和其他渠道获取的最新调查结果，提供权威性的建议，并酌情提供轶事证据或病例报告。循证医学是目标，尽管真正实现的并不多。

常见缩略词和疾病

综合神经治疗协会（ACN）：位于美国佛罗里达州皇家棕榈滩，是一个非营利性组织，负责本书的谋篇布局。ACN 收集并分享了自闭症、抽动症、强迫症、注意缺陷障碍、注意缺陷多动障碍、抑郁症、焦虑症和学习障碍等疾病的非药物治疗信息。ACN 相关网站的信息见第 288 页。

注意缺陷多动障碍（ADHD）和注意缺陷障碍（ADD）：注意缺陷多动障碍已经确认的 3 种表现：①注意力不集中；②多动；③冲动。具体到个人可存在一种或多种表现。如果一个人主要表现为注意力不集中，则常常被认为是注意缺陷障碍。

强迫症（OCD）：是一组以强迫思维和强迫行为为主要临床表现的神经精神障碍。其特点为有意识的强迫或反强迫并存，一些毫无意义，甚至违背自己意愿的想法或冲动反反复复侵入患者的日常生活。患者虽然知道这些想法不合逻辑，但无法控制。强迫性行为是患者为应对强迫表现出来的症状。比如，有人在睡觉前需要让百叶窗保持在特定的位置，因此，尽管已经筋疲力尽了，但仍要花几个小时来调整。在处理这类问题时，我们每个人都有某种程度的强迫性行为。比如，离开家之前可能要检查好几遍炉子，确保它已经关闭，然而只有当这种想法或行为过度并造成麻烦时，临床医师才会将其诊断为强迫症。严重的强迫症可能致伤和致残。

妥瑞氏综合征（TS）：关于该疾病的概述见正文第 1 节。

熊猫病（PANDAS）：与 A 组链球菌感染相关的小儿自身免疫性神经精神障碍。

目 录

第一章

抽动症病因及目前治疗方案

第 **1** 节

抽动症概述

如果你关注过抽动症，你会发现其实许多人，甚至包括你自己都患有这种疾病。在过去的几十年，尤其在西方国家，抽动症的发病率急剧上升，增速惊人。

2003 年，《神经病学新观点》（*Current Opinion in Neurology*）中的一篇文章将抽动症称为妥瑞氏综合征（Tourette syndrome, TS）。文章认为，这种过去不常见的病，现在变得常见了，并称儿童短暂性抽动症"十分常见"。抽动症发病率的增加，正是反映了近年来一系列精神性疾病的发病率不断增加的状况，其中就包括自闭症、注意缺陷障碍、注意缺陷多动障碍、抑郁症、躁郁症、强迫症和精神分裂症等。

2001 年，一项针对纽约罗切斯特及其周边地区在校学生的研究发现：从小学到高中，有 20% 的学生患有不同程度的抽动症；在特殊教育班级，有 27% 的学生患有抽动症。另一项研究发现：在华盛顿特区，有 24% 的学生患有不同程度的抽动症。1997 年，英国的一项研究结果显示：那些患有

抽动症的分类

短暂性抽动症：通常发生在5～10岁的儿童身上。据估计，美国有高达18%的儿童患有短暂性抽动症。其常见的症状包括面部抽搐、眨眼睛、轻微发声和清嗓；偶尔也会出现一些非典型症状。随着时间的推移，抽动症会由一种类型变为另一种类型。该疾病的发作通常会持续数周或数月，在出现压力、兴奋或疲劳时尤为明显。可在数年内反复发作。

慢性抽动症：该类型的抽动症会持续数年，一般不会有什么变化，如持续数年的眼睑痉挛。

慢性多发性抽动症：该类型很难与短暂性抽动症及慢性抽动症相区分，其主要表现为同时出现多种慢性抽动症的症状。

妥瑞氏综合征：这种抽动症可能是最严重的一类。根据《诊断与统计手册：精神障碍（第4版）》（*Diagnostic and Statistical Manual of Mental Disorders IV*）的描述，此类抽动症具有以下特征。

- 发病期间，多种运动性抽动和一种或多重发声性抽动同时存在，但不一定同时出现。

- 一日发作多次，几乎日日如此，或者在一年多的时间里间歇性地发作；间或缓解，但缓解期一般不会连续超过3个月。

- 在社交、就业或其他重要场合，这类抽动症会为患者造成巨大困扰。

- 18岁之前初发。

- 这类抽动症不是由于某种药物（如兴奋剂）或某种全身性疾病（如亨廷顿病或病毒性脑膜炎）的直接生理作用所致。

"妥瑞氏综合征与其他类型的抽动症可能仅仅有语义上的区别。特别是最近的遗传学证据已经将妥瑞氏综合征与儿童慢性多发性抽动症和短暂性抽

> 动症联系在了一起。只有通过回顾性研究才能加以区分。"
>
> 摘自 *A Physician's Guide to the Diagnosis of Tourette Syndrome*，TSA
>
> 另见"熊猫病"，第15~16页。

严重情感或行为障碍，需要校方提供住宿的学生，65%患有抽动症，而他们当中大部分人符合妥瑞氏综合征的诊断标准。

尽管研究结果不尽相同，但如果不调查发病率增长的原因，就简单地认可这些不断增长的数字，似乎既不合情理也不负责任。奇怪的是，医学专业人士和公众都没有对此引起重视，也没有将研究的重点放在抽动症急剧增长的原因上。

运动性抽动和发声性抽动

抽动症的临床表现形式与类型千差万别，医师可按上述抽动症类型对患者进行诊断分类。幸运的是，大多数抽动症症状轻微。

某些抽动动作，如打喷嚏、耸肩和缩颈属于简单抽动，只涉及一组肌群。复杂抽动则是多个肌群间相互协调的动作。例如，走路时身体转动或跳跃，以及模仿他人的动作就属于复杂抽动。从

> 从头到脚都可能发生抽动，轻微的可表现为偶尔眨一下眼，严重的会影响较大的肌群，致使人从椅子上摔下来。

头到脚都可能发生抽动，轻微的可表现为偶尔眨一下眼，严重的会影响较大的肌群，致使人从椅子上摔下来。

简单的运动性抽动可能会表现得很严重，简单抽动症并不意味着它对个体的影响比复杂抽动症小。抽动症还包括触碰他人或令人痛苦的自残行为（如扇自己耳光、把玩锐器或触摸发烫物品）。发声性抽动症状可能不明显，如轻咳或发出哼哼声；但有些发声性抽动具有破坏性且令人尴尬，如大声呼

叫、呐喊、尖叫、咆哮、重复念叨刚刚听到的话或说脏话（秽语）等。患者经常会有抽动的感觉冲动，这种抽动类似于想要挠痒，抽动后有种压力得到释放的感觉。患者对这种感觉冲动型抽动的察觉能力会随着年龄的增长而增加，10岁以下的儿童很少会意识到这种感觉冲动。

很大一部分患者称，他们能够在短期内克制或延缓抽动，但通常在不久之后"释放"。对抽动有所感知，便能够进行一定的调节。很多患有抽动症的人善于掩饰相关的抽动动作，因此他们看起来很自然。举个例子，有人可能把脸上的头发往后梳，让伸脖颈的抽动看起来像一个有意识的动作。不过，要克制或掩饰抽动，需要耗费巨大的精力，注意力也需要高度集中，这样难免会给患者带来压力，使人身心疲惫。如果儿童在学校克制抽动的发作，他们回到家后，由于情绪上的压力，可能会出现抽动症暴发。

和老年人一样，学龄前儿童也可能患抽动症。儿童抽动症通常在青春期或成年后有所缓解。

共生疾病

在美国，大约一半的妥瑞氏综合征患儿同时患有注意缺陷多动障碍。研究人员发现，半数以上的妥瑞氏综合征患者有学习障碍和（或）强迫症。妥瑞氏综合征患者还常常伴有惊恐发作、分离焦虑和抑郁症。据报道，这类患者经常出现行为困难和情绪波动，这给靶向治疗增加了困难。在妥瑞氏综合征患者中拔毛癖的发生率要高于平均水平。患者还经常出现睡眠障碍、尿床及许多其他症状。研究表明，妥瑞氏综合征患者发生偏头痛的概率几乎是一般人群的4倍。

对患者和家属来说，治疗这些共生疾病和治疗抽动症本身一样困难，甚至更困难。

抽动症的最新研究

过去的一个世纪，抽动症的治疗发生了巨大的变化。最初，人们认为心理障碍是导致抽动症的原因，于是，将治疗重点放在心理咨询和心理治疗上，但结果令人失望。20 世纪 60 年代，科学家们发现了这种疾病的医学或生物学基础，于是开始针对大脑和神经系统用药。这是一个重大的突破，改善了对抽动症的控制，但同时也引起警示：这些药物的药效很强，经常未经测试就用在儿童身上，这可能会产生严重的不良反应；因此，应根据患者症状的严重程度，以及症状对生活质量的影响程度决定是否用药。

目前，大多数抽动症都无法通过医学检查进行诊断。科学家们认为，从理论上讲，神经递质多巴胺的代谢异常是其中一个常见原因。神经递质是从一个神经细胞传递或携带某种信号到另一个神经细胞的化学物质。化学物质被一个神经细胞释放出来，穿过突触或突触间隙，然后被另一个神经细胞所接受，这就是神经冲动"交流"的过程。从理论上讲，接受化学物质的神经细胞一旦出现问题，就会导致突触中出现过多的多巴胺。

其他神经递质，如 5- 羟色胺也被认为与抽动症有关。研究人员将抽动症出现的神经递质异常归咎于基因方面的原因。有趣的是，妥瑞氏综合征男性患者的数量大约是女性患者的 4 倍，不过这一比例尚存在争议。

虽然可能有很强的遗传因素，但几乎不可能找到导致抽动症的单一基因，尽管在基因方面做出了大量的研究。基因学研究者 David E. Comings 博士是《探索妥瑞氏综合征与人类行为基因》（*Search for the Tourette Syndrome and*

基因学研究者 David E. Comings 博士是《探索妥瑞氏综合征与人类行为基因》（*Search for the Tourette Syndrome and Human Behavior Genes*）一书的作者，他所做出的巨大努力让人们更好地了解了抽动症与其他心理或神经精神疾病的关系。

Human Behavior Genes）一书的作者，他所做出的巨大努力让人们更好地了解了抽动症与其他心理或神经精神疾病的关系。

有关妥瑞氏综合征患者神经影像学（脑成像）的研究表明，此类患者大脑基底神经节和额叶白质的组成存在异常。基底神经节帮助优先处理到达大脑的信息，并与各种运动有着密切的关系。当大脑接收到的信息由于多巴胺功能紊乱而没有被很好地"过滤"时，就会出现一系列神经精神症状。研究表明，大脑其他区域可能也起着重要的作用。下丘脑功能障碍以及伴随的体温失调也与妥瑞氏综合征有关。

环境的作用

抽动症症状的出现与环境因素有关。例如，一对同卵双胞胎患抽动症的遗传倾向可能相同，但他们的生活方式或经历决定了他们不同的基因表达。

Thomas M. Hyde 博士及其同事完成了一项引人注目的研究，其对象是至少一人患有妥瑞氏综合征的同卵双胞胎。他们发现，只是遗传学还解释不了妥瑞氏综合征的发展及其严重性。Hyde 博士认为，环境因素与遗传因素共同起着作用："妥瑞氏综合征是一种独特的疾病，遗传因素和环境因素共同影响脑部发育和脑功能，从而导致复杂的神经精神障碍。"

> 自 ACN 成立以来，便强调有必要确认可能影响抽动症发展和表现的环境因素。

目前尚缺乏对环境因素的研究。自 ACN 成立以来，便强调有必要确认可能影响抽动症发展和表现的环境因素。本书首次分享了可诱发抽动症的诸多环境因素，并提供了如何解决这些问题的指南。当然，还需要更多的工作来进一步确认环境因素在抽动症中的作用。

标准药物治疗的副作用

一些治疗抽动症的药物具有潜在的副作用，现简要描述如下。快速浏览一遍这些信息，会让你产生寻求更好的治疗方案的紧迫感。

帕罗西汀：是一种抗精神病药物。

- 口干、便秘、嗜睡、镇静、肌肉损伤、多动、焦虑、不良行为、头痛。
- 可能会降低抽搐发作的阈值。
- 可与多种药物相互作用；有诱发肿瘤风险。
- 类帕金森病症状，轻重不一，通常可逆转。
- 迟发性运动障碍：潜在不可逆，出现不自觉的运动。
- 心电图变化。
- 抗精神病药物恶性综合征：潜在致命证候。
- 据报道，抗精神病药物会引发高热。
- 猝死。

氟哌啶醇：是一种抗精神病药物。

- 支气管肺炎：有时候是致命的。
- 导致躁郁症患者出现快速的情绪波动。
- 说话或吞咽困难。
- 失去平衡控制能力；肌肉痉挛。
- 躁动、焦虑。
- 体重增加或减轻。
- 和帕罗西汀一样，可能导致迟发性运动障碍及抗精神病药物恶性综合征。
- 可能会降低抽搐发作阈值。

- 对心血管有不良影响；肝功能损伤；体温升高。

可乐定：有助于抑制高血压。

- 突然终止可乐定治疗可导致紧张、焦虑、头痛和震颤。

- 只有在明确需要的情况下，才能在妊娠和哺乳期间服用。

- 大部分的副作用较轻微，治疗过程中会消失。最常见的有口干、嗜睡、头晕、便秘和镇静。

- 儿童可能比成人更容易出现中枢神经系统抑制。

胍法辛：有助于控制高血压。

- 嗜睡，尤其是初次服用。

- 便秘。

- 头晕。

- 口干。

- 疲乏、困倦。

- 头痛。

- 阳痿。

- 体虚。

- 可能少量饮酒即醉。

- 狂躁，有攻击性（注意缺陷多动障碍患者）。

注：上述以及其他治疗抽动症的药物未对12岁以下的儿童进行充分试验，但这些药物在临床上常用于12岁以下儿童。

（来源：选自*Physician's Desk Reference*或药品说明书）

中枢神经兴奋剂

1988 年，G. S. Golden 博士通过一个病例发现：中枢神经兴奋剂，如哌甲酯（利他林），会使妥瑞氏综合征患者的抽动症症状变得更加严重，而且会偶尔诱发此前没有症状的患者出现相关症状。他呼吁，医师在使用中枢神经兴奋剂治疗儿童注意缺陷障碍时要使用保守的方法；并建议在使用这类药物之前，先尝试行为管理、环境控制、减轻压力等方法。

许多年过去了，中枢神经兴奋剂治疗抽动症的争议还在继续。大部分的研究者认为，中枢神经兴奋剂会引发或加重某些患者的抽动症症状。事实上，妥瑞氏综合征协会（TSA）指出，对妥瑞氏综合征的诊断需要确认症状"不是某种药物（如兴奋剂）的直接生理作用"。还有一些研究者认为，兴奋剂引发抽动症的情况并不常见。最近的研究表明，对患有注意缺陷多动障碍和妥瑞氏综合征的儿童使用兴奋剂，大多数患儿已有的抽动症症状并不会加重。一项已经发表的研究认为，兴奋剂不会增加引发抽动症的风险。然而，这些报告与人们的普遍想法以及临床观察并不相符，因此，需要进一步的研究来加以确认。

治疗抽动症的一般方法

轻微的抽动症并不会严重影响日常生活，通常不推荐用药（因为药物会有潜在的副作用）。常见用药是抗精神病药物，如利培酮（维思通）、奥氮平（再普乐）、帕罗西汀、氟哌利多和氟奋乃静等。研究人员最初研发的抗精神病药物或镇静剂是用于治疗精神病的，后来也被"借用"来治疗抽动症。

另一类用于治疗抽动症的药物是 α 受体阻滞剂，如可乐定和胍法辛。这类药物通常用于治疗高血压。氟硝西泮（氟硝安定）常用来抗惊厥和抗焦虑，有时也用来治疗抽动症。目前正在探索用巴氯芬治疗妥瑞氏综合征，其是一种用来治疗多发性硬化的肌肉松弛药和解痉剂。

考虑到有些读者不了解这些药物的副作用，本书第 9~10 页对部分药物进行了归纳。也可以通过制药商、网站 www.Drugs.com，以及医师了解相关的药物信息。

对肉毒毒素、尼古丁和行为疗法的研究

近年来，已经开始采取将肉毒毒素注射到抽动区域以"冻结"肌肉反应的方法。尽管研究结果很复杂，但使用肉毒毒素已成为治疗抽动症的新方法。

研究人员还研究了尼古丁贴片和降压药（例如，美卡拉明能够阻断大脑中的尼古丁受体）法。结果表明，这些方法有助于减少抽动症药物的用量，尤其是氟哌啶醇。然而，这些药物单独使用似乎并不起作用，而且对一些尝试尼古丁相关干预的患者来说，药物的副作用也是个问题。这方面研究的领军人物 Archie A. Silver 博士认为，根据需要使用尼古丁治疗可能有用，但不推荐长期使用。

有关行为疗法的研究成果还不多，但前景值得期待。医师通常不推荐这种方法，而且也很难找到专业的治疗师。关于行为疗法的更多内容，详见第20 节。

大麻疗法

很早以前就有报道称，大麻有助于减轻抽动症症状。但由于法律和政治的原因，这一方面的研究也迟迟未能展开。2003 年，针对大麻中最有效的成分 Delta-9- 四氢大麻酚（THC）用于治疗妥瑞氏综合征进行了小型研究。经芝麻油溶解的纯合成 THC——屈大麻酚也被应用在一些大麻研究中。K. R. Muller 博士的实验数据表明，THC 对治疗抽动症很有帮助，短期来看是

安全的，但仍待进一步研究。

医用大麻的倡导者指出，常规药物治疗会导致严重的副作用而且常常效果不明显。脱口秀节目主持人 Montel Williams 一直致力于促进医疗大麻合法化。他说："大麻对他的多发性硬化有帮助，缓解了他的腿脚疼痛；与常规药物相比，大麻能更好地控制震颤和痉挛，副作用也更少。"

然而，2004 年 4 月，美国国家成瘾和药物滥用中心（National Center on Addiction and Substance Abuse）报道，越来越多的儿童正在接受大麻成瘾治疗，且年龄更加低龄化。据报道，在过去 15 年里，大麻的效力也有了显著提高。研究表明，妊娠前和妊娠期间不能使用大麻，因为其可能会抑制胎儿免疫系统的发育。长期使用大麻还可能对认知能力造成影响。因此，我们必须认识到大麻潜在的副作用。

Dale Gieringer 博士论医用大麻

我们咨询了促进医用大麻合法化的领袖人物 Dale Gieringer 博士的观点。他是《医用大麻手册：治疗用途指南》（*Medical Marijuana Handbook: A Guide to Therapeutic Use*）的作者之一。他在给 ACN 的信中写道：

"近几年，由于加利福尼亚州（1996 年）和其他州相继通过医用大麻法案，掀起了对医用大麻研究的热潮。有报道称，大麻应用已经发展到 250 多种适应证，其中许多是与运动相关的疾病，例如癫痫、肌肉痉挛等。实际研究遭到美国缉毒局（Drug Enforcement Administration）、美国国家药物滥用研究所（National Institute on Drug Abuse）和美国联邦药物管理局（Federal Drug Administration）的强烈制止。然而，位于英国威尔特郡的 GW 制药公司一直在进行用大麻提取物来治疗多发性硬化的临床试验。加利福尼亚医用大麻研究中心

（California Center for Medicinal Cannabis Research）也在研究用大麻来治疗多发性硬化。针对多发性硬化患者的大量调查表明，大多数患者发现使用大麻可以减轻痉挛和疼痛。

"大部分使用医用大麻的患者愿意采取吸食的方式，因为起效快，且可以自己调整剂量。使用口服制剂的患者经常抱怨剂量过大或不足，因为摄入的 THC 的生物利用度变化很大，难以预测。吸食大麻明显会对呼吸系统健康造成影响，因此，人们也在研究吸食大麻的替代方式。其中一项特别值得期待的技术就是使用雾化器，将大麻加热到一定的温度就会产生具有医学活性的大麻素。此过程不需要燃烧，也不会因为烟雾而产生毒素。"

编者按：民意调查显示，70% 以上的美国人支持医用大麻合法化。在许多国家，包括加拿大和越来越多的欧洲国家，医用大麻已经合法化了（最新情况参见 NORML 网站）。Dale Gieringer 的这封信写于 2005 年美国联邦最高法院裁决之前。裁决判定，联邦禁毒法高于允许使用医用大麻的州立法律。这意味着，即使是癌症和其他重病患者，也都可能因为使用医师开的大麻而被捕。关于这一问题的最新动态，我们将在 *Latitudes Online*（见第 288 页）上公布。

炎症作用和免疫功能

过去几十年，环境医师提出了"脑过敏"的概念，即大脑是某种过敏或免疫反应的靶器官。William H. Philpott 博士在《脑过敏》（*Brain Allergies*）一书（1980 年首次出版，2000 年修订）中对这种疾病进行了描述。作为一名执业医师，Philpott 曾告诉 ACN，他相信很多抽动症都是属于脑过敏的症状。ACN 收到的许多报告也证实了这一点。这一概念尚未被传统医学界所接受，因此，ACN 做了大量的工作，收集了相关数据，帮助人们认识免疫系统功能与抽动症症状间的密切关系。

近些年，我们很高兴看到科学家有了一些新的发现，他们认为自身免疫 / 炎症过程与抽动症的发展以及链球菌感染后强迫症发作有关，譬如熊猫病（见下文）。2005 年，James Leckman 博士和耶鲁大学医学院的同事一起完成了对抽动症和妥瑞氏综合征的研究，记录了免疫系统的炎症反应及其与抽动症的关系。本书第四章将详细讨论免疫系统与抽动症之间的关系。

熊猫病

熊猫病为抽动症的一种。几年前，与 A 组链球菌感染相关的儿童自身免疫性神经精神障碍（即熊猫病）得到了确认。一些专家认为，熊猫病是由链球菌感染引起的，表现为暴发性抽动、强迫症和焦虑。熊猫病的发现相对较晚，它的发现还要归功于美国国家精神健康研究所（National Institute of Mental Health）的 Susan Swedo 博士和她的同事所做出的开创性努力。

熊猫病的病因与风湿性舞蹈症相似。20 世纪 50 年代，科学家们发现一些儿童在患风湿热（由链球菌感染引起的）几个月之后会出现一种叫风湿性舞蹈症的运动障碍。

熊猫病的研究在不断发展。2005 年，美国国家精神健康研究所指出，在没有进一步的研究之前，不要将使用抗生素作为预防或治疗熊猫病的措施。但

> 最近的研究发现，长期使用青霉素和阿奇霉素可减轻一组熊猫病受试者的神经精神症状。

也有一些报告认为，用抗生素尤其是青霉素和头孢菌素（例如头孢氨苄、氯碳头孢）进行治疗，有时可以改善熊猫病的症状并防止将来复发，尽管尚未确定明确的治疗方法。最近的研究发现，长期使用青霉素和阿奇霉素可减轻

一组熊猫病受试者的神经精神症状。ACN 收到过一些报告，尽管数量不多，但都认为本书中提到的很多加强免疫系统、避免诱因的方法对确诊为熊猫病的患儿有帮助（详见第 18 节）。

目前也在探索熊猫病的其他治疗方法，例如血浆置换去除自身抗体、静脉注射免疫球蛋白。血浆置换需要将血液转移出体外，过滤去除自身抗体，然后再将其送回体内，这显然是一项很大的干预措施。静脉注射免疫球蛋白是指静脉注射含有成人血液中通常存在的抗体的免疫球蛋白。几十年来，这种疗法一直用于治疗感染性、炎症性或自身免疫性疾病。

目前，熊猫病被认为是与经典抽动症或妥瑞氏综合征相对独立的一类病。这种认识是否正确有待进一步的观察。Swedo 博士的发现为研究免疫系统在抽动症和强迫症中的重要作用开启了一扇大门。这是一个相对较新的发现，不是所有的医师都熟悉熊猫病。如果你认为你的抽动症是由感染引起的，或者症状出现得很突然，可以要求你的主治医师考虑熊猫病的可能性。了解关于熊猫病的更多内容，请阅读 Latitudes 网站上 Aristo Vojdani 博士的文章。在美国国家精神健康研究所的官网 NIMH 上也可以查找关于熊猫病的信息。

Gerald Erenberg 博士邀请大家提出建议

Gerald Erenberg，医学博士，曾担任美国妥瑞氏综合征协会医学顾问委员会主席，小儿神经科医师，呼吁大家提出更多的建议和方法。

任何慢性疾病的治疗都是不理想的，除非治疗手段能一直发挥疗效且不产生副作用。不幸的是，对妥瑞氏综合征或任何其他疾病都不存在这么神奇的疗法。由于现在还没有完美的治疗方法，因此还有必要做进一步的探索。

妥瑞氏综合征协会（TSA）非常清楚医学界一直在探索替代疗法，因为常规医学方法并不能治愈患者，而且还可能导致副作用。所有相关人员都希望未来的医学研究能找到安全治疗妥瑞氏综合征的新方法。当然，医学治疗并不是对每个人都有帮助，必须审慎看待，替代疗法也同样如此。

TSA 每年会收到大约 80 项研究经费的请求。不幸的是，通过科学的方法研究替代疗法的项目少之又少。目前 TSA 资助的一项研究是 ω-3 脂肪酸在治疗妥瑞氏综合征中可能的益处，欢迎有更多类似的研究。如果想要向 TSA 提交研究计划并获取资助，可联系 ACN 协会。

所有关于治疗妥瑞氏综合征的信息都是有帮助的，在这里感谢希拉主席，她一直努力向妥瑞氏综合征人群传递最新的研究进展。

本节小贴士

1．抽动症不只是先天的，后天环境也起着重要的作用。好消息是许多环境都是可以控制的，我们会告诉你应该怎么做。

2．抽动症的类型和严重程度差别很大，在阅读本书时要清楚自己的情况。

3．大部分的妥瑞氏综合征患者还同时伴有一种或多种其他疾病，例如注意缺陷多动障碍、强迫症、抑郁症、情绪障碍等。对这些问题要给予足够的重视。这些疾病有时候比抽动症本身更麻烦，更让人痛苦。

4．目前的研究将抽动症与免疫系统关联起来。接下来的几个章节会讨论过敏和免疫问题，请关注。

5．药物治疗可能是有效的，但许多药物都有副作用。要正确地选择治疗方式。

6．TSA正在邀请研究人员提供替代疗法或整合疗法的相关建议。

笔记：

_____

_____

_____

_____

_____

第 **2** 节

家人发现的非常规治疗方法

在研究预防和减少抽动症的新措施时，父母往往身先士卒。本节介绍了11 个家庭，他们先是调查研究，然后提出了治疗抽动症的创新性方法。每一份报告都是对这些努力的总结，且具有代表性。在这些案例中，大多数患者和家人面对的都是被诊断为妥瑞氏综合征的严重抽动症。选择这些案例主要是为了说明，即使严重的抽动症也可以不用药物治疗。相关的方法和技术术语将在后面的章节中进行讨论。

常见报告主题

在众多报告中，营养不良、食物敏感、感染和过敏最为常见。目前尚不清楚究竟有多少抽动症患者与这些因素有关，但在 ACN 收到的观察报告中，这些都是普遍性问题。

案例中提到的许多非药物治疗方法并不是真正的"替代治疗"，而是治疗抽动症的一些不常用的标准医疗方法。有些干预是常识性的，例如避免暴露于有毒化学物、改善饮食，当你能控制某种影响抽动症的因素时，才能采取一些初步措施。

你会发现，在大多数情况下，这些并非简单快速的治疗方法，往往需要患者自己或其他人努力找出抽动症的诱因并尝试新的治疗方法。同样重要的是，一定要注意个体差异。对一个人有益的方法对其他人未必有益，甚至有可能在调整或停止治疗之前出现症状暂时恶化的现象。不存在一种适应所有人的治疗方法。在有些案例中，患者允许使用他们的真名，而有些案例则采用匿名或假名。

真实呈现案例报告

积极的临床报告经常由于使用安慰剂（即安慰剂效应）而受到批评。在这种情况下，患者期望通过治疗使病情好转，而且病情真的好转了，即使这种疗法是"假的"或者用的仅仅是糖丸。

因此，有必要谨慎解释案例证据。然而，过分轻视病例报告会忽略有效的医学见解。我们不要因为治疗方法不合主流，或盲目相信已发表的研究成果而拒绝病例报告。

批评者会说，研究文献并不支持本节描述的诸多治疗抽动症的方法。这意味着这些方法无效吗？不！这只意味着目前还没有人正式研究过这些方法，既没有正面的发现，也没有负面的发现。临床报告通常先于研究。这方面的研究将继续进行，但可能需要几十年，因此你需要做出选择——要么等待研究结果的公布，要么现在就探索新的方法。读者们要记住，所有的医学治疗有利有弊，而这些最新的治疗方法也存在着不确定性。

希望这些案例能够鼓励你在自己的摸索中找到新的治疗方法，并为今后的调查和研究打下基础。

Nancy和Jim的孩子

当我们的第一个孩子出现严重的抽搐时，我和丈夫惊呆了。当我们的第二个儿子和第三个儿子也开始出现抽搐时，我们绝望了。事情的经过是这样的。

Toby 快 5 岁时出现反复清嗓的症状。几周后，我下班回到家里，发现他坐在沙发上，双臂挥舞，头往后仰。除了清嗓，他还发出"吱吱"的如同鸟叫一般的声音。我让他坐好，他说他做不到。很快他从沙发上掉了下来。

排除癫痫后，医学专家建议我们说，只有用治疗高血压或精神病的药物才可能治疗 Toby 的病——妥瑞氏综合征。在听医师讲述了这些药物的主要副作用之后，我说我想先尝试一下替代疗法。毕竟，Toby 还很小。医师说替代疗法是在浪费钱，还是要进行药物治疗。然而，我们从未进行过药物治疗！

寻找治疗方法

接下来的几年很是艰难。我们带 Toby 去看了很多自然疗法医师，但大多数的治疗方法似乎都没有用。但采用整脊疗法后，治疗一次确实可以使抽动症得到 7 ~ 10 天的控制或缓解。

我们注意到，Toby 在看完电视或玩完游戏之后，抽搐会更严重。如果 Toby 去看电影，随后的几天都会发生抽搐。除此之外，我们完全不知道问题的根源是什么。抽搐是短暂而多变的，而且似乎越来越严重。随后，开始出现强迫症迹象，例如，摸东西时，双手触摸的次数一定要相同。

我和丈夫的情绪就像过山车一样。我们读过不少相关的书籍，但基本没什么用。我们仍然不想进行强效药物治疗，但在澳大利亚我们又无法获得我们需要的帮助。

就在这一年，我们的二儿子和三儿子（Greg 和 Frankie）也出现了抽搐症状。Greg 患病之前没有任何征兆。他出现了暴发式的发声性抽动和强迫症倾向，这使他很苦恼。我以前害怕去学校接他，因为他的行为令人害怕。一天中大部分时间他都会尽力克制自己的症状，只有在操场上玩耍时才大叫（症状之一），这样，其他孩子会认为他是在玩游戏。每次接到他之后，车门一关，他就开始抽搐起来。在狭窄的空间里，他的抽搐强度难以置信。一到家里，他就会哭泣和发脾气，以此来释放压力。我们承受着这一切。最终，我们试着让他在家学习，这减轻了他的压力，因为他不用再克制自己的抽搐症状。

Frankie 的症状轻得多，只有腿部会出现抽搐。

重大突破

最后，经过 3 年的竭力寻找，我发现了 ACN 的官方网站（www.Latitudes.org）。这是我第一次发现能带给我们希望的东西。我如释重负，仿佛找到了救命稻草一般，竟哭了起来。有一个患妥瑞氏综合征的孩子就够糟糕了，但当另外两个孩子也出现症状，我真的应付不过来。

我从网站的论坛中学到了很多东西，人们在论坛里分享他们的想法。大部分的讨论都是关于饮食的。我们一直都很注意饮食，给孩子们吃一些简单的食物（至少我是这么认为的），同时喝很多水。这就是为什么我之前没有怀疑他们的饮食和抽搐有关系。后来，我听说果蔬中含有水杨酸盐、胺和天然谷氨酸钠（见第 16 节）。我还看了一些书，例如《儿童成长营养：了解食物是如何影响你的孩子及家长应对策略》(*Fed Up: Understanding How Food Affects Your Child and What You Can Do About It*) 和《安全食谱》(*The Failsafe Cookbook*)。这两本书都由 Sue Dengate 编写，推荐用于患有注意缺陷多动障碍和相关症状的儿童。我们用了 3 周时间，严格按照 Dengate 的饮食要求，去除了人工添加剂和可疑食物。结果令人惊讶，Toby 的抽搐发作几乎减少了一半；Greg 的狂躁和情绪波动消失了，他变成了一个平静的孩子，几乎没有抽搐了；同时，Frankie 腿部的抽搐也完全消失了。

饮食方面，我担心他们的营养摄入不足，所以我给他们服用复合维生素、牛磺酸（氨基酸的一种）、磷酸镁组织盐（顺势疗法）和粉状维生素 C。很快，Toby 的抽动症几乎消失了，孩子们也不再表现出强迫性的行为。

眼见为实

谁会想到饮食和营养品会有如此大的影响。去年 Toby 参加了学校赞助的为期 4 天的露营，我的理论得到了印证。Toby 对露营很是期待，因为他习惯了在朋友家过夜，而且和班上同学相处得很好。在离开家之前，他几乎没有发生过抽搐，甚至老师也认为他很平静。在营地有常见的户外活动，我们知道那里也提供了糖果，但 Toby 是不能吃的。用餐就是典型的野营食物：香肠、薯条、彩色甜酒、果冻以及少量的白开水。

Toby 一直都很好，我们决定不给他吃特别的食物，也不让他吃营养品，这样他就可以"正常"一周了。当我们接他回家时，他像完全变了个人似的，非常紧张，站立不安，因为抽搐几乎不能说话。他向后仰着头，胳膊和腿到处乱甩。一起去露营的老师看到我都哭

Toby一直都很好，我们决定不给他吃特别的食物，也不让他吃营养品，这样他就可以"正常"一周了。当我们接他回家时，他像完全变了个人似的，非常紧张，站立不安，因为抽搐几乎不能说话。

了。她不相信会出现这种变化。

我们一上车，Toby 就放声大哭，伤心欲绝。我们回到家时，他暴跳如雷，失控了。我不得不抱着他，直到他平静下来。我又让他严格按照之前的食谱进餐。经过 10 天的身体排毒工作，他的身体基本恢复了正常。现在 Toby 自己知道了是什么导致了他的抽动症，而且在饮食方面更加小心了。

当 Toby 不注意饮食，或者当他患感冒或胃肠病时，他就会出现抽搐。但是当毒素清理完毕后，症状就会消失。据我所知，我们家族没有妥瑞氏综合征遗传病史，但我们夫妻双方都患有食物不耐受。我确信我的孩子们表现出来的症状主要是由于人工色素、防腐剂、香料、水杨酸盐、胺和天然谷氨酸钠综合引起的。另外，营养不足的问题也需要解决。

我给孩子们做了血液重金属检测，因为我担心他们接种的疫苗中含有汞，另外我们吃的大量的鱼也可能含有汞。最后，所有的测试结果都正常，除了铝元素有点超标（我们一直用铝锅做饭！）。我现在正通过避免接触铝、摄入营养物质的方法来减少血液中的铝含量。我们还了解到，过敏反应也可能扮演了重要的角色，所以我们正努力减少家里的灰尘和其他污染物。

Matthew

Julia Ross，《饮食疗法》（*The Diet Cure*）和《情绪疗法》（*The Mood Cure*）的作者，分享了一个叫 Matthew 的男孩的康复经过。Matthew 之前患有注意缺陷多动障碍和妥瑞氏综合征。Julia Ross 是加利福尼亚州一家康复诊所的创始人和执行董事，该诊所专门通过咨询、营养治疗和生化平衡的方法治疗情绪、饮食和成瘾方面的问题。Ross 是营养心理学领域的领军人物，他推荐的饮食和营养疗法非常有效。Matthew 还陪 Ross 参加了一个医学会议，向与会者讲述他的故事。

Julia Ross

Matthew 多年来一直都有注意缺陷多动障碍的症状。虽然这对他所在的私立小学的老师是一个挑战，但情况还可以控制。有一年秋季，这一切被打破了。他的症状出现恶化，并出现了咒骂和其他发声性抽动。学校不能继续让 Matthew 在教室上课，并开始督促其家人带他去看精神病医师。

Matthew 的母亲坚决要采取自然健康疗法。Matthew 的父亲是一位传统的商人，但对新的治疗方案持开放的态度。第一次来我们诊所时，9 岁的 Matthew 在咨询室里跑来跑去。当他安静下来和我们交流时，我意识到 Matthew 很聪明，他知道他的问题可能会恶化，并伴随他的一生。他愿意尝试我们的建议。毕竟，他不喜欢抽搐，也不想在学校惹麻烦。

开始进行营养治疗

根据病史、实验室检测结果及其他症状（包括慢性消化和呼吸问题），医师通常会建议患者食用不含麸质和乳制品的食物。Matthew 和他的家人也被要求不要食用糖果、人工色素、香料以及防腐剂。我们建议 Matthew 一日三餐都要食用含蛋白质的食物。Matthew 不愿意放弃部分他喜欢的食物，但他同意尝试一下，看看效果如何。

其他建议包括摄入精选营养素：含有矿物质的复合维生素、ω–3 胶囊、碧萝芷（一种抗氧化剂，帮助他集中注意力），以及含有酪氨酸的 γ– 氨基丁酸。我们还给 Matthew 开了圣约翰甘草油酊以帮助他维持正常的 5– 羟色胺水平，因为他无法吞下推荐服用的色氨酸胶囊，也无法容忍他妈妈从胶囊里倒出来的粉末的味道，即使和果汁混合喝也不行。两三周之后，Matthew 好了许多。1 个月之后，Matthew 的症状似乎消失了。

当他们回到诊所进行后续治疗时，他母亲解释说 Matthew 即将过生日，想周末时在饮食上破个例。这一要求得到了同意，Matthew 吃了比萨（含有牛奶和麸质）和其他食物（甜品）。令 Matthew 吃惊的是，他的症状立即复发了。从那以后，Matthew 不再要求吃那些不能吃的食物了。

回访 Matthew

Matthew 13 岁时，我对他进行了回访——距我们第一次见面有 5 年了。他的情况得到了改善并维持了下来。他说他成功地停用了大多数的营养品，但仍然严格遵循饮食要求。他承认，最难过的事情就是很多其他小孩吃的食物他都不能吃，因而遭到他人的取笑。但是，他又说："他们不再像我之前患有抽动症和行为障碍时那样取笑我了。"

Valerie和Marty

　　我和丈夫以及两个孩子生活在美国的中西部。女儿 Valerie 16 岁，儿子 Marty 11 岁。除了 3 岁时测出过敏阳性外，Valerie 一直是个健康、聪明、强壮的女孩。5 岁那年（1991 年），她开始出现抽动症症状。直到 1995 年，我们才带她去看医师，那时候症状已经很严重了。医师告诉我们这只是暂时性的抽动，只会持续 1 年左右。我不确定他的诊断是否正确，想知道有没有其他可能，因为她出现了运动性抽动和发声性抽动，而且症状还在不断恶化。

　　第二年，她被诊断为妥瑞氏综合征和注意缺陷多动障碍。她接受了药物治疗，但是我们没看到任何效果，只有副作用。之后，我们咨询了好几位医师，还开了很多药。

与过敏有关

　　我终于找到了一位专门研究妥瑞氏综合征的医师。她看起来博学而且坦率。我了解了妥瑞氏综合征协会，并带 Valerie 去参加了妥瑞氏综合征夏令营。在那里，我注意到许多小孩都在使用哮喘喷雾器，我女儿就是其中之一。我觉得这很奇怪，仅仅只是巧合吗？

　　我的儿子 Marty 出生于 1992 年。他患有慢性疾病，经常出入医院，并因各种原因接受手术。他 3 个月大的时候，医师给他开了一种支气管扩张剂，用于治疗哮喘。他还接受了肾上腺皮质激素和呼吸机治疗。当我们第一次注意到他有抽动症症状时，他才 6 岁。与此同时，我开始在网上搜索关于哮喘和抽动症的信息。

我儿子很聪明，加入了学校的天才班。然而，他的抽动症症状已经严重到必须接受治疗。可是，他已经服用了好几种治疗哮喘的药物，我不想再给他服用任何药物。

他 8 岁的时候，我给他约了之前给我女儿看病的妥瑞氏综合征专家，并继续收集信息，以寻找更好的解决方案。

> 在阅读了网上的信息之后，我意识到夏令营里许多儿童使用喷雾器很可能是因为有过敏症，而且与抽动症的联系不仅仅是巧合。

我觉得换一个新的过敏症专科医师会有很大的益处。Marty 和我都希望能减少服药的数量。我搜索并发现了 ACN 网站。在阅读了网上的信息之后，我意识到夏令营里许多儿童使用喷雾器很可能是因为有过敏症，而且与抽动症的联系不仅仅是巧合。第二天早上，我打电话取消了与医师的预约。我告诉她我要去看一位环境医师（见第四章）。她回答说："好吧，如果你选择那样的话……"

我打断说："可不是吗！为什么你要给我的孩子开一些不相关的药呢？我们家族没有妥瑞氏综合征病史，但是我们确实有过敏史。"

这时她说："我知道一个网站，你应该去看看。"当她告诉我 ACN 网站的时候，我非常惊讶。我告诉她我看过这个网站，并愤怒地问为什么这些年我去诊所时不告诉我。（如果你知道我女儿在学校遭受的痛苦——同学和老师告诉她不要再做鬼脸，即使他们知道她是情不自禁的——你就知道我为什么会如此愤怒了。）

找到恢复健康的方法

我带着两个孩子去密苏里州利伯蒂看了一位环境医学专家——James W. Willoughby。（一段时间之后，这位专家的治疗对控制孩子的症状起到了极大的作用。）我们了解到，两个孩子都有化学不耐受，不能忍受香水味。此外，我儿子有食物不耐受，我女儿有食物过敏，这些对抽动症都有影响。因此，注意孩子接触的环境和吃的食物会显著改善他们的健康状况。

Valerie 几乎完全停用了多年来服用的处方药。我的儿子已经从每天服用8 种哮喘药物变成了只服用 1 种。他还被诊断出患有因一种酵母菌过度生长导致的念珠菌病，并为此接受了治疗。

我会限制或偶尔给他们吃会导致过敏的食物，这样，他们的摄入量也不会太大。我还能算出 Marty 在一种食物达到"过量"之前可以吃多少。采用过敏性治疗大大改善了 Marty 的整体健康状况和学校出勤率。另外，Valerie 的过敏性抽动症更多的是受化学物质的影响而非食物。

我愿意把我们的故事尽可能地和每个人分享，希望能够帮助其他人。

Aaron

佛罗里达州奥兰多的 Cheri Marshall 给我们写了关于他儿子 Aaron 的案例。

我儿子上幼儿园的时候，专家诊断他患有轻微的注意缺陷障碍，那时他开始戴眼镜。儿科的眼科医师注意到他在翻白眼，但认为不算严重。我们现在知道这很可能是他第一次出现抽动。

在四年级之前，Aaron 在校内外的各方面表现一直都不错。此后，他的注意缺陷障碍似乎加剧了。学校想让他接受哌甲酯治疗，我们表示反对，他的主治医师也认为没必要。Aaron 一直是个可爱的孩子，在很多方面有天赋，还很有幽默感。然而，1999 年 12 月，在他满 10 周岁之后的几个星期，他变得极度沮丧、恐惧和偏执。这给整个家庭带来了痛苦。

开始出现严重的抽动

短短几周，Aaron 开始出现严重的抽动——撞击下颌，头和脖子剧烈摆动，且伴随发声性抽动。强迫症症状也很严重。

我们带他去看了小儿发育科医师。医师说 Aaron 患的是妥瑞氏综合征，还给我看了一些强迫症的资料。他建议我们不到万不得已不要吃药。

当我们研究妥瑞氏综合征和强迫症时，我丈夫意识到他小时候被指责的那些"坏习惯"很可能也是妥瑞氏综合征和强迫症的症状，他回忆说他父亲也有类似的症状。我们总认为他父亲是个怪人，因为他总是发出一些奇怪的声音，还会做出一些怪异的动作。现在我们相信，我们家庭的这些疾病与遗传有关。

Aaron 所在学校的老师坚持要求他服药，并给出了最后通牒——要么药物治疗要么退学。我们将 Aaron 转到了一所专为有学习障碍和其他特殊需求的孩子所设立的私立学校。在 Aaron 被诊断为妥瑞氏综合征和强迫症将近 1 年后，我们开始带 Aaron 去看心理医师，想让心理专家帮助他克服当时的沮丧和困难。他曾经是个自由自在又有很多朋友的孩子，现在却见人就躲，因为他感觉自己很另类，抽动症、强迫症、焦虑症和抑郁症一直在折磨着他。

心理医师告诉我们，拒绝用药就是"不让 Aaron 拥有完整的生活"，但他忽略了我们对药物副作用的担忧。Aaron 也告诉我们，我们不让他服用能让他好转的药物是不对的。我们感到有些内疚，并带他去看神经科医师，医师强调要进行药物治疗。我们很不情愿地答应给 Aaron 服用治疗妥瑞氏综合征的常规药物。这样，针对大脑用药的恶性循环和噩梦之旅就开始了。

可怕的药物反应

开始药物治疗不到 1 个月，Aaron 出现了精神症状，而且他的抽搐和强迫症变得更加严重了。当我反映这一情况时，医师说 Aaron 应该去看精神科，因为他明显需要综合治疗。就在等待第一次会诊的时候，Aaron 出现了严重的抽搐，不得不住院。那段时间真是令人感到恐怖，尤其是精神科医师想要 Aaron 住进专为精神失常的孩子设立的"精神病区"，我断然拒绝了。那一周，我一直待在他床边。他们给 Aaron 静脉注射了足量的药物来使他镇静，并将孩子交由我照顾，前提是我要在治疗抽动症的药物中加入抗抑郁药物。

总之，在那一年，Aaron 遭受了各种药物的副作用，这些副作用比他的妥瑞氏综合征症状要严重得多。用药期间，Aaron 抽搐的严重程度和强度使我们感到震惊——经常使人完全失去行为能力，有时非常可怕。他的成绩一落千丈，也逐渐失去了对音乐和艺术的热爱，因为没有了任何精力、动力和灵感。

医师开了更多的药物来应对这种每况愈下的情况，我们现在知道这些药物只会使病情恶化。最后，他们又给 Aaron 开了另一种药。Aaron 差点因严重的药物反应而丧命；之后他开始出现迟发性运动障碍，这是由于其中一种药物已知的副作用引起的又一严重的运动障碍。我们都意识到必须结束这种疯狂的治疗方式。Aaron 恳求我们不要再对他进行药物治疗，我们欣然同意。注：本病例已排除熊猫病。

恭喜 Aaron 康复

我们得到了一位思想开明、富有同情心的精神科医师的帮助，他帮助 Aaron 摆脱了药物治疗——又一次可怕的经历。尽管之前的医师发出了可怕的警告，但停药期一结束，我们马上看到 Aaron 的病情有所好转。

那一年（2001 年）的感恩节是个特殊的日子，我们开始看到了希望，"曾经"的 Aaron 又回来了，不再是那个过去一年体重超重、内心沮丧不安的行尸走肉般的人。我们真的非常感激。

他的身体康复了。那一学年剩下的时间里，我在家里给他补习功课。经过研究，我们开始探索替代疗法，因为我意识到我必须自己去研究这些可能性。我们找了一些整合治疗医师，他们都推荐我们去找一位治疗师，而这位治疗师对 Aaron 采取了针灸疗法、生物反馈疗法和顺势疗法。我们很高兴看到了立竿见影的效果。

在这个时候，我了解了营养支持的新理念，整个团队为 Aaron 制订了一套综合治疗方法。他的强迫症基本上消失了，抽动症也很快减轻了，注意缺陷障碍也没那么严重了。我们还为他治疗了念珠菌病，并慢慢地降低他体内的汞的水平。

> 我们找了一些整合治疗医师，他们都推荐我们去找一位治疗师，而这位治疗师对 Aaron 采取了针灸疗法、生物反馈疗法和顺势疗法。我们很高兴看到了立竿见影的效果。

除了同意服用补剂外，Aaron 还自愿养成了健康的饮食习惯，开始避免人工食品，尤其是色素、阿斯巴甜甜味剂、味精和其他添加剂。我们停止使用杀虫剂、强效家用清洁剂和香水，因为这些会诱发他的抽动症。同时，我们开始尽可能地消除尘螨和霉菌。

我不是一时狂热做出这些改变的。令人开心的是，在 15 岁时，Aaron 开始选择自我调节进食，并接触那些会使他的症状恶化的东西。

与人分享

Aaron 这次治疗的情况非常好！那一年他把因药物治疗导致的落后成绩又恢复到了"A"和"B"。他已经能够全面融入学校，并且在高中很开心。因为写了一篇关于自己身患妥瑞氏综合征以及与疾病做斗争的文章，他还被县公立学校授予"地方英雄"奖。他在音乐方面的特长也得到了发展，目前正忙着参与一些志愿者项目以帮助他人。

Aaron 坦率地将自己的情况告诉大家，并致力于让大家了解这方面的知识。我很高兴看到我儿子是如何面对这场突如其来影响他的生活，甚至破坏整个家庭的变故的。

Jonathan

Jonathan 6 岁时开始出现眨眼睛的迹象。对此我没多想，但带他去看了儿科医师，医师确信这是一种常见的短暂性抽搐，很可能会消失。果然，抽搐逐渐缓解，但后来又出现了。对此我们根本没在意，直到 9 岁的时候，Jonathan 出现了发声性抽动——类似于打嗝，伴有轻微的喘气似的声音。

尽管不是特别明显，但出现新的抽搐是一个危险信号。我找到之前的儿科医师，他给我推荐了一名神经科专家。之后，我们就去度假了，而 Jonathan 的抽搐却变得非常严重。当时一分钟会出现 40 次抽搐，发声性抽动声音非常大。我们疯狂地给急诊科打电话，但被告知谁都无能为力。这真是一次可怕的经历。

一回到家，我们就咨询了两位神经科专家。他们诊断 Jonathan 的症状是妥瑞氏综合征，而且对这种情况无能为力。"可能过几年就好了，但也可能好不了。"医师说如果情况变得更糟，我们可以考虑使用药物治疗。

我很沮丧！我只能干着急吗？我拿起电脑开始搜索。我订阅了 *Latitudes* 期刊，它给了我希望。我和丈夫开始学习健康方面的知识。

优选健康中心的治疗

几个月之后，我认识了 Joseph Mercola 博士，他是伊利诺伊州绍姆堡优选健康中心的创始人兼执行董事。我们在健康中心会见了 Mercola 博士，以及健康中心的一名营养师和一名骨科医师。Jonathan 有季节性过敏性鼻窦炎，Mercola 博士建议他不要吃乳制品。而 Jonathan 从 1 岁开始，每天喝 4 杯牛奶！很快，Jonathan 的抽动症症状大大减轻了。后来，垃圾食品也不吃了，这就避免了食用人工香料和色素，同时还减少了高糖食物的摄入。我们通过试错法了解了这些食物是如何影响 Jonathan 的。我还减少了 Jonathan 对谷物的摄入量。我们来自亚洲，几乎每天都要吃米饭，而 Jonathan 还喜欢吃意大利面。现在，我尽可能多地为他选择有机食品。我已经意识到改变他的饮食习惯非常重要。

在医学博士 Doris Rapp 的书中，我了解到了可以在家使用的天然产品。然后，我们更换了清洁用具、洗衣店和个人用品，以避免接触有毒物质。现在，即使他出现抽动症症状，也已经变得很轻微了。我们在优选健康中心接受了整骨治疗和颅骶治疗。每次治疗之后，他的季节性过敏性鼻窦炎症状就会有所好转。其他的治疗还包括：顺势疗法，以排除身体毒素；服用补剂，包括人体必需的脂肪酸、维生素 C；补充嗜酸乳杆菌，以恢复其胃肠道的平衡。

Jonathan 的症状现在已经得到了很好的控制，但谁都无法相信我们经受的折磨。他的身体反应不像以前那样强烈了，也不必像以前那样严格遵守饮食限制了。我想许多家庭并不知道在采取药物治疗之前应先尝试替代疗法，而是一开始就用强效药。我希望我们的经历能帮助他们意识到还可以考虑其他治疗方式。我们感到非常幸运。

> Jonathan 的症状现在已经得到了很好的控制，但谁都无法相信我们经受的折磨。他的身体反应不像以前那样强烈了，也不必像以前那样严格遵守饮食限制了。

Maria

我一生都在与妥瑞氏综合征做斗争。因此，当看到我 6 岁的女儿 Maria 第一次出现这种疾病的症状时，我心都碎了。之后 Maria 开始出现更频繁的面部抽搐，偶尔还发出一些声音。我很清楚她面临的问题可能十分严峻。Maria 非常淡定，表现很好，看到她这样，我心如刀割。我和妻子都没有刻意提及这是运动性抽动或者发声性抽动，所以 Maria 自己也并没有意识到，这也算是件幸事。

我自己尝试过标准的药物治疗，但觉得不服药更好。我当然不想让我这么小的女儿服用这些药物，于是我开始寻找新办法，并开启调查之旅。在给 ACN 主任 Sheila Rogers DeMare 打过电话之后，我决定找一个环境医师来确认过敏、饮食和（或）环境是否是病因。我知道我自己的症状在我戒酒之后有了改善，因此我对饮食因素可能起作用的理念持开放的态度。

第一次看环境医师

我并没有向 Maria 提及抽动症，只是告诉她我想确认她是否有过敏症。我带着她和妻子去找住在纽约布朗克斯区的 Joseph S. Wojcik 博士。我永远不会忘记在诊所发生的事！事实上，如果不是亲眼所见，我不可能相信这是真的。

Maria 接受了皮内测试（不是"划痕"试验）以确定她可能对哪些东西过敏。她不知道为什么要测试，也不知道去看医生的真正目的。他们测试头几样东西时，我看不出有什么反应，不过护士注意到了皮肤发生的变化，而治疗也主要是基于这种变化。然后他们对 Maria 测试了霉菌、灰尘、毛皮屑和不同的食物。她的性格开始有了很大的变化。Maria 之前平静地坐着，后来开始四处走动。然后，她开始抽搐而且发出声音。她开始乱讲话，还不断大声重复说过的话。她变得极其活跃，不停地对办公室的工作人员说些不合适的话。这不是她的性格。我和妻子坐在那里非常惊讶。直到中和剂让她"恢复正常"时，我们才松了口气。

医师用专门的药物治疗 Maria 的过敏症；随后，Maria 又第一次接受了中和剂的治疗。当天晚上，她那娇小的身体是我几个月来见过的最平静的。

做出积极的调整

距第一次见 Wojcik 博士已经有 2 年了，Maria 现在恢复得很好。我们在家对饮食做了调整。我们注意到如果对饮食控制不严格，尤其是让她吃了糖果，她就会出现轻微的抽搐；于是，我们不得不再次严格控制饮食。在知道她对猫毛过敏之后，我们找人把猫领走了。现在我们发现，她只要去朋友家和猫一起玩耍，回到家就会出现症状。如果没有这样的诱因，这种情况是不会发生的。我们打算搬家，所以特意找了一个没有霉菌的地方。Maria 对霉菌过敏，而之前的家——Maria 抽搐得最厉害的地方——有很多霉菌。

Maria 每周要注射几次脱敏针。我们偶尔会去找 Wojcik 博士，让医师对她的治疗方案进行微调。看到 Maria 的病情得到了一定的控制，我们如释重负。作为父亲，那对我意味着整个世界。我们做出的改变对我自己的症状也有帮助。

Griffin

这个案例是 Griffin Wakem 和他的母亲 Ginger 的经历，同时也把这本书献给 Ginger。

1986 年，Ginger Wakem 和她丈夫对他们患妥瑞氏综合征的儿子感到绝望了。Griffin 之前一直很正常，也非常聪明。他看起来很健康，但在 6 岁时，他出现了一些轻微的抽搐。到了小学四年级，事情变得十分糟糕。他母亲回忆道："Griffin 突然发出刺耳的尖叫声，扰乱了课堂。他发出噪声，还踢桌子，并挥舞着双臂。他不自觉地用双拳猛烈捶打自己的胸膛，以致损伤了肺膜。"有一天晚上去了趟急诊科之后，他的父母开始在他的 T 恤衫上粘一块垫子，以缓解击打对肺部的冲击。

"整整 6 周，"Ginger 说，"抽搐太严重了，Griffin 甚至连铅笔都拿不起来。他很沮丧，宁愿去死。这一切都是在他服药期间发生的。"同学们嘲笑 Griffin，而在家里，家人则努力应对他的乱发脾气和情绪波动。妥瑞氏综合征夺走了 Ginger 和 Peter Wakem 那个才华横溢、性格温柔的儿子，给他们带来了一场噩梦。

终于有了积极的治疗结果

Ginger 带 Griffin 看过许多神经科医师和一位精神科医师之后，她自己也开始接受心理治疗。第二年，一位朋友建议她带儿子去看环境医师。Griffin 在佛罗里达接受两位环境医师的治疗，他们对 Griffin 都很有帮助。一位是最近去世的 Kenneth Krischer 博士，另一位是骨科医师 Albert F. Robbins。

令家人惊讶的是，经测试发现 Griffin 对玉米、鸡蛋和牛奶过敏，而且每一种都会导致不同的抽动症症状。进一步测试发现，甜菜和蔗糖会导致尖叫、攻击性行为和注意力不集中。他一接触小麦眼睛就会痒，吃鸡肉会打喷嚏，吃西红柿会拿不住铅笔；吃苹果和巧克力会导致严重的抽搐。Griffin 还对灰尘、霉菌、花粉和某些化学物质过敏。实验室检测显示他存在营养失衡。Griffin 表现出的高度反应状态被认为是不寻常的，称为"极度敏感型"。

> 他一接触小麦眼睛就会痒，吃鸡肉会打喷嚏，吃西红柿会拿不住铅笔；吃苹果和巧克力会导致严重的抽搐。

标准药物治疗失败之后，整个家庭都在积极想办法帮助 Griffin。他们主动清除家里的化学物质和过敏原，调整 Griffin 的饮食，停止药物治疗，并开始营养和过敏治疗。几个月之后，Griffin 的抽动症症状已经消退，健康状况得到改善，学习成绩也提高了，再次成为了一个快乐的人。

一位母亲的倡议

Ginger 逐渐注意到，每当 Griffin 无意中接触到一些使其过敏的东西时，症状就会发作，尽管没有之前那么严重。她认为这是一种非常明显的联系。

为了帮助其他人，Ginger 开始收集并分享她收到的关于类似抽搐经历的信件。这一努力最终成就了现在的 ACN，本书作者希拉担任协会主任。

Griffin 的成功案例被英国广播公司收录在关于妥瑞氏综合征的一部纪录片中，这部纪录片已经播出多次。现在，Griffin 是一名成功的商人，他同意使用他的故事和名字，希望其他人知道过敏原和化学物品暴露可能会导致中枢神经系统的问题，从而避免患者及其家人遭受痛苦。

Rami

我们来自以色列，家里有 5 个孩子。第三个儿子 Rami 出生于 1991 年，7 岁时被诊断为患有妥瑞氏综合征。我怀 Rami 的时候，正好碰上第一次海湾战争，因此神经高度紧张。伊拉克的飞毛腿导弹就落在我们的屋顶上（房子在战区）。另外，我还离开家在军队里住了很长一段时间。

Rami 一生下来就很亢奋。大约在 6 个月大的时候，他似乎越来越焦躁不安，并患上了严重的特应性皮炎（湿疹）。2 岁之后，Rami 需要接受抗过敏治疗。他虽然没有注意缺陷障碍，但变得越来越好动。于是，我们给他取了个小名叫"活力宝"。他很健壮，但需要不断的关注和指导。我们给 Rami 指派"任务"，让他绕着街区尽可能快地跑（我们住在一个集体农场，战争结束之后，没有安全问题了）。我给他计时，让他一次又一次地跑。

大约在 4 岁的时候，他开始出现暴怒，对此我们不知道该如何解释。他还变得过度社交。1 年之后，我们带他看了医生，并没有发现他患有注意缺陷多动障碍。谁都无法解释到底是怎么回事。

后来情况进一步恶化。他的愤怒发作加剧了，而且还出现了强迫症。这一系列问题，再加上他愈发强壮的体力，我们的生活开始围着他转。不久，生活似乎变得难以忍受。Rami 开始学习滑雪、滑板、骑自行车以及练空手道，并且样样都表现得很好。但在这段时间里，他出现了严重的暴怒、皮肤过敏和瘙痒，并在社会行为方面表现得异常亢奋。

Rami 对氟哌啶醇的负面反应

大约在 7 岁的时候，Rami 暴发了剧烈的抽搐，包括头部和肩部的抽搐。但抽搐对他的影响，并没有翻白眼那么大，翻白眼会导致他在阅读和体育活动时注意力不集中。一位护士安排了一次儿童神经科医师的急诊。医师立即将他的症状诊断为妥瑞氏综合征，并给他开了氟哌啶醇。

氟哌啶醇的作用立竿见影——症状减少了 95%，但人也变得不那么活泼了。几天时间，他的智力和警觉性下降了一半，学习成绩也下降了。之前那个聪明活泼的孩子消失了，取而代之的是个木讷的"呆瓜"。

几周后，Rami 患上了严重的学校恐惧症。他总是拒绝去学校，即使去了也会逃课、躲起来，甚至逃学。在尝试进行体育锻炼时，他很快就会放弃。此外，他的性格开始波动。在学校时，他昏昏沉沉的，一到晚上就超级兴奋，还会伴随暴怒。当我们忘记给他服用氟哌啶醇时，当天就会出现抽搐，暴怒和注意缺陷多动障碍也会加剧。总之，氟哌啶醇解决了抽搐问题，并暂时抑制了暴怒，但彻底改变了他的性格，服药前后性格截然相反。我们决定不再进行药物治疗。

寻找替代方法

我们尝试了一些行为治疗方法，但效果不明显。也尝试过心理治疗，但由于 Rami 的抵触效果也不好。后来，我们在网上寻找办法，找到了一种利用鱼油进行治疗的替代疗法。

使用氟哌啶醇 8 个月之后，我开始逐渐用鱼油代替药物。根据网上其他家长的建议，我了解到药物和鱼油有协同效应的风险，使用鱼油必须小心谨慎、循序渐进。换句话说，鱼油可能使氟哌啶醇更"有效"。我写了详细的日记，记录了剂量的变化。

开始，我让 Rami 服用 1 勺鱼油（其中含有 ω-3 脂肪酸），与氟哌啶醇一起服用。几天之后，我开始看到氟哌啶醇的副作用加强。Rami 变得更加疲惫和呆滞。于是，我减少了 20% 的氟哌啶醇。其副作用略微减弱，Rami 不再抽搐！不再暴怒！接着，我把鱼油的剂量加倍。Rami 变得更加呆滞，我又将氟哌啶醇减少 20%。这个过程持续了 3 个月，病情终于得到了改善。经历了 5 个这种渐进的步骤之后，我们终于摆脱了氟哌啶醇！

这是多么美好的一天啊！我永远不会忘记。当时我们正在加利利湖边的沙滩上度假。Rami 过得很好，我决定冒险把药完全停了。一切安然无恙！我们给他断了药，既没出现抽搐，也没出现暴怒。Rami 的病情得到了改善，也恢复了原来的性格。

在此期间，我们注意到他的过敏症状减轻了，对皮质类固醇药物和抗组胺药的需求也减少了。从那以后，我们学到了许多关于营养和健康的知识。我们开始食用高蛋白、高脂肪和低碳水化合物的食物，减少了谷物的食用量。现在我们全家都很健康。

Rami 痊愈了吗？

答案是否定的。我认为他的脂肪酸代谢中依然存在酶缺乏。他正在接受大量食用鱼油的治疗，必须将体重和 ω-3 脂肪酸保持在一定比例。这意味着随着他的成长，我们必须增加鱼油的剂量。如果减少鱼油的剂量或者不根据他的体重增长做出调整，则又会出现症状。

如果不食用鱼油，即使是一天，他也会出现行为异常和暴怒。不过现在，他更加成熟了，他甚至可以描述这种愤怒的感觉。这与他过去的愤怒非常相似：无缘无故地突然大喊大叫，然后迅速冷静下来。我们还发现，合适剂量的鱼油对他的特应性皮炎和偶尔的哮喘也有好处。我们最近开始在他的日常饮食中添加其他的营养元素。

　　在接受了6年的妥瑞氏综合征治疗之后，Rami参加了成人礼。在社交方面，他很成功。他有很多朋友，女孩们也想和他交往。他在学校表现很好，不是最优秀的但也不差。他擅长运动，是个非常负责而且热心的好孩子！

Lisa

1997 年，我们 4 岁的女儿 Lisa 开始出现一些奇怪的动作和行为——摇头、手臂抽搐、言语重复或胡言乱语。她还有强迫症的迹象，表现为强迫洗手和对"恰到好处"行为的持续需求。我们做事、说话，她都要我们一遍一遍地重复，直到她认为是正确的。她经常在几分钟之内出现剧烈的情绪波动。

我研究了替代疗法，并约见了一位环境医师——同时也是精神科专家。他对 Lisa 长期的便秘感到担忧——有时一周只有一次大便。他要求对 Lisa 进行检查，包括食物过敏试验、有机酸尿分析、粪便检查和细胞营养水平评估。结果显示，Lisa 严重缺乏钙、镁、锌和一些抗氧化剂。检查还显示 Lisa 对小麦等含麸质的谷物及许多其他食物敏感，胰酶分泌不足。

> 结果显示，Lisa严重缺乏钙、镁、锌和一些抗氧化剂。检查还显示Lisa对小麦等含麸质的谷物及许多其他食物敏感，胰酶分泌不足。

饮食改变、生物反馈和顺势疗法

Lisa 不再摄入含麸质的食物，还放弃了牛奶制品，每天服用消化酶和含有益生菌、谷氨酰胺与其他肠道修复补品的饮料（益生菌用于修复抗生素导致的消化道菌群失调；谷氨酰胺是一种氨基酸）。起初，她每天还摄入大量的维生素 C。Lisa 的情况逐渐好转，在开始无麸质饮食和治疗 9 个月后，排便完全正常了。维生素 C 的摄入量也随之减少。

有人给我们介绍了一位营养师，他和其他医师一起为 Lisa 制订了一份营养计划，我们严格遵循该计划。很快，Lisa 的抽搐消失了，没有再发作。我们还进行了脑电图生物反馈治疗，这似乎对她的情绪有所帮助。此外，我们还采用了顺势疗法来治疗过敏症和强迫症。现在，她的过敏食物数量已经从 34 种降到了 4 种，而且她只需要服用补剂和顺势疗法药物就行了。

Lisa 现在 10 岁了，我们对她的进步特别满意。当然，这需要大量的烹饪创意以及 Lisa 的大力配合。Lisa 知道，如果正确饮食并服用补剂，自己就会感觉舒服。

Michael

这个案例是由密苏里州圣路易斯的自由撰稿人 Shelly A. Schneider 来信提供的。

2000 年夏天，还没上一年级的 Michael 就开始出现发声性抽动。我们带着儿子去看儿科医师，以为他患有过敏症。我们尝试过氯雷他定和其他的非处方药，但似乎没有作用。

1 个月之后，我觉得 Michael 形成了一种习惯，非得发出哼哼声——当时声音变得更大、更频繁了。这种抽动让我抓狂，但是我越让他停下来，他抽搐得越厉害。我再次带他去看了儿科医师，结果让我沮丧至极。医师给 Michael 做完全面体检之后，说他的症状"很明显"。

"你认为有其他的可能吗？"她问我。

"有可能是妥瑞氏综合征吗？"我问。

别问我为什么会这么问。我是在看电视剧《洛杉矶法律》（*LA LAW*）的时候知道这种疾病的。医师同意了我的观点，并向我介绍了一位神经科专家。我和丈夫带着 Michael 去看了这位专家。我们都注意到了 Michael 的运动性抽动：双手下垂握拳，轻轻敲打自己的腿。神经科专家认为 Michael 患有抽动障碍，并且推荐了一种治疗妥瑞氏综合征的标准药物。我对这种药物十分了解，知道不能给我 6 岁的儿子服用这种药物。

寻找适合我们的帮助

这时候，决心和搜索技巧至关重要。我是一名训练有素的记者，下定决心要减轻儿子的痛苦。

经过 50 个小时的搜索，我找到了密苏里州弗洛里森特的一位环境过敏症医师——Tipu Sultan 博士。我立即给他打电话，安排见面。坦白地说，把这一切写下来是一种巨大的痛苦，它让我想起 Michael，想起他的症状以及症状发作时难以忍受的样子。

在与 Sultan 博士的聊天中，我们得知 Michael 患有多种过敏症，我们一致认为他的症状和这些过敏有关。圣路易斯的空气中含有诸多过敏原是出了名的，如果你患有过敏症的话，这里是你最需要回避的地方。

抽动症得到控制

我们和 Michael 学校的老师商量能否把他安置在另一间教室，因为他发出的咕哝声非常大，每 2~3 秒钟一次。按照 Sultan 博士的要求，我开始每周给 Michael 打 3 次脱敏针，并决定去掉饮食中的乳制品。同时，他开始服用镁补剂。结果，症状明显减轻了。对此，你可以想象他的家人、老师、辅导员和同学是多么高兴!

> 按照 Sultan 博士的要求，我开始每周给 Michael 打 3 次脱敏针，并决定去掉饮食中的乳制品。同时，他开始服用镁补剂。结果，症状明显减轻了。

5 年后，Michael 仍然不吃乳制品，尽管我们允许他每周吃一次奶酪和酸奶。庆幸的是，Michael 不喜欢吃甜食，尽管偶尔也会放纵一下。症状真的不明显了。事实上，如果你不知道 Michael 患有妥瑞氏综合征，你可能会认为他只是患有感冒或者轻微的过敏症而已。他的症状主要表现为轻轻地清理嗓子和打哈欠。Michael 的症状常呈间歇性出现。他患有注意缺陷障碍，但这就像他的抽动症一样，现在已经很轻微了。在社交方面，Michael 比其他的孩子困难一些，但他是一个非常有爱心、有同情心的小男孩，也非常喜欢上学。他爱玩电脑游戏，喜欢打篮球，也喜欢和我们的狗一起玩耍（谢天谢地，他对狗不过敏！）。

我无法想象看着我的儿子服用一些改变性格和使大脑迟钝的药物。Michael 是我生命中的快乐源泉之一，为此，我每天感谢上帝。同时，妥瑞氏综合征也教会了全家人要有耐心，我们也知道了医师的话不能全信。我发现自己是多么幸运，因为我知道有一些孩子的症状比 Michael 的要严重得多。我和丈夫非常感激 Sultan 博士及其工作人员。我们已经成功地控制了 Michael 的症状，也希望到他上高中时，这些症状会进一步缓解。我们真的很幸运，希望能尽我们所能回馈社会。

来自 Tipu Sultan 博士的评论

第一次见到这个 6 岁的孩子时，他有多种症状，包括咕哝、摇头、双手拍打大腿等，这些症状前一年就开始出现了，而且越来越严重。其他症状还包括注意力持续时间短暂和 1999 年秋季开始出现的花粉过敏（然后在 2000 年春季又复发）。

他的诊断包括过敏性鼻炎（因为他有流鼻涕或鼻塞的症状，眼睛下方有黑眼圈）、花粉过敏以及由于注射了大量抗生素导致的念珠菌病。

皮肤测试显示他对房屋灰尘、尘螨、多种霉菌、春秋季花粉过敏。皮肤测试也证实他对白念珠菌敏感。针对灰尘、霉菌和白念珠菌，我们对 Michael 进行了脱敏治疗。同时，还给 Michael 开了抗真菌药物（制霉菌素）。此外，他还服用了复合维生素以及必需的脂肪酸补剂（生产商：Kirkman, Lake Osewgo, Oregon）。

Michael 的抽动症症状曾在春秋花粉季有所加重，但是通过采用免疫疗法、抗真菌药物及前面提到的其他疗法可以使 Michael 的抽动症症状和呼吸道症状得到极大的改善。Michael 的母亲反馈说症状改善了 75% ~ 90%。

Tim

Tim 10 岁的时候，我带他去看了一位擅长手法治疗的骨科医师。Tim 自觉地站在检查室的中间，而我则焦虑地坐在旁边。Richard MacDonald 医师开始问我：

"哪里不舒服？"

"我儿子患有妥瑞氏综合征。"

"不，我没问他得什么病。妥瑞氏综合征是别人给他贴的标签。我是问他哪里不舒服。"

"哦。他抽搐得厉害，而且越来越严重，"我边说边尽量控制自己的情绪，"之前一直有面部、颈部、肩部和眼睛的抽搐，同时伴有轻微的声音（他情不自禁地发出很小的声音），他还有强迫症和情绪波动。"

医师回答说："你要明白抽搐是身体在告诉你身体某些部位出了问题，这是一种症状。身体在抗议：'你的身体内部出问题了，难道你不管吗？'妥瑞氏综合征这个标签不重要。"

我们第一次看到了希望。

前一年

在此之前的 1 年多，我们去看了一名专门治疗抽动症的神经科专家。当时，我肯定地告诉我儿子，这位医师是专家，他能够帮助我们。看着 Tim 扭曲的面部，简单地聊了一会儿之后，这位专家说："你患有妥瑞氏综合征。我不知道你为什么会得这种病，这种病没法治。"专家看着我说："他应该告诉他的朋友，你也应该告诉他的老师，这是妥瑞氏综合征导致的症状。他们如果关心他，就会接受他。如果把抽动症分为 10 级的话，他现在是第 4 级。没人知道这种症状会好转还是恶化。回家观察，如果接下来的几个月抽动症变得更严重了，你们可以回来接受药物治疗。在万不得已的情况下我们不主张用药，因为这类药物有副作用。"

"那我就不能做点什么吗？"我反问。

"不用。只要避免紧张就行。好消息就是从来没有人死于妥瑞氏综合征。"

我感到很沮丧，瞥了 Tim 一眼，他的眼眶里充满了泪水。付完账，我们径直向车子走去，越走越来气。一个医师怎么能够说出这种令人泄气、毫无帮助的话——而且当着我孩子的面！这算哪门子的专家？

在启动车子时，我坚定地告诉 Tim，让他忘记他刚刚听到的一切，还跟他说："别担心，我会帮你的。"

怎么帮呢？我想不到任何办法，但是我不会坐以待毙，让一个曾经快乐、一切正常的孩子遭受妥瑞氏综合征的蹂躏。

重新认识抽动症症状

MacDonald 医师说抽搐是一种有待"修复"的症状，他向我们保证，在我们寻求治疗的过程中，他会跟踪我们的案例。Tim 在他那儿接受了几次颅骶治疗，足以确保任何影响病情的结构性压力问题都已得到解决。同时，MacDonald 医师帮助我们找到了一位环境医师——Albert F. Robbins。Robbins 还是一位过敏症专家，他希望能帮助我们查清楚导致抽动症的原因。

我带儿子去见 Robbins 医师时，心里并没有什么期待。尽管我认为 Tim 不是过敏导致的抽动症，但是想不到其他的原因。Robbins 医师看了我们之前填的环境史调查问卷。检查完血液，Tim 又测试了几种他经常吃的食物。同时，还测试了 Tim 对灰尘、霉菌和花粉的反应。Robbins 医师告诉我许多患有抽动症的人对化学物质过敏。因此，建议我们清除掉家里有气味的东西，并停止使用毒性清洁剂。说 Tim 对化学物质过敏似乎有点牵强，我从未听说过。我点头表示认同，但没把这条建议放在心上。

在 3 天的时间里，Tim 进行了几个小时的检查，并分别针对霉菌、吸入物（灰尘和花粉）和食物进行脱敏治疗。起初，我在家附近找了名护士，让孩子每周接受 2 次注射。后来，我壮着胆子开始自己给 Tim 注射。Robbins 医师还为 Tim 制订了一份营养治疗方案，我们也开始调整 Tim 的饮食。Tim 也很勇敢，大把大把的药一天吃好几次。这些药物中包括制霉菌素，一种抗真菌药物。皮肤测试显示 Tim 对白念珠菌过敏，而且他还有一些典型的全身性酵母菌问题的症状：疲劳、思维不清和食物过敏。事实证明，减少糖的摄入很重要。我们还发现，某些人工香料和色素可以很快地引发抽搐。

打扫房子

我开始努力减少家里的灰尘，还买了除湿器以减少霉菌。我发现 Tim 的确对化学物质过敏。当他使用强效洗面奶，或者在用化学剂处理过的游泳池游泳时，他就会开始翻白眼。有一天，Tim 和几个朋友在一起时，其中有一个人捣蛋，不小心在 Tim 的脸附近喷了一下"雷达"杀虫剂。他迅速跑回卧室，因为他的抽搐症状立刻让他变得很尴尬。

现在我相信了。我扔掉了带香味的蜡烛和室内外的杀虫剂。我们改用了无毒的洗面奶，并购买无香味的洗衣液和个人用品。

Tim 的抽动症在第一个月就有所好转，不过情况依然很严重；但是整体情况有了好转，病情也明朗了。我们一直坚持饮食限制，实施营养计划，避免过敏原和有毒化学物质，同时进行脱敏治疗。5个月之后，抽搐和其他症状都消失了。

重要教训

一名曾经对 Tim 的康复持怀疑态度的医师认为他长大了，所以抽动症自然就好了。我们知道事实并非如此。在 Tim 的康复过程中有三件事情令我们非常难忘，这三件事情都清楚地表明了病情与免疫系统和化学敏感有关。第一次是在一天早上，Tim 一开始并没有发生抽搐。突然，他误踩到了一个火蚁堆，并被咬了无数口。这立刻导致了严重的

> 另一次是晚上，一开始也没有抽搐，他在外面玩的时候无意中直接接触了头顶上正在喷洒的灭蚊药。这导致Tim的情绪发生了可怕的变化，并立即出现了严重的抽搐。

抽搐，大约持续了24小时。另一次是晚上，一开始也没有抽搐，他在外面玩的时候无意中直接接触了头顶上正在喷洒的灭蚊药。这导致 Tim 的情绪发生了可怕的变化，并立即出现了严重的抽搐。我们立即给他洗澡换衣服，并给他注射了抗组胺药。第二天晚些时候，他的症状几乎都消失了。还有一次是直接接触了化学物质，有人将油漆稀释剂溅到他衣服上了。Tim 已经好几个月没出现抽搐了，但那次事故使他面部出现了严重抽搐，过了2天才恢复。

如果没有亲历这三次事件，你会觉得这些症状发生得很"神秘"，无缘无故地就发生了，就像标准的妥瑞氏综合征文献记录的那样。所以，每一次事件都是一次宝贵的经历。

付出巨大努力——但值得

这个治疗计划并不简单。需要做治疗记录，需要说服整个家庭在生活方

式、纪律和决心等方面达成一致。我每 6 个月带 Tim 回去做一次皮肤测试，因为那段时间 Tim 的症状略微有增加，感觉药效没有以前好了。调整药物的浓度之后，症状总是会得到进一步缓解。这真是太好了！经过治疗，不仅抽搐症状消失了，强迫症症状和情绪波动症状也消失了。

Tim 已经康复 14 年了。他仍然注意饮食，吃营养品，避免接触过敏原和有毒物质。我们非常感激。他现在有一份很好的工作，社交也没问题。但是谁都无法想象我们噩梦般的经历。

如果你也在探索抽动症的自然疗法，请给我们来信。地址：ACN, P.O. Box 159, Grosse Ile, MI 48138-0159或者发邮件至srogers@latitudes.org，我们将对所有内容保密。

本节小贴士

1. 怀抱希望！不管是抽动症还是伴随的问题，比如情绪波动、注意缺陷多动障碍、强迫症、过敏症、抑郁症等。谁都给不了承诺，但一定要心存希望。

2. 即使有专业的帮助，患者及其父母的配合仍是成功的关键。

3. 并不是所有的替代方法对每个案例都起作用，需要坚持不懈的努力才能够找到办法。

4. 有时候，有必要采取跨学科的综合治疗方法；有时候，单一的干预也能创造奇迹。

笔记：

第 **3** 节

问题：未经全面检查的诊断

　　评估抽动症的传统方法有一个显著的缺点，就是很少查明引起抽动症的原因。在排除了其他可能性之后，普遍的方法就是根据患者报告的症状进行诊断，如果有必要再考虑药物治疗，这也是医学培训和当前诊断及治疗抽动症的常规"最佳治疗方法"。寻找导致抽动症的生物学原因或者可能导致病情恶化的因素并不是常规的医学治疗。

　　随着对抽动症潜在病因的新认识，医师将会更好地帮助患者控制并预防抽动症的发生。本书讨论了许多新的临床发现。

不只是"时好时坏"

　　患者的症状在严重程度或发作频率上通常会发生变化，而且可能在不同的时间影响不同的肌肉。如果你问运动障碍专家为什么会出现这种情况，通常得到的回答是："抽动症就是这样，出现之后又消失，时好时坏。"大部分接触抽动症的人很快就学会用这个术语来解释症状。妻子可能对丈夫这样说他们的孩子："Billy 的抽动症比上个月糟糕得多，这种病就是时好时坏。"

"时好时坏"这一说法容易让人产生误解，它表达的只是患者或看护者已经知道的情况。的确，随着时间的变化，抽动症症状的类型、发生频率和严重程度会发生变化。但关键的问题应该是：为什么抽动症会随着时间的变化而变得更糟糕或出现不同的症状？什么条件下症状会改善？

要回答这些问题，重要的是医师要检查患者的病史、居住环境、营养状况和饮食习惯，以及持续接触的过敏原或毒素。理想情况下，这项调查还应包括患者和患者母亲的一些不那么明显的问题，例如感染、疫苗史、牙齿情况、受孕期间父母的健康情况、母亲的健康状况、居住的环境情况。母亲怀孕期间服用药物或补剂的情况也很重要。这些重要的问题通常并没有被调查。

治愈身体，消除抽动症

同时存在的身体不适通常与抽动症有关。尽管抽动症中过敏的发生率有相互矛盾的报告，但是 C. S. Ho 博士和其他研究人员报告说，在妥瑞氏综合征人群中，过敏的发生率比一般人群要高得多。此外，研究表明，患有抽动症——包括慢性运动性抽动和妥瑞氏综合征的儿童比正常人群有更多的其他身体不适，例如疼痛、头痛、恶心、胃痛及呕吐等。同时，多项研究报告显示，患有妥瑞氏综合征的人更容易出现与睡眠相关的问题，例如尿床、说梦话、夜惊、入睡困难和惊醒等。第 1 节也提到，妥瑞氏综合征患者出现偏头痛的概率是普通人群的 4 倍。

有人可能会说，治疗抽动症的经历会增加儿童的压力和焦虑，导致一些儿童出现上述的一种或多种问题。如果真是这样，那么假如抽动症得到了控制，身体的其他不适也会减少。然而，研究人员发现标准药物治疗并不能减少这些症状。

根据 ACN 收到的调查问卷和临床报告，明智的做法是将所有的症状视为生物功能障碍的线索，这也可能是抽动症的根源。ACN 曾收到报告称，当他们成功地利用替代性或补充性治疗方案治疗抽动症时，不仅抽搐症状消失了，身体伴随的症状也减轻了。很多时候，一些与抽动症共存的问题，例如注意缺陷障碍、注意缺陷多动障碍、强迫症、抑郁症、情绪和行为问题也会随之减轻或消失。

全面调查

就像有人会问为什么他们会出现胃痛、皮疹或腰痛一样，人们也应该质疑或者调查为什么他们会患抽动症。有人自甘忍受这些症状，因为"整个家族都有这种病"，或者"医师说，这种症状很常见，不用担心"，或者"过段时间就好了"，或者"精神科医师告诉我

> 就像有人会问为什么他们会出现胃痛、皮疹或腰痛一样，人们也应该质疑或者调查为什么他们会患抽动症。

这是遗传的，唯一的办法就是吃药"。但是，人们不提出疑问，也就不可能真正治愈疾病。

Frederic Speer 博士是《临床过敏手册：患者管理实用手册》（*Handbook of Clinical Allergy: A Practical Guide to Patient Management*）和《食物过敏》（*Food Allergy*）的作者。他指出，一些现在被认为是过敏或免疫相关的疾病曾经被认为是精神性疾病。J. H. Rinkel 博士——过敏测试方法和过敏治疗的领军人物，曾经强调了在评估患者症状时全面询问和探索可能的生物学原因的重要性。他说："人必须要学会怀疑，如果不怀疑就不会去检查，不检查就不知道具体原因。"

Sidney M. Baker 博士是《排毒和治疗：最佳健康的关键》（*Detoxification and Healing: the Key to Optimal Health*）一书的作者，同时也

是《自闭症：有效的生物医学疗法》（*Autism: Effective Biomedical Treatments*）一书的编者之一。后面这本书提出了一种扭转自闭症的革命性的生物医学方法，这是一个巨大的突破，曾经难住了众多的医学研究者。Baker 博士为 ACN 总结了他的基本方法："用简单的逻辑，问两个问题，我就能够在自闭症治疗方面取得进展。这两个问题是：你有没有某种古怪的个人需求没有得到满足？你是否需要特别注意避免接触某些东西？逻辑非常简单，但如果你深入下去，你会发现一些对患者非常有用的东西。"

> 你有没有某种古怪的个人需求没有得到满足？你是否需要特别注意避免接触某些东西？
>
> ——Sidney M. Baker博士

抽动症患者可以从 Rinkel 博士和 Baker 博士的理念中受到启发，本书也鼓励用更全面的方法看待抽动症。我们希望医师积极地寻找新的病因以及可能的生物学因素和环境因素。后面的章节提出了多个领域供大家寻找答案。

本节小贴士

1. 基于检查表的诊断只提供了一个标签。你和你的医师应该更加深入地了解相关症状的原因。

2. 过敏可能影响神经系统和大脑。

3. 身体不适，如偏头痛、睡眠问题和胃痛在妥瑞氏综合征患者身上很常见，这并不是巧合。它们都是有待解决的问题。

4. 全面的体格检查和居住环境史调查有助于了解抽动症患者的所有症状。这可能需要看不同类别的专家。

5. 要对抽动症时有时无的情况提出疑问。不要认为这是一种无法解释的大脑或神经系统疾病。

笔记：

第二章

确认抽动症诱因

第 **4** 节

ACN 对抽动症诱因的调查

你可能听到过这样的问题："是什么让人抽搐？"是什么导致抽动症症状时好时坏呢？这种过山车式的情况实际上是令人鼓舞的，因为它意味着在某些时期内，抽动症得到了相对缓解。

我们的目的就是要学习如何延长和改善症状缓解期，并防止出现症状恶化的情况。几年前，ACN 对一些患有抽动症和妥瑞氏综合征的患者及其家属进行了调查，获取了他们正在使用的非常规疗法。调查结果——《针对妥瑞氏综合征的营养补剂和补充 / 替代医疗》（Nutritional Supplements and Complementary/Alternative Medicine in Tourette Syndrome）被发表在一本学术期刊（*Journal of Child Adolescent Psychopharmacology*, 2004；14: 582-589）上。这项调查所提供的信息显示，还有很多相关领域值得探索。多年来，我们在自己协会的刊物上已经讨论过多种自然疗法。

2003 年，ACN 在网上又发起了一项调查，目的是找到抽动症发生的个人诱因——那些能够引发或加重抽动症症状的因素。这项调查于 2004 年结束。结果显示：像橙汁、闪光灯或香水这些简单而常见的东西会使人的抽动症加重。

ACN 的调查

- ACN的抽动症诱因调查项目在世界范围内调查了1794人。通过调查，我们对抽动症症状的动态有了新的认识。参与者被要求选择他们所知道的能够引发或恶化抽动症的因素。调查内容分为两部分：一部分是饮食或者摄入物（包括食品和药品），另一部分是常见的环境因素（如灰尘或氯）。

- 调查受严格的程序控制，一台电脑只允许提交一份调查结果。软件会识别IP地址。有人如果完成调查之后还想登录进去再填一次，就会被软件阻止。这有助于保证数据的真实性。

- 本节公布了调查结果。虽然这次调查结果不能作为科学的衡量依据，但它的确提供了一份有价值的线索，能够为一些患者提供帮助。其目的就是相互借鉴，帮助人们认识到饮食和环境因素对抽动症的重要性。

- 研究人员向参与者提供了一份在线调查表，并要求他们填写与自身状况相关的已知诱因。这些调查问题源自那些联系过ACN的人以及ACN的过往调查。参与者也可以填"没有"或"其他"。调查还鼓励参与者通过电子邮件发送他们所观察到的其他情况。

- 有些分类比较宽泛。例如，糖果、苏打水和蔗糖被归为同一类。这样做的原因是，观察者可以很容易地注意到，在吃了一块糖或喝了一瓶软饮料之后抽动症是否会反复或加剧。但是，这样做也可能很难分析症状到底是由于直接食用玉米糖浆、蜂

蜜、蔗糖、果糖，还是其他的甜味剂引起的，因为食物中可能
含有上述任何一种物质。此外，糖果中的其他成分（如巧克力
或人工色素）或多种成分的综合作用也可能导致症状的产生。

- 同样，有些人可能意识到他们对强烈的化学气味有不良反应，
  但是无法区分对氨、除臭剂、氯及各类清洁剂的不良反应有什
  么不同。只有通过一段时间的实验和仔细观察，才能查出导致
  患者出现症状的具体原因。

- 在提交的问卷中，71%是父母代填写的，27%是患者自己填写
  的，2%是其他关系代填写的。年龄段分布：0～5岁（5%）；
  6～10岁（34%）；11～15岁（23%）；16～20岁（7%）；
  21～35岁（14%）；36～50岁（11%）；50岁以上（6%）。

值得注意的是：本次调查不包括多项已被广泛认可的抽动症诱因，因为
我们的主要目的是寻找新思路，并使问卷简洁。这类诱因包括：疲劳、兴
奋、焦虑、担心、恐惧等。

ACN 抽动症诱因调查结果

调查人数 1794 人（2003—2004 年）

调查结果按报告的频率依次排列。事实上，虽然选择压力和咖啡因的人
相对较多，但这并不意味着这两项比那些频率相对低的诱因，如人工色素、
霉菌或杀虫剂更有害。这仅仅意味着更多的人将抽动症同这两项诱因联系在
了一起。

续

1．压力	18．化学物（如清洁产品、甲醛、油漆、气体烟雾）
2．咖啡因	
3．噪声	19．灰尘
4．糖果、苏打水、蔗糖	20．霉菌
5．酒精	21．食品防腐剂
6．电子游戏	22．抗过敏药
7．感染（病毒或细菌）	23．个人香薰产品（如香水、须后水）
8．兴奋剂类药物（如哌甲酯）	
9．光（闪光灯、强光灯或荧光灯）	24．吸烟
	25．空气清新剂（插拔式、喷雾式等形式）
10．人工色素	
11．乘坐小汽车或公交车	26．花粉
12．衣物或织物对皮肤的刺激	27．牙齿情况
13．热（温度升高）	28．谷氨酸钠（味精）
14．特定食物（如玉米、乳制品、橙子）	29．蜡烛（香型）或混合香料
	30．地毯（新）
15．人工香料	31．杀虫剂
16．感冒药	32．手机使用
17．人工甜味剂	33．乙肝疫苗

注意：在被调查者中，认为受其中一项诱因影响的人数从1164人（压力）到35人（乙肝疫苗）不等；对酒精的反应只针对21岁及以上的患者；14%的人表示环境不是诱因，35%的人表示饮食不是诱因。

抽动症的其他诱因

ACN收到的其他诱因如下（除了本表格及上一表格外，还可能存在其他诱因）。

- 清除地毯
- 使用电脑
- 无所事事（无聊）
- 情绪问题
- 感到饥饿
- 花香
- 牵手
- 头痛
- 蚊虫叮咬
- 听他人谈论抽动症
- 导致焦虑的强迫性想法

- 其他食品添加剂
- 季节变化
- 看到他人的抽动症症状
- 去屑洗发水或湿疹
- （持续性）烟味
- 晚上待在有灯光的体育场馆或游乐园
- 快速升温或降温
- 看电视或电影，尤其是在黑暗的房间或电影院

重要提醒

这份诱因报告给出的只是初步结果。只有少数人认同某一诱因，并不意味着该诱因不是大多数人的潜在诱因。这可能只是由于研究人员没有对诱因进行认真考虑。看电视或看电影就是一个很好的例子：该因素最初并未被纳入调查选项中，因为我们一开始也认为，儿童看电视时由于身心得到了放松，便会出现更多的抽动症症状。但通过这次调查，我们发现屏幕发出的光线会引发抽动症。一旦这一发现得到广泛的认可，对抽动症患者使用电脑、看电视或看电影的观察也会增加。

本节小贴士

1. 抽动症的诱发因素因人而异。

2. 调查结果是基于人们的日常观察。随着相关诱因不断得到重视，将会有更多的人发现更多的联系。

3. 了解诸多诱因是件好事情，这为治疗抽动症提供了许多机会。

4. 开放的心态必不可少！否则，可能会无意中忽略一些诱因。

5. 下一节将对调查结果进行解释，并加以具体运用。

笔记：

_____

_____

_____

_____

_____

_____

_____

_____

_____

_____

第 **5** 节

了解调查结果

在上一节中，我们对抽动症进行了调查，获得了 ACN 关于抽动症诱因的调查结果。接下来，我们将对结果进行解释。我们先要明白：为了更好地了解这些诱因在抽动症中所起的作用，调查是第一步，也是最重要的一步。我们收集的非正式调查结果并不能完全反映整个抽动症患者群体的真实情况，然而，调查结果提供了新的和有价值的信息，这将改变抽动症的治疗方式。(我们感谢所有抽出时间参与调查的人。)

可以肯定的是，被调查者往往低估了诱因的数量。也就是说，有些诱因没有被调查者观察到，也没被报告。原因有以下几点。

- **概念新**：许多人从未考虑过寻找抽动症的诱因。由于这种方法不是标准的医疗方案，医师们也不建议这样做。一些患者和家属除了压力、兴奋、疲劳和咖啡因之外，没有思考过其他的原因。调查完成时，大部分的调查结果很可能就是基于过去的认识，而从未涉及许多其他的诱因。

- **父母代替孩子接受调查**：许多调查是由父母代替孩子完成的。有时候，父母可能很容易观察到某种反应之间的因果关系（接触某种诱因导致抽动症）；但有时候，父母如果没有针对性地问孩子，就不清楚某种特定情况会导致抽动症发作或加重。此外，孩子可能还没有建立起这种因果关系或者根本就没注意到这个问题（见下一点）。

- **成人——更不用说孩子了——往往意识不到自己有抽动症！** Pappert 和他的同事进行了一项有趣的研究，他们发现一半认为自己没有抽动症的成人实际上是患有抽动症的，正如录像带记录的那样。很明显，一个人如果不认为自己患有抽动症，就更不可能注意到抽动症诱因了。

- **环境因素叠加**：如果同时出现多个抽动症诱发因素，在没有专业人员帮助的情况下，人们很难区别或确认是哪种因素导致自己出现了抽动症症状。

- **过敏反应难以确认**：一旦人体对有毒化学物质、典型过敏原或食物过敏，只要少量的这类物质就会引起抽动反应。这类物质的量看似很少，甚至可能检测不到，但是身体会出现反应。

- **压力影响反应水平**：当免疫系统功能较强，中枢神经系统的压力较小时，人体可能并不会对某种特定的刺激有反应；而当这个人疲惫、过度紧张，或"过度暴露"于某些有毒物质时，则更容易出现抽动反应。这种情况很难统计。

- **"掩蔽"增加了识别难度**：有一种现象叫掩蔽，也就是某种物质会给人带来问题，但又使人很难分辨出来，因为身体习惯了这种物质，让人感觉出现的症状与它没有明显的关系。如果经常吃某种食物，很难想到这种食物会导致慢性症状，如疲劳或思维不清晰。我们可以在一段时间内完全不吃这种食物，然后有目的地再吃，如果对该食物敏感的话，通常会看到明显的反应。再比如，有些人可能习惯了每天接触香水的气味，不会认为香水与引发的症状有联系。如果让他们在一个完全没有气味的环境里生活一段时间，然后再接触浓浓的香水味，他们可能就会认为香水与抽动症有联系了。"掩蔽"会影响调查结果，因为它会导致许多刺激因素无法被发现。

- **隐藏的食品添加剂**：通常很难知道食物中成分的来源，比如"天然香料"，因为根据美国联邦法律，"天然香料"可以从任意种类的食物中提取。

- **许多问题跨年龄组观察没有可行性或一致性**：有些问题不适合一般性观察。例如，调查表中列出了"地毯（新）"，但并不是每一个被调查者都有机会观察到对新地毯的气味和毒素的反应。同样，只有部分被调查者会服用兴奋剂，而杀虫剂———一种潜在的诱因——通常不会事先告知就应用在公共场合。与成人相比，儿童因为手机导致抽动症加重的可能性较小，因为他们用得少，而成人接触电子游戏的时间比儿童短。所有这些问题都会影响调查结果。

考虑到上述原因，我们相信，应该有更多人受到各种诱因的影响，诱因的种类比调查结果中显示的还要多。因此，第 67—68 页显示的调查结果是按照被调查者反应的次数进行排列的，而不是按照百分比，以免误导读者。

调查结果中未充分反映的诱因

热是环境或感觉因素，作为抽动症的一项诱因已经有过正式的研究。研究显示，在一次调查中，24% 的成人报告说热的时候抽动症会加重。实验室环境中的成年男子随着环境温度的升高，抽动症症状一般会随着出汗的增多而加重。有一半的被调查者发现这种情况很明显。但是根据 ACN 的抽动症诱因调查显示，只有 12% 的被调查者认为"气温升高"是诱因。这一数字显然比公布的研究结果要小得多，我们认为这是典型的被调查者缺乏诱因意识所致。

扮演侦探——以棒球比赛为例

多种诱因可能同时引发一系列症状，使父母和孩子很难确定是哪种因素导致了抽动症加重。例如，在棒球比赛中孩子的抽动症可能明显加重，因为孩子：

- 直接在阳光下比赛（光敏感性）；
- 由于运动而感到室外温度升高或者体温升高；
- 对教练提供的含糖或者功能饮料有反应；
- 对队服材质过敏；
- 对比赛感到有压力或感到兴奋；
- 对比赛中扬起的尘土、新修的草坪或被化肥/杀虫剂污染过的草坪有过敏反应。

事实上，任何一项或所有这些因素都可能加重抽动症。

为什么要研究?

识别导致抽动症恶化的环境因素,其主要目的就是尽可能地避免它们,并进行适当的干预。

在研究中,诱发信息也很重要。研究人员如果没有意识到周围环境、饮食与抽动症之间的联系,便可能在无意中

> 识别导致抽动症恶化的环境因素,其主要目的就是尽可能地避免它们,并进行适当的干预。

使研究结果出现偏离。例如,在针对抽动症药物的对照研究中,研究者可能假设只有药物才会使症状出现明显的改变;但如果考虑到影响抽动症的环境或饮食因素时,研究结果就大不相同了。当研究对象的数量很少时,尤其需要考虑这种关联。

确诊诱发因素的挑战

想一想,当有人得了荨麻疹时会发生什么。众所周知,荨麻疹是对某些环境或饮食因素的一种免疫反应,但是过敏症医师会告诉你,在大多数情况下,即使经过仔细的检查,荨麻疹的真正原因仍难以发现。

下一节,你将会读到我们收到的来信,从而了解更多情况,这些信件描述了其他人已经发现的一些诱因,你将会看到这些发现是如何帮助患者减轻症状的。

本节小贴士

1. 诱因经常被忽略，因为我们没有意识到它们会导致抽动症，或者很难将这些诱因与抽动症联系起来。

2. 诱因因人而异，取决于年龄、生活方式和其他情况。诱因的筛查需要与个人情况相结合。

3. 抽动症的增加在今天看来像个谜，但是明天，或将来，你可能会意外地发现导致抽动症增加的原因。

4. 不要沮丧！如果这是你第一次意识到日常活动或环境可能与抽动症有关，你可能不知从何查起，这很正常。首先观察最明显的方面，再扩展到其他方面。后面的章节将提供更多的建议。

笔记：

第 6 节

患者来信

　　下面这些 ACN 收到的来信着重强调了影响抽动症症状的因素。我们希望患者或者患者家人分享的这些病例，可以帮助读者确认导致抽动症加重的因素和解决这些问题的方法。本书一直强调，使一个人抽动症加重或改善的因素不一定会影响到其他人。在采取干预措施的患者中，有些人见效快，有些人则见效较慢，尽管他们付出的努力差不多。为了表述清晰和节省篇幅，我们对来信进行了编辑。

　　我患有妥瑞氏综合征，我发现通过饮食管理比药物治疗更有效。我尝试过药物治疗，不但没有效果还会产生副作用。因此，我现在只通过严格控制饮食来控制症状。例如，我不吃任何含有精制砂糖的东西。要做起来的确很困难，我需要检查面包、酱料、美味菜肴、饮料（包括酒精饮料）、药物（因其他问题要服用）等很多东西的成分。然而，这种努力绝对值得，我现在好多了，症状已经基本消除了。

我曾经有非常严重的运动性抽动、发声性抽动、秽语（不受控制咒骂人）、言语模仿（重复短语或字词）、触摸、动作模仿、自我伤害和强迫症。其中最难忍受的是运动性抽动和言语模仿。现在，我感觉基本正常了！如果不小心吃了糖，接下来的几天就会出现症状。我必须对果汁特别小心，因为英国的一些果汁制造商会往他们的"纯"果汁里加糖。（水果和牛奶这类天然含糖的东西我还是能吃的。）这些都是我通过反复试验和试错才发现的。

很多人都说我比以前好多了。然而，让我恼火的是，当我告诉他们症状改善的原因（严格控制饮食）时，他们往往不相信。他们认为我仅仅"摆脱"了妥瑞氏综合征，或者说我只是想象自己患有这种疾病，或者认为我进行了"信仰疗法"。我是个 26 岁的女孩，有科学背景而且心细。根据观察和推理，我知道生活方式的改变影响了我的疾病。通过调整饮食和抗过敏治疗来缓解抽动症症状的做法也得到了 ACN 的认可，这一点让我很开心。我坚信要从根本上解决问题，而不是一味地用药物来治疗症状。

> 我是个26岁的女孩，有科学背景而且心细。根据观察和推理，我知道生活方式的改变影响了我的疾病。

我 10 岁的儿子出现抽动症的诱因包括灰尘、霉菌和秋季花粉。一些食物如玉米、乳制品、味精和南瓜子也会引起症状。我们发现，如果控制了这些诱因，他就不会再出现症状了。

在俄勒冈州的一家自然疗法诊所里，我们看到一个 12 岁的男孩，他父母已经停止对他的妥瑞氏综合征进行医学治疗，而选择替代疗法。他之前的治疗包括可乐定———一种抑制抽动暴发的药物，用他爸爸的话说，这种药"把他变成了呆子"。临床医师要求进行实验室检查，并建议男孩不要食用含糖的食物。医师发现男孩体内的铜和镉含量都很高，随后给男孩开了维生素、矿物质和螯合氨基酸补剂（帮助去除体内的有毒金属）。1 年之后，男孩仍在接受治疗，但他现在只有轻微的面部抽动，之前他老师记录的是 50 分钟抽动 72 次。

我是一名 36 岁的男性，8 岁时患上了妥瑞氏综合征。闪光灯和荧光灯会诱发我的症状，温度的突然变化（例如从寒冷的室外进入室内）也会诱发我的症状。任何闪烁的灯光都会引发我的症状，而警车上的警灯对我的影响尤其大，因为红光和蓝光混杂在一起，让人眼花缭乱，像在给人催眠一样。黄色的和慢速旋转的灯光对我影响倒不大。

我曾经患有偏头痛，对光非常敏感，甚至能察觉到荧光灯光线的波动———受到光波冲击时我会不自主地颤抖。幸运的是，我对现在新型的荧光灯反应不那么大。有一次，我在北卡罗来纳州被一辆警车拦下，警车上红白色的灯光快速闪动，还夹着耀眼的蓝光。（倒不是我做错了什么，警察只是想告诉我一些事情。）当警察走过来拿电筒照着我的脸时，我开始在驾驶座上剧烈抖动，警察还叫了救护车。等我缓过来之后，我告诉他们问题在于这些光源，他们关掉光源，症状便得到了缓解。

✤

我们发现，去除食物中的食品添加剂可以显著减轻抽动症症状。我们见过最容易引起抽动症症状的食品添加剂包括人工香料（含香兰素）、人工色素以及防腐剂（如抗氧化剂）。

✤

本人男性，今年 42 岁，曾做过 10 年的医疗技师，一直遭受妥瑞氏综合征的困扰。

大约 15 年前，由于其他健康问题，我改变了饮食习惯——大幅度减少精制食品和红肉的摄入，开始吃更多的水果和蔬菜。我也开始服用营养补剂。新的饮食方式改变了我的生活，抽动症症状得到了极大的改善。然而，直到我停止食用玉米糖浆，特别是高果糖玉米糖浆后，我的症状才基本消失。许多食品中都有玉米糖浆，因此，我必须仔细阅读标签。

不要认为这件事"全是我的心理在作怪"。我很清楚安慰剂效应，并且可以确切地告诉你事实并非如此。请不要把这封信当作垃圾扔进垃圾篓。我强烈地感觉到这可以帮到其他人。

✤

小时候，我的抽动症和其他健康问题就没治好过。随着年龄的增长，我的抽动症越来越难以控制。在餐厅就餐时尤其尴尬，连把勺子送到嘴里都很费劲。

20 多岁的时候，我注意到压力、咖啡因和糖果会加剧脖子的抽搐。在50 多岁的时候，我终于戒掉了烟和咖啡，摇头的症状得到了缓解。然后我开始尝试长寿饮食法，不进食糖、酒和咖啡因，只吃有机食品和家里自制的不含化学添加剂或酵母菌的素食。化学添加剂和兴奋剂对有抽动症的人简直就是毒药。

我现在仍然有症状，但是去除这些诱因之后，症状就好控制多了。久而久之你就会发现，一些富含化学添加剂的食品或其他某些特定的食物会对神经系统产生不利的影响。我的一生都在与这些症状做斗争。也许我的经验可以帮助别人。

我成年的儿子对吸烟上瘾，而且我知道这对他的抽动症有不良影响。此外，有一天，我看见他在打扫卧室。当他把书从书架上挪开时，空气中灰尘飞舞，因为有很长一段时间没有打扫了。他的抽动症确实是因为暴露在灰尘中引起的。我之前从来不知道灰尘会使抽动症恶化。

我女儿今年6岁，患有注意缺陷障碍和严重的食物不耐受。她服用哌甲酯之后，立即出现了抽动。情况很严重，包括翻白眼、摇头、面部抽动和发声性抽动。目前，她已经4个月没有服用哌甲酯了，但仍会出现一阵阵的抽动。我们发现，从她的饮食中去除某些东西之后，她的症状会好很多。但再次吃这些食物时，各种症状（例如：强迫行为、抽搐、湿疹、皮疹、喜怒无常以及肠道功能紊乱等）又出现了。将问题食物从饮食中去除之后，这些症状会在3天左右得到控制。

✤

我对豚草严重过敏。其他的过敏原有草、灰尘、尘螨和霉菌。我因抽动症遭受了极大的痛苦。在我看了一位环境医师，并针对这一系列过敏原进行了脱敏治疗后，抽动症症状第一次消失了。我还从医师那里了解到我对某些食物过敏，因此我现在非常注意饮食，并服用医师开的几种营养素。有朋友最近问我是否已经把抽动症完全治好了！然而，如果我停止脱敏治疗和营养补充，抽动症还是会复发。

✤

我发现，当我儿子吃花生酱时，他那复杂的发声性抽动和运动性抽动就会加剧。

✤

我儿子3岁时就被诊断出患有妥瑞氏综合征，他现在6岁了。有一次，我们打算停止药物治疗，尝试改变他的饮食。我们发现，糖、苏打水、巧克力和淀粉类食物会使他出现抽动症症状，主要表现为转圈、甩胳膊和甩手。寒假期间，我们没有对他吃的食物进行限制，结果他的症状加重了，情绪也非常沮丧。（经常有人错误地告诉我，食物和暴露在特定刺激环境下对症状没有什么影响。）

✤

我们去看了一位环境医师之后，就开始对我儿子实施排除饮食法。结果抽动症症状很快减轻了——至少改善了90%。我简直不敢相信。之后，我开始逐一添加食物，发现糖是罪魁祸首。

我儿子之前服用氟哌啶醇治疗抽动症，但是过了一段时间，药物不起作用了。他现在服用匹莫齐特。有一天购物之后，他在当地的一家商店买了一瓶可乐。刚喝完，他的头就开始晃来晃去，而且不停地咽口水。经过反复试验，我意识到可乐会加剧他的抽动症症状。

消除过敏原对我儿子的抽动症有帮助。我们清除了地毯，扔掉了羽绒被，努力清理浴室里的霉菌，并尽可能从饮食中剔除人工色素、香料、牛奶和玉米糖浆。过去 6 年，他主要的症状就是舔嘴唇，秋季最严重，但是今年没有去年明显。盐酸胍法辛（一种控制抽动的降压药）会使我儿子变得哭哭啼啼并具有攻击性。几年前，我读了 Daniel G. Amen 的《治疗注意缺陷多动障碍》（*Healing ADHD*）之后，我同意尝试百忧解（一种治疗精神抑郁的药物）。百忧解使我儿子的症状有了很大的好转。我们不用再进行行为矫正了，因为儿子比以前好多了，也没那么喜怒无常了，而且在社交方面的表现也越来越好。今年夏天，第一次有邻居家的孩子来我们家找他玩。上周，他说他过了"生命中最好的一周，因为大家喜欢我"。我确信他的抽动症和过敏因素有关。我们已经通过综合疗法找到了答案。

很多妥瑞氏综合征患者都有"双关语"幽默感。我脑子里总是在寻找机会玩文字游戏。我在你们出版的刊物上了解到，香水和带香味的产品可能会诱发抽动症。我已经知道浓烈的香水味会加重我的抽动症。我是加拿大一家邮局的职员。一天晚上，我正在整理一捆捆的《化妆品》（*Cosmetics*）杂志。我盯着封面上的杂志名称看，脑中却在天马行空。Cosmetics 变成了"Cos-me-tics"，英语发音和"Cause me tics"（导致我得抽动症）几乎是一样的！

我儿子 9 岁时出现了严重抽搐，医师给他开了安定（属于镇静剂和抗精神病药）。这种药会使他冷静下来，不再伤害自己。头部、肩膀和躯体的抽搐，以及眨眼睛、翻白眼、哼哼、尖叫、呜咽、咒骂等症状都得到了缓解。然而，药物使得他无精打采，在压力下，以前的症状又会再次出现。神经科医师试图减少剂量，但每次症状又会复发。我开始研究营养学，不让儿子喝苏打水和可乐，不让他吃糖、巧克力、冰激凌（这几乎把他逼疯了），以及含有防腐剂的加工食品和任何的垃圾食品。我给他补充了一种很好的复合维生素，还补充了额外的镁和钙。这些似乎很管用，我逐渐给他减少药量，直至完全停药。他的状态有了极大的改善，抽动症已经在逐渐减轻。

我女儿（今年 13 岁）患抽动症已经 7 年了。症状包括面部抽搐和发声性抽动。她会把自己咬得青一块紫一块。她还有夜惊、惊恐发作和非理性恐惧。在给她做了过敏测试之后，我们不再让她食用小麦、玉米、牛奶和大豆。然后，我们再将这些食物逐一添加到饮食中以测试她的反应。测试小麦时，她的反应最糟糕，立即出现了多次面部抽搐，并且变得急躁、困倦。

我儿子 7 岁的时候被诊断出熊猫病。我们注意到，看电视是明显的诱因之一，尤其是"日本动漫"系列动画片，比如《游戏王之混沌力量》（*YuGiOH*）和《精灵宝可梦》（*Pokemon*）。其他的动画片对他来说没那么糟糕。我们了解到这一点之后，就将他看电视的时间限制在 30 分钟之内。

看电视会使他的抽动症立即发作，出现复杂的运动性抽动和发声性抽动——有时候频率高达每秒 1 次。看到这种情况，我心都碎了。他可能会一边看电视一边疯了似的抽搐，然后转过身去，在没有任何症状的情况下和人交谈几分钟，之后再看电视，抽动症又会开始发作。

在阅读了 www.Latitudes.org 网站上互动论坛的建议后，我们几个星期完全没看电视。同时，我们从饮食中去掉了牛奶，开始服用营养补剂。结果，抽动症得到了极大改善。当我们可以看电视时，我们换成了平面液晶显示屏（见第 10 节），并且将儿子看电视的时间限制在 15 分钟以内。虽然他还有轻微的眼睛斜视，但是没有了复杂的运动性抽动和发声性抽动。这是一个了不起的改变。在过去的几周，我们看了一次老式的显像管电视机。半小时后，我发现他出现了多种症状，例如清嗓、咳嗽、腿抽搐和翻白眼，这显然是对老式电视机的反应。不过这些症状已经有 1 个月没出现了。

> 在过去的几周，我们看了一次老式的显像管电视机。半小时后，我发现他出现了多种症状，例如清嗓、咳嗽、腿抽搐和翻白眼，这显然是对老式电视机的反应。不过这些症状已经有 1 个月没出现了。

一开始我并不相信替代疗法对他的抽动症有帮助。我总是要求医师快点开抗生素或实施其他传统治疗方案。当孩子被诊断为熊猫病的时候，我十分绝望，但是你们的网站给了我们希望。随着时间的推移，我们了解到儿子需要增强免疫力，于是不再给他吃可能影响他健康的食物，而且通过改变他所处的环境来控制诱因。结果令人难以置信，我真的很感激。

我儿子周一从学校回家就发生了剧烈抽搐，出现了之前从未有过的强迫症症状。我问他在学校吃了什么，但食物似乎没有什么问题。后来他告诉我他们教室的新地毯散发出了强烈的气味。经确认，儿子的教室果然1周前铺了新地毯。学校最终将同学们转移到其他教室，直到新地毯气味完全消失。有趣的是，老师已经注意到，患有注意缺陷多动障碍的孩子接触了新地毯之后会更加亢奋。我们已经发现儿子对家用清洁剂、汽油、杀虫剂等都会出现类似的反应。于是，我们家就尽可能地选择"自然"路线。

我女儿今年8岁，她的抽动症很严重，经常会出现多种症状。为此，我心力交瘁。医师给她开了治疗抽动症的药，但女儿从来没服用过。几个月前和ACN沟通之后，我们打扫了家里的灰尘，给她买了防过敏枕头，开始使用无气味的洗衣液，停止使用衣物柔顺剂，不再烧蜡烛。同时，我开始为女儿实施一项营养计划。效果非常好，现在她很少出现抽动症症状了。谢谢你们的帮助以及你们的刊物 *Latitudes*。你们给了我们莫大的帮助。（关于 *Latitudes* 的信息请见后记，该刊物现已改为 *Latitudes Online*。）

针对儿子的抽动症，我一直在试验各种食品添加剂。防腐剂、抗氧化剂以及人工甜味剂阿斯巴甜是罪魁祸首。

我的儿子曾经用氟哌啶醇和匹莫齐特治疗妥瑞氏综合征，但是症状并没有得到控制，即使服用了药物仍会出现严重的抽搐和发声性抽动。此外，他变得沮丧、情绪波动而且注意力不集中。药物的副作用还导致他的体重不断增加，甚至胖到了不愿意外出的程度。我反复问医师，妥瑞氏综合征是不是与饮食或糖有关，但医师一再说没有。

有一天，我看了由环境医师 Doris J. Rapp 博士主持的节目《多纳休》（*Donahue*）。节目中有一位嘉宾之前被诊断患有妥瑞氏综合征，这位嘉宾的年龄和我儿子相仿。他对某些食物（包括糖）和某些化学物质过敏。通过脱敏治疗和改变饮食，他的症状得到了控制！看了这个节目之后，我们去看了一位环境过敏症专家，从那以后，我儿子的症状有了极大的改善。我们现在会仔细观察儿子对食物的任何反应，发现阿斯巴甜会使他出现抽搐、多动、易怒，味精和硝酸钠会引起情绪的变化。2 年多来，我们一直遵守医嘱，儿子也一直安然无恙。他也努力控制自己的症状，见到他的人都看不出他患有抽动症。

本人女性，53 岁，从小就患有强迫症和运动障碍。导致问题的诱因包括香烟、某些化学物质和特定食物。利用荧光灯照明、接近电气设备也会引发症状。

✤

我所在地区的传统医师没有注意到，我孩子的抽动症症状在游泳池旁边或者遭受蚊虫叮咬之后会恶化。其他诱因还包括香薰蜡烛、灰尘、霉菌、橙汁、草莓、人工香料、人工色素、味精以及人工甜味剂。

✤

我是一名患有注意缺陷多动障碍和妥瑞氏综合征的成人，也是当地妥瑞氏综合征协会的主席。我不能食用高果糖玉米糖浆、精制砂糖、苏打汽水等。

✤

在重新布置房子时，我们掀起的旧地毯上有霉菌和尘土，这导致9岁的儿子突然发生了严重的抽搐，我们不得不带他去医院看急诊。从那以后，我们对他的过敏症有了很多的了解。我儿子的健康受益于环境医学。

✤

看电视、用电脑都会引起我儿子的抽动症。我们通过试验发现，减少看电子屏幕对他有很大的帮助。这种干预使得他的症状明显减轻了。起初，我对不看电视和不使用电脑感到极度不适，但孩子们并不在意，我们家变得清静多了。孩子们也有更多时间在一起玩耍了，一家人也开始一起做更多的事情，例如逛公园、玩棋盘游戏、看书等。

从那以后，我们为了帮助儿子，生活发生了很大的改变。最重要的是，我们通过排除饮食试验来确定他对食物的敏感性，并给他补充维生素和必需的脂肪酸。我们从儿子的饮食中去除了牛奶、玉米、鸡蛋和巧克力，并在自然疗法医师和儿科医师的指导下给他补充营养。现在，他又能看一会儿电视了。

我多么希望在用药物治疗儿子 Pete 的严重抽动症之前就了解到替代疗法。他第一次用药就出现了可怕的反应。我们看了 12 位医师，但是没有一位医师告诉我们这些药有副作用。如果知道有副作用，我们绝不让他服药。另外，没有一位医师提醒我们去找一下抽动症的诱因。

有一次，医师给他开了哌甲酯，尽管评估报告显示我儿子并没有注意缺陷障碍。我同意让儿子接受药物治疗，因为那次我不想表现得不合作。哌甲酯让

> 我多么希望在用药物治疗儿子 Pete 的严重抽动症之前就了解到替代疗法。他第一次用药就出现了可怕的反应。我们看了 12 位医师，但是没有一位医师告诉我们这些药有副作用。如果知道有副作用，我们绝不让他服药。另外，没有一位医师提醒我们去找一下抽动症的诱因。

Pete 很狂躁！第一次服药之后，他像疯子一样到处乱跑。幸好，药物对他的影响是短暂的。之后，我再也没给他服用过哌甲酯。

我开始上网查看信息，寻找别的治疗途径，绝不再进行药物治疗。尽管标准的药物治疗对有些人管用，但对我们来说却是噩梦。

我儿子一直有春季过敏性哮喘。我发现一到春季，他的抽动症会更加糟糕。今年春季，他的抽动症是 4 年来最轻的。我认为，增强他的免疫系统、改变饮食、调整环境对他身体的恢复有帮助。我的观点是，只有在做过了其他所有努力之后，才能使用药物，比如排除熊猫病、调整饮食、排查维生素缺乏、不看电视、不用电脑等。我们还发现颅骶疗法和反射疗法很有帮助，而且 Pete 喜欢接受这些治疗。

✤

我有严重的抽动症。炎热、潮湿和太阳光直射会把我变成废物一般。

✤

我们刚刚结束了排除饮食试验。当重新加入某些食物时，我们了解到乳制品会加重我儿子的运动性抽动、发声性抽动、注意缺陷多动障碍和冲动。到目前为止，乳制品对他来说是最糟糕的。吃鸡蛋时，他的情绪会变得激动，出现运动性抽动。巧克力会使他亢奋。玉米也会加剧他的抽动，而且使他变得冲动和情绪化。（他对大豆和小麦制品似乎没有不良反应。）玉米过敏确实令我惊讶，如果不做排除饮食试验，我无论如何都不会想到玉米过敏。但玉米似乎无处不在！

✤

我今年 30 岁，从 6 岁起就患上了严重的强迫症。大约 1 年前，我停止吃乳制品，观察皮疹是否会消失。3 天后，我注意到我的强迫性想法和强迫性行为减少了大约 70%。我只要不食用任何乳制品，就一直能够保持正常。大约 1 个月后的一天下午，我吃了冰激凌、奶酪和酸奶。就在那天晚上，所有的强迫症症状复发了。接着，我又开始试验其他食物。

> 我只要不食用任何乳制品，就一直能够保持正常。大约1个月后的一天下午，我吃了冰激凌、奶酪和酸奶。就在那天晚上，所有的强迫症症状复发了。接着，我又开始试验其他食物。

我发现我对大部分常见的过敏原过敏，只要把这些过敏原从饮食中去除，症状就会完全消失。我现在意识到，之前许多其他的症状也是由过敏引起的。这些症状包括易怒、短期失忆、失眠、肌肉疼痛、湿疹，甚至轻微的如梦般的幻觉。我在吃了一些导致过敏的东西后，2 小时左右就会出现症状，并持续长达 48 小时。这一切不禁让我疑惑，精神病院里有些人的症状是否只是由过敏原引起的呢？

我对很多常见的食物，比如小麦、玉米、坚果、豆类、西红柿、土豆等过敏，要避开所有这些食物确实很困难。然而，幸运的是，我已经了解了很多特定食物给我带来的反应，这让我对自己的生活有了更大的掌控，也让我有了新的自信。例如，我已经了解到，含有香草的产品会引起疑病症。此外，玉米制品会使我烦躁不安、难以入睡。

后来，我了解到人们发现强迫症和过敏之间有联系已经很多年了，但是还没有展开这方面的研究。我建议那些有志于探索精神障碍和过敏之间联系的人士，首先要调查患者可能过敏的食物和化学物质。然后，患者必须仔细了解自己摄入的每一种食物的成分。Gary Null 的《告别过敏症》（*No More Allergies*）一书中有一章专门讲述脑过敏，这对我有很大的启发。

我叫 Martine Fornoville，是加拿大安大略省妥瑞氏综合征基金会汉密尔顿分会的主席。当我填写 ACN 抽动症诱因调查表（见第 4 节）时，我在很多选项后面都画上了钩，这完全是因为我在感官刺激方面确实有很多的问题。

视觉： 对我来说光线是主要问题，比如太亮或者闪烁的光线、闪光灯、迅速改变颜色的灯。

听觉： 响亮的声音很容易使我受到过度刺激，比如电影院的"环绕声"、响亮而又令人激动的音乐。

触觉：衣服和任何接触到我的东西，包括人体接触，经常使我感到痛苦；手接触的或嘴尝到的东西的质感也困扰着我。一想到这些东西的质感，我简直就无法忍受（足以让我作呕）。

热敏感：对我自己和我认识的很多孩子来说，热敏感是个大问题。例如，在隆冬时节，一名18岁的妥瑞氏综合征患者可以只穿凉鞋且不穿袜子。

嗅觉：清洁物品、烟、香水、油漆、废气和特定的食物对我有强烈的影响。

"内心"感觉：心事太多、注意力过度集中、冲动控制困难，这些都可能成为环境诱因。

我儿子对身体接触非常敏感，他会因此变得愤怒或感到痛苦。他说，当他有这种感觉时，他的抽动症就会更严重。我们把他所有衣服的标签统统剪掉，因为他无法忍受标签接触身体的感觉。现在我们只给他买柔软的衣服和床单。他甚至会因为触碰到桃子皮上的茸毛而感到难受。

我儿子对身体接触非常敏感，他会因此变得愤怒或感到痛苦。他说，当他有这种感觉时，他的抽动症就会更严重。我们把他所有衣服的标签统统剪掉，因为他无法忍受标签接触身体的感觉。现在我们只给他买柔软的衣服和床单。他甚至会因为触碰到桃子皮上的茸毛而感到难受。

完成排除饮食试验是我们为儿子做过的最重要的事情。我现在可以轮流在他的饮食中加入玉米、鸡蛋和巧克力，但加入牛奶还是会加重他的症状。现在，他只有喝了牛奶才会抽搐，牛奶会使他的行为变得疯狂。我坚信治疗抽动症要从排除饮食法开始。我们的儿科医师质疑是否值得尝试这样做。我想说，不管排除饮食法有多难，远没有应对抽动症和行为问题那么难。

本节小贴士

1. 那些在本节分享自己经历的人这样做是因为他们希望其他人受益。读者可以借鉴他们的经验，如果他们的情况与你的类似，请做好笔记。诱因从口入，或者就藏在你的冰箱里。从吃早餐到晚上睡觉之前，调整好日常活动，这或许可以帮助你减轻症状。

2. 如果你找到了诱因，可考虑通过当地的支持团体和ACN与他人分享。（有时人们一开始取得了一些进展，但后来碰到了一些负面的评论，说他们错了，这种明显的联系只是一种巧合而已。负面的评论会打击人们寻找病因的积极性。你分享的观察结果可能会为他人提供支持和鼓励。）

笔记：

_____

_____

_____

_____

_____

_____

_____

_____

_____

_____

_____

第 7 节

寻找抽动症诱因

在探究可能导致抽动症恶化的因素时，开放的心态至关重要。本节中的"ACN 抽动症诱因核对表"提供了多种可能性。不时地查看一下这张核对表会对你很有帮助。一个现在看似不可能的因素可能会在以后显露出来。

请阅读本书的第 4 节和第 5 节内容，了解核对表上的项目是如何影响症状的。在开始调查之前，你对抽动症的诱因了解得越多，成功的概率就越大。如果你怀疑某个潜在的诱因，写下来，然后再仔细观察。

有时候，去除某一项之后，你会发现它就是抽动症的诱因。例如，你把饮食中所有包含人工添加剂的食物剔除掉，接下来你会发现抽动症有所改善。还有些时候，当患者食用了某种东西时，症状会突然发作。例如，如果有人对食品添加剂敏感，但又吃了含添加剂的食物，症状就会暴发。你可能需要专业人员帮助你找到答案。

利用"ACN 抽动症诱因核对表"

下面几页核对表上的项目是根据第 4 节讲到的 ACN 抽动症诱因调查和其他数据收集的结果整理而成的。这个核对表并不包括所有的诱因，但它是个很好的开始。根据不同的年龄和环境，父母应该和孩子讨论可能的诱因，并询问孩子的反馈。例如，明亮的灯光是否会导致焦虑或者使抽动症更加糟糕；或者某些食物是否会加重抽动症的症状。患有抽动症的小孩或成人刚开始时可能不会承认对自己最喜欢的事物，比如电子游戏或糖果有不良反应，即使他们知道这些东西会使抽动症变得更加糟糕。这时，你千万不要大惊小怪。如果小孩完全没意识到自己患有抽动症，最好的办法就是依靠我们自己的观察，而不是让孩子意识到他们患有抽动症。

不忽略任何尝试

如果侦探们要解开谜团，但拒绝考虑某些线索，或者在开始调查之前就对结果做出论断，那么他们成功的概率不大。同样，你计划要减轻或预防抽动症症状时，就要考虑到所有可能的因素。当尝试新的方法收到意想不到的效果时，我们听到家人最常说的一句话就是"谁知道呢？"。

"谁知道看电视会使我儿子的抽动症更加糟糕呢？"

"谁知道学校的霉菌会导致抽动症呢？"

"谁知道从她的饮食中去除糖和牛奶会有这么大的帮助呢？"

"谁知道香薰蜡烛和香水会使我丈夫的神经过敏呢？"

有时候当这种联系突然显现出来，你还会纳闷自己怎么会忽视了这种联系。你只有在坚持长时间认真做记录，并且对观察结果反复核对，才会发现这种联系。

然后，你可以将本书再看一遍，重点关注对你有用的章节。做笔记，并不断添加新的观察记录。

另外，如果有必要，进一步关注"不大可能"的情形（你可能会发现一些"谁知道呢"的情况）。你可能想从一些相对容易的任务开始，然后逐步增加难度。这份核对表可能令你感到震惊，甚至会让你感到有些气馁。

家人之间应相互配合

有些人宁愿经受一定程度的抽动症，也不愿改变生活方式。患者的兄弟姐妹或者配偶也许不会主动为了患者可能的利益而改变生活方式（例如，停止使用香水，不在家里吃垃圾食品）。另一种情况截然相反，家人愿意竭尽所能帮助患者寻求缓解症状的方法。

有时候，抽动症患者兴奋地发现，他们的症状可能与过敏或其他问题有关，这些是可以控制的。还有些患者对治疗过程中的自我约束感到烦恼或愤怒，认为这是负担。

在改变饮食或活动时，关注孩子的情感需求很重要。话虽如此，但小孩子并不了解错误的决定带来的后果，所以家长需要为孩子做出负责任的决定。

你可能会忙于在书中或网上搜索解决方案，导致家人或朋友感到被忽略，并对此多有抱怨。由于过于专注，你可能变得疲惫不堪或崩溃。当你发现自己存在这些情况时，应为自己安排一些休息时间，并计划一些家庭活动，且在活动中不要讨论改善健康的问题。

寻求帮助

许多人需要专业的帮助才能达到目的。第 22 节给出了一些寻求帮助的

如何使用"ACN 抽动症诱因核对表"

1. 复印本节第99-102页的核对表，或者从www.ticsandtourettes.com
   下载。

2. 现在勾选核对表中已知的诱因项，并添加新发现的诱因项。

3. 要积极主动。这份核对表也是一个"警告"清单。在你排除或避免
   某一项诱因之前，你不需要证明该诱因确实是一个问题。例如，众
   所周知，有毒化学物质、许多有香味的产品以及霉菌可能会对神经
   系统产生负面影响。如果减少接触这些东西，你的整个家庭都会受
   益。如果你碰巧发现一个或多个导致抽动症的诱因，请在核对表上
   做好标记。还有一些你认为不需要观察就能直接加以排除的诱因，
   可以在前面的方框内画叉。

4. 运用第8节中的"抽动症诱因头脑风暴记录表"来确定具体因素。例
   如，如果有人在聚会后出现了抽动症加重，你可能会想这是否与聚
   会上的特定食物、兴奋、某种活动或者环境中的某种因素等有关。
   将填完的表单保存起来，观察抽动症发作时的环境和情况。

建议，附录中还列出了其他一些相关的专业组织和机构。记住你读过的那些
由患者家属、患者、医师或者研究人员报告的干预措施，告诉我们哪种是最
有价值的。自我发现加上专业指导，你才会知道什么对你最有帮助。

如释重负

孩子们可能并不总是想通过改变来减轻症状，但当找到诱因时，他们通
常还是会感到很高兴。了解症状产生的原因会让他们觉得事情更加可控。面
对不可预测的抽动症，加上一些强迫性的想法，孩子的自信会受到巨大的

影响。一旦确认诱因，孩子就会开始想："我没有什么问题——仅仅是过敏而已！"

ACN 抽动症诱因核对表

下列各项是抽动症的潜在诱因。该核对表并不包含所有诱因，也不是所有的因素都与每个人相关。

与身心相关的因素：

- ❏　焦虑、害怕、痛苦
- ❏　无所事事或无聊
- ❏　听别人谈论抽动症
- ❏　强迫性想法
- ❏　看到别人抽动症发作
- ❏　压力

化学物质：

- ❏　氯和游泳池内的其他化学物质
- ❏　清洁产品
- ❏　洗衣液
- ❏　气体烟雾（汽车、暖气、烹饪产生的烟雾）
- ❏　新家具、新地毯（含有毒素的）
- ❏　油漆、木材着色处理、除油漆类产品
- ❏　杀虫剂（农药、家用喷雾剂、驱虫剂）

电子产品：

- ❏　手机
- ❏　电脑

续

❑　电视

❑　电子游戏

食物类：

❑　酒

❑　人工色素

❑　人工香料

❑　人工甜味剂

❑　咖啡

❑　防腐剂和其他添加剂

❑　糖果、饮料、蔗糖

❑　特定食物：（除已知诱因外，列出每周吃3次以上的食物；如有必要，可以准备一本单独的食物日志）

_____　_____

_____　_____

_____　_____

_____　_____

传染病：

❑　病毒性传染病（如流感和普通感冒）

❑　细菌性传染病（如链球菌感染）

吸入性过敏原：

❑　灰尘

❑　青草、鲜花的气味和其他天然香味

❑　霉菌

续

❏ 花粉

❏ 烟（如香烟、木炭烧烤、壁炉产生的烟）

光线：

❏ 闪光灯

❏ 明亮的光源（太阳光、夜晚的灯光）

❏ 荧光灯

❏ 电影院的灯光，尤其是视觉冲击强的电影

用药或治疗：

❏ 抗过敏药

❏ 激素类药物

❏ 感冒用药

❏ 去屑洗发水

❏ 湿疹用药

❏ 其他

运动：

❏ 开车或骑自行车

❏ 从站姿或坐姿换成走路或跑步

身体的方方面面：

❏ 与牙齿相关的（矫正器、衬套、填充物、氯化物）

❏ 疲劳

❏ 感觉饥饿或口渴

❏ 蚊虫叮咬

❏ 疫苗（急性反应）

续

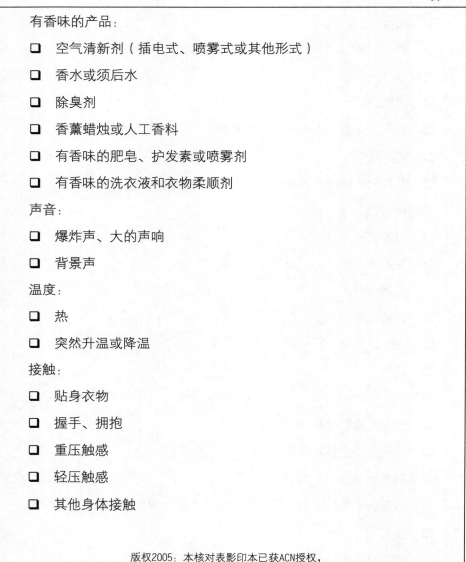

有香味的产品：

❑　空气清新剂（插电式、喷雾式或其他形式）

❑　香水或须后水

❑　除臭剂

❑　香薰蜡烛或人工香料

❑　有香味的肥皂、护发素或喷雾剂

❑　有香味的洗衣液和衣物柔顺剂

声音：

❑　爆炸声、大的声响

❑　背景声

温度：

❑　热

❑　突然升温或降温

接触：

❑　贴身衣物

❑　握手、拥抱

❑　重压触感

❑　轻压触感

❑　其他身体接触

本节小贴士

1. 不要在你唯一的"ACN抽动症诱因核对表"上书写，因为你今后可能还需要在空白表格上更新信息。空白表格可以从我们网站（www.ticsandtourettes.com）下载。如果没有电脑，我们建议你在记录观察结果之前复印几份。

2. 偶尔回顾一下核对表，随着时间的推移，调整你的想法。第8节中的"抽动症诱因计划记录表"是按月设计的。第8节中的"抽动症诱因头脑风暴记录表"也可以根据需要使用。

3. 保持专注——不可能同时面面俱到！根据自己的情况选择某些方面进行调查，再逐步扩大范围。

笔记：

_____

_____

_____

_____

_____

_____

_____

_____

_____

_____

_____

第 **8** 节

发现诱因之后

一旦发现一个或多个诱因，你就需要开始决定接下来该怎么做。这个诱因是能够轻易控制的吗？需要做出具体的改变吗，比如打扫一下到处是灰尘的卧室？诱因涉及能够立即解决的饮食因素吗？集中精力在某个确定的诱因上，然后决定如何以最佳的方式减轻抽动症。

随着时间的推移，可以通过补充营养补剂、排毒、脱敏疗法或其他治疗手段来增强免疫系统功能，同时避免一些会带来麻烦的物质。随着免疫系统功能的增强，许多症状就会减轻。

观察细致入微

当考虑诱因时，试着找出所有可能导致抽动症加重的原因。还记得前面讲的棒球比赛吗？这个例子是告诉大家应如何进行调查。许多导致抽动症加重的原因很容易被找到，但很多时候需要挖掘和创造性思维。如果你坚持并且能提出正确的问题，你就会找到答案。一旦有了经验，用不了多长时间就可以轻松解决问题。然而，这需要实践，要有耐心。将所有可能的因素按其重要性做一个排列，然后逐一验证。这时，本节中的"抽动症诱因头脑风暴记录表"会对你有所帮助。

如果找不到诱因

确认诱因的过程需要时间，尤其是当你面临比较复杂的情况时。如果你自己找不到诱因，或者不知道如何着手，环境医师或其他了解免疫系统、过敏、毒素与大脑之间联系的专业人士往往可以帮助你。

如果你自己找不到诱因，或者不知道如何着手，环境医师或其他了解免疫系统、过敏、毒素与大脑之间联系的专业人士往往可以帮助你。

他们可以运用医学检测方法来发现原因。同时，继续阅读本书中专家的建议，并注意附录中的资源，继续学习更多这方面的知识。ACN 的官网 www.Latitudes.org 和 ACN 的论坛能让你了解这方面最新的医学发现。即使有专业的帮助，你也可能找不到抽动症发生的原因。我们虽然不知道原因，但有两点值得我们去思考：①方法是否足够全面；②你是否有能力去除干扰因素，将一项诱因与另一项区分开来。

此外，抽动症症状可能只是源于轻微的感染，而感染并没引起其他明显的症状，因此就被我们忽略了。比如熊猫病就可能被我们忽略。还有可能是因为患者体内的汞、镉或铝等金属含量过高，又没有进行治疗。同时，莱姆病和妥瑞氏综合征十分相似，因此可能出现误诊。另外，还可能是结构性问题或者炎症，这需要采用完全不同的方法。本节讨论的可能性并不完整，事实上，没有人知道所有可能的诱因。上述这些也只是我们在试图解决复杂的慢性健康问题时遇到的一些例子。正如癫痫发作或者偏头痛等疾病有许多原因一样，抽动症的原因也各不相同，所以付出同样的努力，产生的效果可能不尽相同。

抽动症诱因计划记录表

姓名 _____ 时间 20_____年_____月

■ **疑似诱因：**

_____

_____

_____

_____

_____

_____

■ **目标——排除诱因：**

_____

_____

_____

_____

_____

_____

■ **观察结果：**

_____

_____

_____

_____

_____

_____

_____

■ **进度情况：**

_____

_____

_____

_____

_____

_____

_____

利用"抽动症诱因头脑风暴记录表"

如果你碰到症状加重的情况，但又不知道背后的具体原因是什么，请使用第 109 页的"抽动症诱因头脑风暴记录表"。让我们举一个假设的例子，假设你是抽动症患者。有一天，你发现在家里吃完早餐之后，很快出现了脖子抽搐的症状，但又不确定具体是什么原因导致的。

在"情况"一栏写上"早餐（日期）；严重脖子抽搐"。然后把吃过的所有东西写上去。如果有多种配料，记下具体品牌。趁你还记得吃了什么的时候，迅速记录下来，之后再仔细核对。如果有任何可能导致抽动症加重的异常情况（如吃早餐时有过争吵），也记录下来，即使你认为二者之间没有关联。这时，你只是在搜集线索，不是确定原因。

为了争取最好的结果，你必须思维开阔。接下来的日子，开始食物测试并分析反应。

食物：

- 琼恩全麦英式松饼；黄油
- 友好农夫苹果酱（第一次试吃）
- 香蕉

饮料：

- 不含咖啡因的咖啡
- 100% 菠萝汁

用餐时补充的营养品：

- 龙纳复合维生素和矿物质（第一次试吃）

列完清单之后，有时间的时候再回顾一下所列的清单。如果你经常吃某个牌子的英式松饼，看一下成分中是否加了新的添加剂。看看苹果酱的成分，可能包含许多人工甜味剂。这些成分都可能诱发抽动症。如果你平时吃

抽动症诱因头脑风暴记录表

情况：_____

_____

_____

列出可能因素：

1. _____ 　6. _____

2. _____ 　7. _____

3. _____ 　8. _____

4. _____ 　9. _____

5. _____ 　10. _____

回顾所列清单，制订计划，以便进一步了解可能导致身体出现反应的原因。列出接下来要进行的观察，缩小可能的诱因的范围。

_____

_____

_____

_____

_____

_____

_____

_____

苹果酱没问题，那可能就是这个牌子的苹果酱有问题。你刚开始服用的复合维生素和矿物质也可能存在问题——可能包含一种或多种使你过敏的成分。通过试错，你可以在接下来的几天逐一排查。例如，你可以改天吃同样的早餐，但不加苹果酱。如果不做记录，就几乎不可能找出是哪种食物导致的问题。

如果不仔细检查，你可能会错误地认为，症状是因为早餐吃的东西引起的，而实际上是其他问题导致的。只要你记录了详细的信息，问自己正确的问题，最终是可以把问题弄清楚的。记得复印空白表格，或从网站 www.ticsandtourettes.com 下载。关于饮食，请务必阅读第 16 节，以便进一步了解相关问题。

本节小贴士

1. 在特定情况下，通过头脑风暴寻找诱因是一个好方法。写下你的想法，然后进行调查，放弃那些明显不是诱因的选项。

2. 不要觉得很容易就能找到答案。如果在寻找答案的过程中出现困难，不要气馁。如果有必要，请向专业人士寻求帮助。

笔记：

_____

_____

_____

_____

_____

_____

_____

_____

_____

_____

_____

_____

第三章

感知敏感症

第 **9** 节

感知敏感症的分类

正如第 4 节中的调查结果显示的那样，许多抽动症患者对光、运动、触摸、气味、声音或高温等的敏感性增加。这种感知敏感现象也叫感觉统合失调，在学习障碍、自闭症、慢性疲劳综合征及化学性敏感人群中比较常见。

如果你能够辨别哪些感知问题可能使抽动症症状恶化或增加，那么你就能更好地解决这些问题。改变环境或治疗方法以减轻敏感反应，可以至少让一种症状得以缓解。例如，如果一个小孩被诊断为热敏感，那就降低室内温度，不要给孩子穿太多衣服，这样就可以减少抽动，并可以舒缓情绪。

目前尚未确定所有导致感知敏感症的根本原因。除了下面的建议，在寻求医疗方案时，还应该考虑接触有毒物质或重金属（如汞）中毒的可能性。全面治疗需要采取排毒法和其他治疗方法。实验室检测可以确定体内是否含有过量的有毒物质。

本节将讨论所有感知敏感症的类型。

热敏感

"妈妈，这里太热了！把空调打开！"有些患抽动症的小孩在温暖或炎热的天气可能会感觉烦躁或症状加重，即使周围的孩子感觉很舒适。他们早上可能穿一件运动衫或夹克就觉得很舒服，但一上校车或者外面暖和起来时，他们会迫不及待地脱掉衣服。

研究结果表明，在成人患者中，1/3 患者的症状会随着室温的升高而加剧。一些儿童患者也会有这种痛苦。ACN 抽动症诱因调查结果也支持这一联系：高温是导致抽动症最常见的诱因之一。同样，据报道，温度的快速变化

> 有些患抽动症的小孩在温暖或炎热的天气可能会感觉烦躁或症状加重，即使周围的孩子感觉很舒适

也是导致抽动症的诱因之一。家人或朋友要及时调节温度，尽可能地让患抽动症的小孩感觉舒适。下面是给热敏感患儿家长的一些建议。

- 为了减轻症状，即使其他人需要增加衣物，也尽可能使空气保持凉爽。
- 尽可能让小孩穿宽松全棉的衣服。
- 在户外太阳下玩耍时，给小孩戴个帽子，不要给小孩穿得太多。
- 在户外玩耍时，随时准备凉爽的饮用水。
- 热天在户外玩耍时，可以让孩子参加一些有趣的水上活动。
- 给小孩买容易脱掉的夹克或运动衫。
- 教会小孩自我观察热敏感症状，鼓励小孩说出他们的需求。
- 考虑感觉统合疗法（见第 120 页）。

触觉敏感

对触觉的过度反应称为触觉敏感，在与他人、家具、衣服和其他物品、风以及吃的食物接触时都有可能发生。粗糙、凹凸不平、厚实、模糊或颗粒状的质感也可能会使人烦躁。

每个人对触觉的反应不尽相同。一个小孩可能很享受轻轻的背部按摩，但同样的按摩可能会使另一个小孩觉得痒痒的。如果怀疑可能是触觉敏感，试试下面的办法。

- 剪掉衣服上的标签。

- 所有新衣服在穿之前要清洗，而且洗到柔软为止。洗衣服之前，在洗衣桶里加一杯小苏打将衣服浸泡一晚上，然后水洗时加防过敏洗衣液，这样有助于去除新衣服上的化学物质和气味。

- 经常用防过敏、不含香味的洗衣液洗衣服。要清洗 2 次。

- 不要强迫小孩穿他觉得难受的衣服，要注重舒适而非外表。选择全棉、宽松的衣服。

- 确保家具和汽车内饰不会让人难受。和小孩谈一谈，问问他们什么样的感觉最好；如果有必要，可以在上面盖一层光滑的东西。

- 不要穿用化学物质处理过的面料。

- 使用全棉的床上用品和毛毯；有些人喜欢盖厚重的被子，但有些人则希望被子轻薄一些。

- 了解什么程度的接触感觉最好。如果你的孩子不想别人抱他或触摸他，这可能是由于感知防御。有试验结果表明：有力的触摸或者拥抱有时比轻轻触摸或拥抱的感觉更好。

- 另外，可以考虑感觉统合疗法，包括身体推拿法，这是治疗师用来减轻触觉敏感的一种技术。

对气味和化学物质的反应

对那些对化学物质敏感的人来说，对气味的反应尤其麻烦，一些抽动症患者也有这种抱怨。由于嗅觉敏感，少量的有毒化学物质或气味对他人可能没有影响，但对你可能就是有害的。（当然，并非所有的化学物质都能通过嗅觉感受到。）下面这些常识性的做法可能对你有帮助。

- 让家里通风良好。
- 如果食物和烹饪的气味给你带来困扰，可以使用排风扇。
- 不要使用带气味的个人用品。
- 不要使用带香味的蜡烛或空气清新剂。
- 使用天然无香味的洗面奶。
- 不要使用香水或须后水。
- 当有人抱怨闻到怪味时，无论你闻到没有，都要做出防范。
- 保护好你的孩子，确保他们在学校没有暴露在有害的环境中。
- 避免刷新油漆和铺新地毯；避免翻新改造；不要使用压缩板材的新家具和橱柜。
- 使用带有高效微粒过滤器（HEPA）的高质量空气净化器。
- 有些气味可能与霉菌有关。霉菌会对免疫系统产生不良影响，而且据观察，霉菌也会诱发抽动症。

运动

ACN 收到的报告表明，身体运动本身，比如从静止到运动，就可能导致抽动症恶化。如果运动时出现眩晕，可以考虑常规疗法、顺势疗法或草药疗法。而当坐汽车、公交车或火车出现眩晕时，也要考虑抽动症是否与运动相关。

医学博士 Gerald Erenberg 告诉 ACN，抽动症一开始发作时出现的身体运动倾向，就像跑步前做准备那样，则可能是一种被称为阵发性运动源性舞蹈手足徐动症的罕见大脑紊乱症状。应咨询运动专家，以便做出正确的诊断和治疗。

味觉敏感

如果孩子拒绝进食，那么原因有很多。例如，孩子不喜欢食物的味道或口感、缺乏食欲、存在吞咽困难或有肠胃不适等。当小孩出现发育迟缓或其他影响咀嚼和吞咽的疾病时，应向言语治疗师或职业治疗师咨询。

显然，解决饮食问题很重要，因为饮食直接影响健康。下面这些做法可能会对你有所帮助。

- 确定味觉敏感是否是主要问题。可以吃顺滑、松脆的食物，或者将食物混合、切碎、冷冻，确定敏感的类型。

- 让一个焦虑的孩子尝试一种新的食物时，让他先舔一下。试着确定他是否不想吞咽或者有吞咽焦虑。

- 吃冷冻食品；据报道，与温热食物相比，冷冻食品会减弱味觉。

- 要明白营养失衡、消化困难或吞咽问题都可能是孩子拒绝进食的原因。

- 如果问题依然存在，请咨询医师。

听觉敏感

ACN 抽动症诱因调查结果表明，许多抽动症患者发病的诱因是声音。爆炸声，以及突然的或断断续续的声音，如打喷嚏、闹铃声，甚至狗叫声都可能使听觉敏感的抽动症患者的症状恶化。持续的噪声（如冰箱或空调的嗡鸣声、看电视时有人打电话、汽车发动机的声音或正在播放的背景音乐）可能不会对他人造成影响，但可能会使听觉敏感的人心烦气躁。

在某种程度上，导致听觉敏感的原因从理论上讲包括 5- 羟色胺代谢缺陷、化学敏感、镁和其他营养物质缺乏，以及汞中毒。未来的研究应该致力于确定这几方面的可能性。下面的建议仅供考虑，具体情况具体对待。

- 一旦你意识到听觉敏感，应共同努力减少噪声。
- 适当的时候使用耳塞。
- 播放一些令人愉悦、舒缓的音乐。
- 戴上耳机播放白噪声或屏蔽掉噪声。
- 可以考虑尝试补充镁剂。
- 如果问题得不到解决，你可以尝试听觉统合训练（AIT）。这种训练有时也用来治疗自闭症、注意缺陷多动障碍和学习障碍。尽管有人认为其有效性的证据不足，但圣地亚哥自闭症研究所对自闭症的 AIT 研究进行了回顾，结果表明这种训练可以产生积极的结果。当然，利用 AIT 来减轻抽动症也是探索性的，因为这方面的研究还不充分。

感觉统合疗法

30 年前，A. Jean Ayres 博士提出了儿童感觉统合失调理论，该理论现在仍然流行。她的治疗方法专注于对以下方面的矫正：①触觉敏感；②运动敏感；③身体对空间位置的反馈和意识。

职业治疗师和按摩师经常为患者实施感觉统合疗法。根据目前的研究，这种治疗的有效性还存在争议。然而，许多父母、老师和治疗师都坚持认为这一疗法有好处。

根据定义，感觉统合失调有以下一个或多个特征。

- 对触觉、运动、视觉或者声音过于敏感。

- 对感官刺激没有反应。
- 存在协调性方面的问题。
- 表达性语言障碍，运动技能或学业成绩落后。
- 行为组织能力差，自我意识差。

如果你怀疑你的小孩患有感觉统合失调，想办法找专业治疗师进行评估。

视觉敏感

下一节将全面讨论视觉和抽动症的关系。

本节小贴士

1. 在探索可能的诱因时，一定要注意感知敏感症。有许多方法可以对环境做出改变。

2. 结合抽动症患者讲述的经历，你的观察会更加全面。

3. 儿童可能经常说不出困扰他们的事情，你可以帮助他们提高自我意识。当高温、光或本节中讨论的情况使病情恶化时，必须让他们告诉你。

4. 尽可能改变环境，以减少感官方面的诱因。

5. 下一节重点讲视觉，视觉问题可能是每个抽动症患者都应该考虑的。

笔记：

_____

_____

_____

_____

_____

_____

_____

_____

_____

第 **10** 节

抽动症和视觉敏感

在过去 15 年的研究中，已经发现了视觉问题和妥瑞氏综合征之间的联系。尽管研究的数量较少，但很有趣。研究表明，抽动症患者出现视觉异常的情况比一般人群要多。从 ACN 的报告中得知，一些抽动症患者对光线高度敏感，更容易受到与光有关的诱因的影响。

研究表明，色觉缺陷，尤其是不能区分黄色和蓝色是妥瑞氏综合征患者的一个常见问题。此外，根据加利福尼亚大学伯克利分校骨科医师 Jay M. Enoch 的观察，几乎所有的妥瑞氏综合征患者，不管是儿童还是成人，至少存在一种视觉缺陷。Enoch 博士认为，这些缺陷常常与视野问题有关。在我们联系 Enoch 博士时，他告诉我们，视野测试（通常一次测试一只眼睛）可以评估观察者在不同方向、不同位置时视网膜的视觉敏感度。在他测试的许多妥瑞氏综合征病例中，出现了视觉反应不稳定或变化的情况（记录不同时间同一视网膜位置）。另外，测试中视觉敏感反应模式也有特征性异常。Enoch 博士发现，这些异常的视觉反应在接受研究的中小型家庭中往往具有遗传性。

视觉问题和接触有毒物质

我们前面提到，抽动症患者往往存在视觉上的问题。这是为什么呢？二者之间又有什么关系？回答这两个问题对我们解决问题至关重要。但是，这个话题很少与患者家庭讨论，在有关妥瑞氏综合征的文献中也很少提到。

我们了解到，长期接触有机溶剂，如苯乙烯（一种用于制造塑料、橡胶和树脂的合成化学物质）、二硫化碳（用于制造透明薄膜、橡胶和其他化学物质）、全氯乙烯（一种用于干洗的危险化学品）、正己烷和溶剂混合物（用于从某些作物中提取植物油，用作清洁剂和胶水）以及有机汞和无机汞（来源包括海鲜、疫苗中的防腐剂、空气污染等），会出现颜色感知异常。其他视觉障碍，如对比敏感异常，也与接触有毒物质有关，尤其是汞。这里提到的每一种物质都对神经系统有害，都会对健康产生影响。

在现代生活中，我们都在某种程度上接触过这些化学物质。有记载表明，虽然每次接触的有毒物质并不多，但存在累积效应。在某些个体中，接触有毒物质可能导致抽动症和视觉障碍，这似乎合乎逻辑。在发现暴露于有毒物质的情况时，应考虑排毒，同时严格避免将来继续接触有毒物质。

电视和电脑：导致抽动症的元凶

2004 年的一项大型研究的结果表明，幼儿和学龄前儿童看电视与以后患上注意缺陷多动障碍有关。看电视越多，以后患注意缺陷多动障碍的概率就越大。

本节概述了视觉敏感，也叫光敏感。接下来，我们就将探索如何解决这些问题。最常见的光刺激来源之一就是电视，我们不妨从电视开始讨论。

2004 年的一项大型研究的结果表明，幼儿和学龄前儿童看电视与以后患上注意缺陷多动障碍有关。看电视越多，以后患注意缺陷多动障碍的概率就越大。有一种理论认为，儿童的大脑在成长过程中是逐步"连接"起来的，而看电视会干扰大脑的最佳发育。此外，儿童看电视的时间多了，正常的儿童活动时间就少了。同时，还必须考虑电磁辐射可能产生的负面影响。

目前还没有关于看电视对抽动症的长期影响的研究，但来自家长和网络论坛的评论表明，看电视时抽动症往往会加剧。对此，通常的解释是，孩子看电视时身心放松，抽动症症状得以表现出来。2004 年 8 月，Samuel H. Zinner 博士在《当代儿科学》（*Contemporary Pediatrics*）上发表了一篇名为《妥瑞氏综合征——不只是抽动》（Tourette syndrome—much more than tics）的文章，进一步证实了这一说法。文章认为，"抽动症通常不会在睡觉的时候出现，但往往发生在患者身心放松的时候，比如在家看电视时。"如此看来，这方面值得进一步研究。

当我们收到了一位名叫 Dawn 的家长的来信时，我们开始更深入地研究这一问题。通过仔细观察和探索，Dawn 发现玩电子游戏、看电视、看电脑、看电影都会使她孩子的抽动症更严重。Dawn 的故事如下。

　　我女儿 7 岁时患上了抽动症。几个月后，症状加重，后来出现了运动性抽动，有时候每分钟多达 4 次。我和我丈夫都非常担心。通过反复试验，我们了解到她的抽动症症状是由电脑、电视和电影屏幕上微弱的闪烁诱发的。我们现在确信，我女儿的症状是视觉敏感引起的，而不是因为观看时的兴奋或放松。我们花了几个月的时间，在不同的场合用不同的屏幕进行了验证。

　　我们发现，持续观看闪烁的屏幕会产生累积和持久的影响，这意味着有时需要几天的时间才能让症状消失。我们的女儿看得越多，抽搐的次数就会越多。我们最后发现，液晶平板显示屏不像普通电视和电脑屏幕那样闪烁，问题也就不会那么严重。

我们不让女儿观看一切电子屏幕，最后女儿的症状完全消失了。但她想念有电脑和电视的时光。后来，我们买了一台电脑，屏幕为15英寸的液晶显示屏。有时难免离显示屏很近，于是我们就调低了显示屏的亮度。同时，看电视时要与屏幕保持一定的距离，而且只能在光线充足的房间看。我们还要求她不玩有快速动作或画面闪烁的游戏。这对她很有效，当她按照要求去做时，症状完全消失了。她现在完全了解情况，也很配合。

我很高兴地告诉大家，体育活动、棋盘游戏、音乐及阅读都可以提高孩子的生活质量和我们的家庭生活质量。当她需要休息时，可以听听音乐、看看漫画书。同时，我们也努力寻求整合疗法，以降低她的敏感度。她已经有1年多没出现任何抽动症症状了。

Dawn 意识到视觉刺激对抽动症的影响，于是，她当起了家长调查员。她在我们网站论坛上花了无数时间，说服其他家长也试验一下小孩对屏幕的反应。一开始，许多家长不愿意剥夺孩子的娱乐时间，但几个月之后，有22位家长进行了试验。在为期1周的"无屏幕"测试中，20个家庭的小孩有了改善。获得更有意义的信息需要长期的报告，Dawn 对这些人进行了持续调查。2个月后，虽然有些人失去了联系，但是14个家庭报告说他们决定继续控制孩子接触屏幕的时间，不管是减少观看时间还是完全不看（小一点的孩子更容易做到），这些改变都有助于控制抽动症。有些人也发现液晶显示屏相对好一些，因为使用液晶显示屏，孩子可以更多地使用电脑或观看电视而不出现任何症状。

为了更好地确定孩子对屏幕的视觉敏感度，Dawn 建议选择一个抽动症活跃的时段，然后不管是在家还是在外面，7～10天内完全不看屏幕，包括电脑显示屏、电视屏幕、大荧幕电影、游戏机等。她建议在这段时间内不要进行其他干预，并将测试期间可能混淆发现结果的重要诱因记录下来。一旦确定抽动症与屏幕有关，再要求减少接触屏幕的时间就更容易。

由于孩子们习惯观看屏幕，要让他们长时间一点都不看并不是一件容易的事情。年幼的孩子的父母有时候会骗小孩说"电视机出问题了，不能看了"。许多父母选择大幅度减少孩子观看屏幕的时间，然后观察孩子再次接触屏幕时的反应。正如 Dawn 所言，试错之后你才可能确定问题所在。

什么是光敏感?

英国阿什顿大学的临床神经生理学教授 Graham F. Harding 博士是国际知名的癫痫和光敏感研究专家。1998 年，他在《光敏性癫痫》(*Photosensitive Epilepsy*)杂志上发表了一篇文章，经许可，我们引用了文章的部分内容进行探讨。Harding 博士在文中解释说，光敏感是对闪烁或间歇性光刺激的敏感。这种敏感性会导致每 4000 人中就有 1 人患癫痫。另外，还有一些光敏感患者没有抽搐症状，但对光线有不良反应。这部分人数无法确定。

光敏感应该被看作是一种谱系障碍，轻度的不会发生癫痫，重度的很容易因为光的因素导致癫痫。由光敏感导致的癫痫类型包括大发作（也称为强直性阵挛）、小发作（也称为失神）、肌阵挛，以及简单或复杂的部分性发作。也就是说，癫痫发作时可能出现抽搐，也可能出现短暂的茫然凝视、快速眨眼睛、注意力丧失、不能说话或出现幻觉。

对光敏感患者来说，电视是最常见

> 对光敏感患者来说，电视是最常见的刺激源，其次是自然光和人造光源。70% 以上的光敏感患者是因为看电视时距离电视过近。同时，也与电视屏幕闪烁的频率和播放的内容有关。高对比度、快速闪烁的图像会导致癫痫发作或其他神经反应。

的刺激源，其次是自然光和人造光源。70%以上的光敏感患者是因为看电视时距离电视过近。同时，也与电视屏幕闪烁的频率和播放的内容有关。高对比度、快速闪烁的图像会导致癫痫发作或其他神经反应。移动的图案或条纹尤其会使光敏感患者出现视觉恶化。对某些人来说，能引发大脑反应的场景包括：有闪光灯的迪斯科舞厅或夜总会、有强烈视觉冲击画面的电影、电子屏幕、人造光源和自然光。自然光包括这样的情况，如太阳照在水面上的波光或透过一排树木的光。

屏幕闪烁及对策

有一位 *Latitudes* 的读者对电视和电脑显示屏的发展技术十分了解，他给我们写了一封信，让我们进一步了解了屏幕闪烁的问题。

我是电子学硕士。曾经从事电视行业多年，深知旧的显示屏技术和目前液晶显示屏技术之间的区别。我儿子患有抽动症，在我们换成液晶显示屏的电视之后，他的症状尽管没有完全消失，但确实有所缓解。

当我儿子去朋友家玩游戏时，他们用的是传统的显像管屏幕，此时他的症状就会恶化。对一些儿童来说，显示屏无疑是诱因之一，但幸运的是，显像管技术正在逐渐被淘汰。尽管我没有抽动症，但也对电脑显示屏的闪烁很敏感，所以我经常使用高质量的显示屏，并将"刷新频率"设为最高值，刷新频率决定了显示屏上视觉"闪烁"的程度。如果你不知道如何调整这个功能，请与显示屏制造商联系。该功能通常在"显示屏显示"选项的高级设置中。

如果刷新频率设置在 70 Hz 以下，我的眼睛会感到疲劳，而且会头痛。即使你"看不到"它，也没有意识到它对你大脑产生的影响，你还是可能对闪屏有反应。

我强烈建议患有抽动症或其他对显示屏敏感的人换用液晶显示屏或等离子显示屏。幸运的是，这类显示屏越来越便宜。等离子显示屏使用的是特殊气体，液晶显示屏使用的是液晶。如果你计划买显示屏，我推荐买液晶显示屏。等离子技术比较新，厂商提供的质保期可能比液晶显示屏的要短。

光敏感专家提供的其他建议如下。

- 在光线明亮的房间看，并消除屏幕对光线的反射。
- 距离电视至少 2.5 米，距离电脑显示屏 30 厘米以上。
- 戴眼罩或者用手捂住一只眼睛以减少屏幕反应，因为必须通过两只眼睛观看图像才能够引起典型的光敏反应。
- 看电影或者参加某个活动前，要事先确认是否有强闪烁灯。

另外，建议外出时戴上偏光太阳镜，避免使用荧光灯。

电子游戏和抽动症

父母可能注意到，小孩在玩电子游戏时或者玩游戏之后抽动症会变得更加严重。他们推测，这是因为玩游戏时的压力和兴奋所致。然而，视觉因素也需要考虑。

几年前，日本有消息称，玩电子游戏会导致癫痫发作。从那以后，警告的范围不断扩大，不仅包括癫痫发作，还包括不自主的运动，以及眼睛和肌肉抽搐。需要注意的是，即使没有确诊癫痫，也可能具有这些症状。

任天堂®手册（2004年）警告节选

有些人（大约1/4000）可能因为看电视或玩电子游戏导致癫痫发作或短暂性眩晕，而他们此前从未发作过癫痫。任何有过癫痫发作、意识丧失或其他与癫痫症状有关的人在玩电子游戏之前应该咨询医师。孩子玩电子游戏时，应当有父母的监护。如果出现下列任何症状之一，请停止玩游戏并咨询医师（箭头为编者所加）：

- 抽搐；

- 失去意识；

- 不自主地运动；←

- 眼睛或肌肉抽搐；←

- 视觉改变；

- 迷失方向。

玩电子游戏时，减少癫痫发作的办法：

- 尽可能离屏幕远一些；

- 尽可能在小的电视屏幕上玩电子游戏；

- 如果累了或需要睡觉时，请停止玩游戏；

- 在光线充足的房间玩；

- 每15分钟休息一会儿。

"戴有色眼镜"减少抽动

在过去的 20 年里，《色彩阅读》（*Reading by the Colors*）的作者 Helen L. Irlen，同时也是美国加利福尼亚州长滩 Irlen 研究所主任，记录了厄伦综合征（Irlen Syndrome）患者的视觉错觉。她发现采用颜色治疗可以减少视觉敏感，甚至消除知觉扭曲。她分享了与抽动症有关的案例。

暗视觉敏感度

抽动症通常会伴有光敏感、学习困难和注意缺陷障碍。下面分享两个案例及其解决办法。

Jessica：今年 19 岁的 Jessica 有频繁眨眼睛、做鬼脸以及清喉的症状。从一开始，她就觉得自己因和别人"不一样"而遭到嘲笑，在学习上也有困难。Jessica 发现她在学校时的症状更加糟糕，尤其是在做与视觉相关的功课时。她讨厌荧光灯，因为荧光灯让她头痛，还会使她感到疲倦和焦虑。除了被诊断患有妥瑞氏综合征，Jessica 还有焦虑症和注意缺陷障碍。尽管她之前一直接受多种药物治疗，但问题仍然没有得到解决。

Tonya：Tonya 19 岁时被诊断患有妥瑞氏综合征、强迫症和注意缺陷障碍。她现在 23 岁。她的深度觉很差，显得笨拙，对各种光线非常敏感。太阳光、荧光灯（无论是在晴天还是雾霾天），或是晚上的汽车大灯都会使她焦虑、头痛。生活中，她看到的东西或白纸上的字的周围都有彩虹的颜色。她看到的周围的物体都是移动的。Tonya 很难集中注意力，也很疲劳，她觉得自己很焦虑。她继续服用氯米帕明、胍法辛和多塞平，但是药物对这些症状并没有帮助。

> Jessica 和 Tonya 都意识到：视觉活动，如阅读、写作以及使用电脑也会导致不适，并且，她们的抽动症会变得更严重。

这两个女孩儿都在学校遇到了困难，于是来到 Irlen 研究所进行视觉评估。她们知道太阳光和荧光灯对她们造成了一定的困扰，但是从来没有想过这种烦恼与学业问题、行为问题或抽动症有关。

测试中，她们在有荧光灯的房间里会感到不舒服和焦虑。Jessica 和 Tonya 都意识到：视觉活动，如阅读、写作以及使用电脑也会导致不适，并且，她们的抽动症会变得更严重。她们通过"戴有色眼镜"这种非侵入性技术找到了部分解决方案——使用 Irlen 研究所推荐的专门的有色眼镜或隐形眼镜。这种可以随时佩戴。阅读时，在页面上放置彩色塑料覆盖层也可以减轻视觉压力和不适症状。

Irlen 需要确定每个人需要佩戴的有色眼镜的颜色，以达到最好的效果。也就是说，需要找到使内心紧张的光波波长或颜色，然后过滤掉这些颜色。使用错误的颜色会让问题变得更加糟糕，产生更大的压力和困难。研究证明，运用 Irlen 的方法可以使患者在阅读、焦虑、行为、压力和头痛等方面的问题得到改善。相关研究请参见 www.irlen.com。

本节小贴士

1. 检查一下是否有视觉敏感。并不是每个抽动症患者都有这个问题，但视觉敏感相对容易评估。

2. 买液晶显示屏或等离子显示屏，以减少视觉反应。

3. 和孩子们一起设定观看电视的时限。不要以为你的孩子坐在电视机前会比参加家庭活动、阅读、自由玩耍或其他活动更快乐。

4. 注意玩电子游戏的警告，并告诉家人。

5. 记住，除了电子产品，太阳光和室内灯光也可能会产生影响。

6. 记住本节专家的建议，并按照建议去做。其中许多想法实施起来并不难。

笔记：

电敏感和手机

有一位大学生曾联系 ACN，说她男朋友只有在打电话的时候才会出现抽动症。这个报告给了我们警示，于是着手调查了这个问题。

人们担心长期暴露在电磁场中会使神经系统的状况恶化。移动电话特别工作组负责人 Arthur Firstenberg 告诉 ACN，一旦有人对电磁辐射敏感，可能会产生抽搐、头痛、神经紧张、意识模糊等一系列神经系统症状。Firstenberg 本人对电磁辐射的反应非常强烈，为了健康着想，常常需要远离电磁场。由于电磁场越来越普遍，想要远离也变得越来越难。

研究证实，来自手机基站的电磁辐射会导致多种身体反应。欧洲的一项研究调查表明，越来越多的住在手机基站附近的人抱怨有循环系统问题、睡眠障碍、易怒、注意力不集中、抑郁、视力模糊、恶心、食欲缺乏、头痛和眩晕。甚至那些没有怀疑与电磁场有关的人也抱怨过这些问题。

迄今为止，还没有人对电磁辐射与抽动症之间的联系进行研究。然而，国际电磁辐射安全网络机构（Electromagnetic Radiation Safety Network

International）联络员 Betty Venables 告诉 ACN，她所在的机构偶尔会收到报告，说有成人接触电磁场时会出现神经肌肉反应或抽搐。

2004 年的一份报告证实了长期以来的怀疑，即居住地附近上空有高压线时会增加患白血病的风险。另一项研究显示，即使是极低频的电磁场也可能会对 DNA 有害。

常见的电磁辐射来源包括手机、无线电话、电脑、电视、电线、变压器、安全系统、公共建筑、照明、家用电器（包括微波炉）以及手机信号塔和基站等。这个问题是高度政治化的，报告健康问题的研究遭到了相关行业的公司的强烈否认。

现在已经开发出 Graham / Stezer 过滤器。这种装置可用在家里或公共场合的电源插座上，以降低被称为"脏能量"的电磁辐射水平。已经有人开始研究这种过滤器对健康潜在的益处了，只是目前仍处于起步阶段。更多信息详见：www.stetzerelectric.com。

Robert O. Becker 博士是《电器身体》（*The Body Electric*）的作者。他在接受无线技术影响委员会（Council on Wireless Technology Impacts）的采访时曾讲过一段发人深省的话："我认为，毫无疑问，目前地球环境最大的污染因素是电磁场扩散。从全球范围来看，电磁辐射问题远比气候变暖和化学污染更加严重。"

> "我认为，毫无疑问，目前地球环境最大的污染因素是电磁场扩散。从全球范围来看，电磁辐射问题远比气候变暖和化学污染更加严重。"
>
> ——Robert O. Becker 博士

针对手机的研究

手机应用如此广泛，我们几乎处于一个巨大的全球性实验中。1200 多名医学专业人士在德国发起了"弗莱堡呼吁"，表达了他们对手机技术致病的担心。这种危害不仅包括直接使用手机，还包括长期暴露于手机基站。

一篇 2004 年完成的流行病学研究综述认为，从长远来看，手机可能有害健康。尽管所有的研究都有不足之处，但这篇综述认为，手机会增加患听神经瘤（连接耳朵和大脑的神经的良性瘤）和葡萄膜黑色素瘤（眼睛恶性肿瘤）的风险，但还需要进一步证实。人们普遍认为，使用耳机或手机扬声器可以减少手机使用的危险，但这还没有得到完全证实。

Gro Harlem Brundtland 博士曾担任挪威总理和世界卫生组织总干事，她说她患有电敏感。Brundtland 不允许任何人携带手机进入她的办公室，她说手机只要开着就会让她感到头痛。工作人员通过隐藏开机的手机对她进行了"测试"，确实如此。Brundtland 告诫家长不要让大脑正处于发育阶段的孩子使用手机。2005 年，英国的新媒体也发出了类似的警告。

> Brundtland 告诫家长不要让大脑正处于发育阶段的孩子使用手机。2005 年，英国的新媒体也发出了类似的警告。

2004 年，人们对 Imre Fejes 博士的一项研究结果进行了大量报道，该研究表明，把手机放在腰带上或裤兜里，精子数量会减少 30%。尽管有些专家对这项研究的结果提出质疑，但也有人认为这项研究又增加了一个减少手机使用的理由。研究人员最近还发现，使用手机可能会导致头痛、易怒、粗心大意和健忘。

ACN 收到的 50 多份报告表明，手机会使抽动症恶化。手机对抽动症的影响尽管不明确，但研究指出，应仔细考虑与身体健康有关的几个领域并扩大研究范围。与此同时，我们都应该采取谨慎的态度。

牙科治疗和电磁敏感

偶尔有人告诉我们，牙科治疗会引起抽动症或使抽动症症状恶化。有一个女孩，牙齿上镶了金属垫片。她妈妈说，镶了金属垫片之后，女儿立刻出现了抽动症症状。几个月之后，金属垫片被取出来时，症状消失了。我们不知道这种金属是否会引起电磁敏感性的增加，从而引起神经系统的反应，也不知道这种金属垫片是否会对口腔内的神经造成压力，从而导致抽动症，又或者是别的原因。有时候，戴牙套也会加重症状。

对电敏感的人来说，牙科治疗的许多因素都可能引起抽动症。银汞合金填充物不但会导电，而且合金里面的汞还有神经毒性。治疗过程中牙根管或牙冠通常会发生感染，这也会进一步加重症状。牙科治疗与抽动症的联系尚未得到充分探讨。ACN希望有人能分享这方面的信息。

本节小贴士

1. 不要认为全世界的人都在使用手机，手机就是安全的。目前还不知道手机会对我们造成怎样的伤害。

2. 尽量减少手机的使用，儿童只有在紧急情况下才可以使用手机。

3. 不要让手机在开机状态下离你身体太近。

4. 随时了解你所在地区建造手机信号塔的计划，与社区负责人进行沟通，调查信号塔对健康的潜在风险及其他可能的选择。

5. 了解家里的电磁辐射源，尽量减少接触。

6. 整体牙医旨在避免与标准牙科程序有关的不良反应。本书附录中列有美国全国性的整体牙医组织。

笔记：

_____

_____

_____

_____

_____

_____

_____

_____

_____

_____

第四章

环境和免疫系统

第 **12** 节

环境的关键作用

我们的孩子怎么了？为什么神经系统疾病现在如此普遍？这其中的原因可能包括环境和饮食的改变，以及疾病预防和治疗标准的变化。

宾夕法尼亚州夸克敦的伍德兰兹康复研究中心（Woodlands Healing Research Center）的医学博士 Harold E. Buttram 告诉 ACN："从目前日益恶化的身心健康来看，我们正在进行一场拯救一代儿童的战斗。环境中的有毒化学物质、加工食品、过度使用抗生素是导致儿童健康状况恶化的主要原因。据估计，挥发性有机化合物对胎儿和儿童的毒害性是成人的 10 倍。这类化合物包括石油化学品和大量的工业溶剂，主要损害大脑和黏膜。另外，很多孩子花了太多的时间看电视、玩电子游戏，户外玩耍的时间大大减少了。"

同时，Buttram 还对许多强制儿童接种的疫苗表示担忧。尤其是那些含有乙基汞（硫柳汞）的疫苗，对神经系统是有害的。事实上，最近的两项研究都表明疫苗和抽动症之间存在联系。曾经几乎所有的疫苗都含有硫柳汞，现在硫柳汞正逐渐被淘汰，但有些疫苗中仍然含有硫柳汞。

老师会告诉学龄儿童，"环境"指的是他们周围的地区或世界。医学上，"环境"的含义更加广泛，环境因素包括各种各样的问题，如下所述。这些问题与基因共同影响健康。即使是同卵双胞胎，他们的健康状况也会因生活环境的不同而有所差异。

- 食物和饮料，以及人们所看见的、听见的、呼吸的和接触的东西。

- 压力、疲劳、情绪体验和精神状态。

- 子宫内环境。

- 药物和疫苗。

- 传染病。

- 身体损伤（如摔倒、事故）。

上面所列的情况包括了出生前、出生时以及出生后的情况。从 ACN 对抽动症诱因调查的结果（第 4 节）和患者来信（第 6 节）来看，许多人还是能意识到一些比较容易识别的诱因。

本节回顾了相关的研究，并提供了临床医师的解释，这将帮助你更好地理解环境和过敏为什么会影响抽动症症状，以及是如何影响的。

基因决定；环境影响

ACN 邀请医学博士 Majid Ali 为抽动症患者讲解了遗传和环境之间的相互作用。他告诉我们："尽管抽动症经常在家族中出现，但遗传密码就像是晦涩的法典，只有在环境触发因素的作用下才会被激活。所以，即使一个孩子具有遗传上的多动倾向，但他们并不会一直表现出多动倾向；同样，一个患有妥瑞氏综合征的孩子也不会一直有抽搐症状。患者的父母和儿科医师都知道这一点。"

让我们先来看看早些年家长的报告，看看环境对孩子的影响有多大。下面是 20 世纪 80 年代一位心脏病医师写给 ACN 的来信。

几年前，我 15 岁的女儿被诊断出患有妥瑞氏综合征，11 岁时初现症状。大家可以想象，当我们得知有药物可以帮助我们时，我们是多么高兴；但随后我们失望地发现，尽管服用少量药物后，她的症状减少了 85%，但本书中提到的每一种副作用她都经受过。

我们去看了环境医师 Marshall Mandell 博士。尽管我女儿从未有过任何典型的过敏症状，但我发现她对许多食物，还有一些霉菌和花粉过敏，对化学物质也非常敏感。我们尝试了交替饮食法（第 194 页）。她采用这样的饮食方法已经 4 个月，同时也正在对霉菌和花粉进行脱敏治疗。我们也已经从她的食物和环境中消除了尽可能多的化学物质。在采用交替饮食法期间，她的抽动症症状减少了 85%。

我们和朋友外出旅行时，我让她停止了交替饮食。2 天后，她的抽动症明显加重，1 周之内，症状急增，变化十分明显。糟糕的是，她出现了不停的抽搐和剧烈的发声性抽动。我曾经并没将情绪和智力问题与妥瑞氏综合征联系在一起，但这次出现了情绪和智力问题。

我观察了她对化学物质的反应。每次接触化学物质后，她的症状就会加重：接触氯化物会使她在接下来的 2 天里抽动症症状加重；柴油车从我家门前经过时她的症状也会加剧；接触油漆也会使她的抽搐加重；她在一家点了许多蜡烛的小型餐厅里一直抽搐，直到我们离开这家餐厅。在我看来，她对化学物质的敏感性使得她的症状发生的强度

> 我观察了她对化学物质的反应。每次接触化学物质后，她的症状就会加重：接触氯化物会使她在接下来的 2 天里抽动症症状加重……在我看来，她对化学物质的敏感性使得她的症状发生的强度和频率都显著增加了。

和频率都显著增加了。

如果这位家长不保持警惕的话，她女儿抽动症的偶尔加重——事实上是由食物和化学物质引起的——就会被误诊为是抽动症医学文献中描述的"神秘出现并消失"的经典案例而无法得到治疗。

抽动症的环境诱因研究

上面这封信写出来已经 20 年了，但仍很少有人研究环境对抽动症的影响。为了进一步了解环境对抽动症的影响，Lisa A. Snider 博士和她的同事进行了一项有趣的研究。这项研究的对象是华盛顿特区 500 名从幼儿园到小学六年级的儿童。研究人员发现，这些学生在每年 11 月至次年 2 月的抽动症症状与行为问题比 3~6 月明显增多。他们认为，冬季传染病（如链球菌性咽喉炎）的增多可能是每年 11 月至次年 2 月出现更多抽动症症状的根本原因。

冬季感染将导致更多的抽动症症状和行为问题，这一推测是有道理的。在 ACN，我们随后进行了头脑风暴，并进一步研究了调查结果，提出了另外一些可能导致冬季出现更多抽动症症状的因素。

- 天气寒冷时，孩子们大部分时间都待在室内。因此，相比较为暖和的季节，他们可能会花更多的时间玩电子游戏和看电视。观看视频、玩电子游戏会增加抽动症症状。
- 取决于取暖的方式，对化学物质敏感的儿童在学校或家里可能会对石油燃料有反应，这也会对他们的神经系统造成影响。
- 抽动症高发的月份——每年 11 月至次年 2 月有许多重要的节日，人们往往会用糖果庆祝节日。许多在学校工作的人报告说，在万圣节到情人节这段时间，纪律问题频发。研究认为这类垃圾食品与行为问题有关。轶事证据表明，含糖和添加剂的食物也会影响抽动症。

- 如前提到，据报道，50% 的妥瑞氏综合征患者有偏头痛的症状。研究人员认为，偏头痛及其他头痛症状与天气情况和气压变化有关。目前尚不清楚天气情况是否对抽动症有影响。

有些人的抽动症症状在春季、夏末或初秋时比冬季要多。他们经常得出这样的结论：抽动症的增加是因为接触了花粉、霉菌或其他过敏原，这些因素在一年特定的时间里尤为突出。

疫苗和抽动症关系的重要研究

ACN 之前曾报道过关于使用疫苗防腐剂硫柳汞的争议，因为这种防腐剂有潜在的神经毒性。2004 年 5 月，华盛顿特区美国国家科学院医学研究所（Institute of Medicine of the National Academies）发表了一份报告，指出自闭症或注意缺陷多动障碍和疫苗之间没有联系。一些专家批评这份报告为时过早，而且不准确。与此同时，在大多数疫苗中，这种防腐剂正迅速被淘汰。相互矛盾的研究不断被发表，这个话题仍在激烈辩论着而且被政治化了。记者 David Kirby 的新书《危害的证据》（*Evidence of Harm*）是医学界针对这个问题做出的全面而爆炸性的评估。

最近的两项研究结果表明，疫苗中的硫柳汞是导致儿童抽动症的原因之一。Thomas Verstraeten 博士进行的一项大型研究表明，给婴儿注射含硫柳汞

> 最近的两项研究结果表明，疫苗中的硫柳汞是导致儿童抽动症的原因之一。

的疫苗会增加他们将来患抽动症的概率。英国另一项研究（专门针对年幼时接种过百白破疫苗的群体）结果显示：打过疫苗的儿童患抽动症的风险更高。这两项研究都是回顾性研究（事件发生后及时回顾并分析结果）。如果这些

表明疫苗和抽动症之间有联系的说法是准确的，那么这算是一项影响深远的重大发现。但是，媒体或者抽动症人群很少对此予以关注。

我们希望读者及时了解疫苗问题。附录中列举了推动疫苗安全的主要机构。如果需要你做出选择，而且牵涉相关法律问题，那你一定要和知识全面的健康专家进行讨论。

环境医学：一项基础性对比研究

ACN 并不认为环境治疗法能够帮助所有的抽动症患者。然而，对许多家庭来说，在治疗过敏和增强免疫系统功能的同时，找出诱因是有必要的。本书接下来的内容会提到环境医师的建议，他们都推荐过敏评估和治疗、饮食管理、营养治疗及环境控制。环境医师的目的就是消除导致功能障碍的病因，而不是专注于抑制症状。

与其他冠以"替代医疗"，但水平参差不齐、知识背景各异的诸多从业人员相比，环境医师是实实在在拥有从业执照的。环境医师认为，他们找到了一种比传统医学更加有效的方法来治疗慢性疾病，而且他们已经在临床实践中进行过调整。

传统医师与使用营养和环境治疗法的医师之间存在分歧。造成这种分歧的原因之一就是对检测和治疗方法的不同看法，但实际情况更为复杂。从历史上看，主流医学一直淡化，甚至拒绝承认环境和营养对大多数精神疾病的重要性。

Majid Ali 博士在《9·11》（*September Eleven, 2005*）一书中提醒过"9·11"袭击中的有毒气体会对人健康造成危害。他在书中质疑为什么许多环境和营养医师在医学界遭到排斥。他还质疑为什么这些专业人士会坚持这条新的职业道路，而不是仅仅依靠开处方就能赚到更多的钱呢。他说："我们（环境医师和整合医师）都是真相的囚徒。真相就是患者不吃药也能痊愈；真相就是营养能使患者痊愈；真相就是药物并不能解决潜在的慢性健康问题；真相就是药物通过阻断康复所需的酶和介质起作用；真相就是我们只需要用药物治疗一些急性致命的疾病。药物可以促进健康这一概念从根本上就是有缺陷的。但即使我们知道了真相，也无法逃避。我们都是真相的囚徒。"

抽动症是对环境因素的免疫反应

Marshall Mandell 博士是第一个系统记录大量妥瑞氏综合征患者对过敏物质出现抽搐反应的医师。Mandell 博士是环境医学领域的畅销书作家，20世纪 80 年代他就对抽动症特别感兴趣。他招募了许多妥瑞氏综合征患者，并免费为他们评估和治疗。研究结果使 Mandell 博士确信，环境、饮食、过敏和抽动症之间存在着重要的联系。

在几个月的时间里，我观察了 26 名妥瑞氏综合征患者。我使用了单盲测试法，患者及其家人对测试项目事先不知情。我发现，大约 80% 的妥瑞氏综合征患者的症状会因为化学剂的致敏提取物、空气中的过敏原和食物而加重。我发现，过敏治疗、饮食和环境改变及营养补剂对大部分的妥瑞氏综合征患者有帮助，尽管不是全部。

大约在这个时候，Theron G. Randolph 博士（见第 272 页）告诉我，他收治了一个 7 岁的男孩，患有较严重的妥瑞氏综合征。Randolph 博士给男孩停了药，并对他进行了评估。接下来男孩开始饮用未受环境污染的泉水并禁食。第 5 天，男孩的抽搐症状和发声性抽动完全消失了。症状消失后，男孩进行了一系列单一食物测试（"挑战"有机食物）。每餐都包括一份他经常吃的食物——不加调料或酱料。唯一允许的调味品是未经处理的海盐。这种方法可以准确地识别出引起妥瑞氏综合征症状的饮食因素，因为有些食物会引起症状的发作。确定导致抽动症的饮食因素之后，小男孩的症状完全消失了，并且出院了。Randolph 博士给小男孩唯一的"处方"就是多样化地轮流食用不会导致妥瑞氏综合征症状的食物。

> 这种缓解的发生应该引起那些认为妥瑞氏综合征只能通过药物治疗的临床医师们的兴趣。事实证明，有些食物确实会导致患者出现抽动症症状。

我并不主张禁食，也不认为所有妥瑞氏综合征患者都会获得这种效果，但是这种缓解的发生应该引起那些认为妥瑞氏综合征只能通过药物治疗的临床医师们的兴趣。事实证明，有些食物确实会导致患者出现抽动症症状。我一直与其他的医师保持联系，他们的患者的抽动症也同样通过营养和免疫方法得到了改善。

后来，我进行了三盲测试，在双盲码被打破之前，患者食用多样化的饮食，没人知道哪种食物会引起他们的症状。这种测试有积极的意义，证实了吃某些食物会加剧抽动症。

除了食物的影响，患者还可能是一个未被诊断的"化学反应器"，也就是说一个化学敏感的人会对吸入、摄入或通过皮肤吸收的化学物质产生反应。更复杂的是，一些人的大脑对各种吸入的过敏原（如尘螨、霉菌、花草树木的花粉、动物的皮屑、细菌和病毒等）敏感。

在这个发现之后不久，我参加了一个由妥瑞氏综合征协会主办的关于妥瑞氏综合征的国际科学研讨会。在那里，我听到了很多关于药物治疗及担心药物副作用的报告。当时我意识到了我的发现的重要性，我便走向会议室的报告台，把我的发现告诉了所有与会的研究人员和医师。我解释说，他们可以通过了解免疫系统在疾病中的作用来帮助患者，让患者解决他们生活中的环境问题，以减少对药物的依赖。令我深感失望和惊讶的是，与会者没有一个人对我的发现感兴趣，也没有人问我问题或者愿意做进一步研究。

我预测，营养、过敏和免疫因素将会被发现是抽动症发生的关键因素。不幸的是，到那时，成千上万的家庭已经遭受了不必要的痛苦。

编者按：Mandell 博士 20 年前得出的总结是正确的，即使在今天，它仍然未得到主流医学的认可。我们向他无私而富有远见的开创性努力致敬。很快，Doris J. Rapp 博士发表了类似的报告，并在她的畅销书《这是你的孩子吗？》（*Ts This Your child*）一书中将妥瑞氏综合征与过敏联系起来。

本节小贴士

1. 不要等待研究结果来告诉你，在你的控制范围内有什么东西可能会影响你的孩子。自己调查。公开发表的有关影响人类的环境问题的研究非常有限。

2. 做出健康的选择。你每天做的选择会影响你的家庭。

3. 如果你是准父母，请遵循产前健康建议，避免接触神经毒性化学物质。

4. 在疫苗接种方面应做出明智的决定，并与你的医师商量。阅读疫苗瓶上的标签，确保它不含硫柳汞。

笔记：

第 **13** 节

抽动症和现代生活方式

——Joseph S. Wojcik

本节作者 Joseph S. Wojcik 博士在治疗婴儿、儿童和成人的过敏、哮喘及鼻窦炎方面获得了资格认证。Wojcik 博士是纽约布朗克斯维尔区的一名执业医师，也是美国过敏、哮喘和免疫学学会及美国环境医学研究院（AAEM）的研究员。

尽管包括妥瑞氏综合征在内的经典抽动障碍的基本病因仍不清楚，但目前的研究表明，妥瑞氏综合征患者影响大脑神经递质多巴胺、5- 羟色胺和去甲肾上腺素代谢的基因存在异常。那又是什么诱发神经递质引起抽动症呢？

基因异常的增加

近年来，抽动症的激增并不是无缘无故突然出现的。我认为，抽动症、癌症、自身免疫性疾病、代谢性疾病等激增的原因是显而易见的。它与诺贝尔奖得主 Barbara McClintock 提出的跳跃基因（jumping genes）假设有关。Barbara 认为，你出生时所携带的基因在特定情况下会发生变化，她的发现具有广泛的意义，可以帮助我们理解现代生活中的压力是如何改变基因组的。换句话说，我们现在的基因和出生时的并不相同——我们的父母也是如此！

基因改变的原因

基因快速改变的原因很明显，我们只是一味地否认，忽略了摆在我们面前的大量的清晰数据。20 世纪的市场营销人员做了一项不朽的工作，就是吸引公众相信并适应新的现代生活方式，一种"更好的生活方式"，将人从做饭的"苦差"和洗碗的痛苦中解脱了出来。现在，我们有了只要几分钟就能吃的熟食，还有各式的饮料。

加工好的形形色色的食品装在诱人的包装里呈现在了我们的面前。食物加工过程中刻意去除了维生素、矿物质、氨基酸、必需脂肪酸和其他必需营养素，以延长保质期。

我们的身体一直在进行分解和合成代谢，在这些过程中身体不断摄取营养，而这些营养主要来自我们的饮食，其次是服用的营养补剂。随着时间的推移，我们的器官会发生异常改变，最终，我们的身体开始出现症状。一些代谢系统停止了工作，还有一些则出现了不适的反应。

历经数百万年形成的生化构成在相对较短的时间内不断地被肆意破坏。我们的器官和组织由于无法应对新的规则，于是，便通过抽动症、自身免疫性疾病和许多其他"新"疾病来做出异常反应。

我接触的抽动症和妥瑞氏综合征

在获得过敏和环境医学委员会执业认证之前，我做了 25 年的儿科医师。

在儿童甚至成人中，抽动症是一种常见的疾病，最常见的症状是眨眼睛和面部抽搐。然而，这些症状通常过几个月就会自然消失。尽管我一再强调这些症状是无生命危险的，而且好起来也很快，但父母们仍然担心，直到抽动症消失的那一刻。然而，在过去的 15 年中，多发性抽动症患者越来越多，尤其是妥瑞氏综合征。

我第一次接触妥瑞氏综合征大约是在 25 年前。有两兄弟，我给他们当了好几年的儿科医师。除了偶尔的呼吸道感染，他们的健康状况一直良好。

有一次，他们来到我的办公室。兄弟两有一人出现了面部抽搐、眨眼睛、扭脖子、耸肩、跳跃、触摸、抽鼻和清喉等妥瑞氏综合征的症状。他很聪明，学习成绩中上，没有其他疾病。他的生长发育指标一直正常，但病史表明他对食物、花粉和霉菌过敏。这是通过饮食排除、挑战饮食和放射变应原吸附试验（RAST）记录下来的。男孩开始了针对食物和吸入物过敏的免疫治疗，并同时采取改变饮食、营养支持和生物反馈等措施，很快他的症状明显减少了。他很高兴能成为自己的"私人侦探"，并立即开始调查哪些食物会引发抽搐。一旦发现，他就会避开这些食物。对那些他特别想吃或者上瘾的食物，只有控制不住时才会吃。

环境措施，比如整理凌乱的卧室，清除旧的发霉的地毯以及其他过敏控制措施，有助于控制症状发作的频率。逐渐地，他变得更加自信，更有满足感，也更快乐。

从那以后，我还看到了许多类似的病例。他们运用了这些方法之后，病情都有所好转。

熊猫病患者对免疫治疗的反应

最近，我的患者 Tom 被诊断为熊猫病，其症状与妥瑞氏综合征类似。快 4 岁时，他得了链球菌性喉炎，随后出现了抽搐症状。后来，Tom 又得了

4次链球菌性喉炎，每次感染他都出现抽搐。虽然使用抗生素之后症状会减轻，但问题仍然存在。

Tom 的父母非常愿意合作，因为他们的儿子抽搐非常严重，出现了面部抽搐、眨眼睛、扭脖子、甩胳膊、抖腿、抽鼻、清喉、尖叫、自我伤害、注意力不集中和模仿言语（重复他人的话）等症状。

Tom 的父母调整了他的饮食，并清理了家里的霉菌，他80%的症状明显地消失了。Tom 的父母对这种快速的好转欣喜若狂，不过后来他们放宽了限制，允许 Tom 吃他想吃的食物。当然，有些症状会再次出现。Tom 的父母现在知道，抽动症症状一般会在4天内消失，这是肠道清除大部分食物所需要的时间，所以抽动症发生时，他们也不太担心。然而，这种做法不值得鼓励，试想当 Tom 到了青少年期，口袋里有钱了，控制不住自己时，症状可能就没那么容易消失了。

为抽动症找到标准的治疗方法

根据我的经验，目前并没有针对抽动症的标准治疗方案，因为每个患者都有其独特性。父母或成人患者如果将详细的调查表或食物症状记录表加以回顾，就很容易发现食物和环境因素会直接加剧抽动症。进一步的测试也证实了这一观点。当然，对霉菌、花粉和其他可能诱发抽动症的过敏原也必须进行检测和治疗。接下来，父母和孩子的合作是成功的关键。

最大的障碍：食物上瘾

对大多数父母和患者来说，最大的障碍就是他们想吃但又明显会诱发抽动症症状的食物。通常，抽动症患者实际上对某些食物是有瘾的。戒除这些食物对"食物成瘾者"来说是个巨大的挑战，就像戒除烟瘾、酒瘾和毒瘾一样。患者需要通过行为矫正、饮食调节和不断鼓励等方法来克服食物成瘾。

　　人们通常没有意识到的是，父母一方或双方可能和孩子喜欢相同的食物，并且还可能继续购买，以满足自己的食欲。告诉小孩不要吃他们"上瘾"的食物很容易，但要他们配合却很难。总的来说，抽动症的治疗原则是：改变饮食；过敏免疫治疗；清洁家庭、学校和办公的环境；坚持食用推荐的营养补剂；遵循生物反馈，同时结合其他规定的方法。

本节小贴士

1．父母在实施和监督改变饮食和环境方面起着至关重要的作用。

2．饮食调整可能很难实施。然而，如果整个家庭都参与进来，并且家里没有"上瘾"的食物，那么成功的机会就大了。

3．灰尘、霉菌、动物皮屑、草、花粉和其他过敏原可能需要处理。

4．全面的医疗评估和环境史对于确定导致症状的根本原因很重要。

笔记：

为什么 Sherlock Holmes 会震惊?
——Albert E. Robbins 博士访谈实录

本次对整骨医学博士、公共卫生学硕士 Albert E. Robbins 的采访有助于理解环境、饮食和营养在抽动症中的作用。Robbins 博士是预防医学和环境医学方面的执业医师,是美国环境医学研究院(AAEM)的研究员,是国际和美国环境医学委员会的成员,还曾担任《环境医师》(*Environmental Physician*)的编辑。(由 Sheila Rogers DeMare 采访)

Robbins 博士,我知道您对抽动症特别感兴趣,为什么呢?

这是偶然的。在治疗过敏患者时,我们发现一些同时患有抽动症(包括妥瑞氏综合征)、注意缺陷多动障碍和(或)强迫症的患者报告说他们所有的症状都得到了缓解,不仅是过敏症状,一些与神经系统相关的症状也减轻了。我开始从这个角度做更全面的探索。后来我们又碰到了 Griff Wakem,

他的症状十分严重，通过这种方法也得到了明显改善。

我已经治疗了 100 多位过敏患者，他们同时患有一种或多种中枢神经系统疾病，每个病例都有挑战性和独特性。尽管我们不能帮助所有的抽动症患者，但是我们可以确定一些使这些患者的症状消长的环境或过敏性诱因。

我应该提一下，我不是第一个注意到这种环境与神经系统之间联系的人。环境医学之父 Theron G. Randolph 博士，以及 Marshall Mandell 博士和 Doris J. Rapp 博士在 18 年以前就报道过环境与抽动症之间的关系。另外，还有许多其他医师成功运用环境治疗法对中枢神经系统疾病患者进行了治疗。这对有过敏性诱因的神经性疾病来说，是一种观察治疗法。

您说的环境治疗法或者说观察治疗法指的是什么？

这种方法采用了"福尔摩斯式"的调查方法，寻找导致或加重疾病的诱因的环境因素。这些因素包括可能改变疾病状态的内部和外部易感因素，包括我们吃的、喝的、呼吸的和使用的一切。当然，这包括压力因素、饮食、个人护理用品、地理位置、气候条件、季节变化、感染，以及接触化学物质、过敏原、宠物、生物媒介（寄生虫）和其他传染病宿主。常见的环境过敏原包括花粉、灰尘、霉菌、动物皮屑和某些食物。调查结束之后，我们制订了一个治疗计划，包括避免接触（环境控制）和脱敏。

对于易感人群，接触某些常见的化学物质也会产生严重的神经系统反应。这些化学物质包括香水、杀虫剂、挥发性有机化合物（如甲醛、衣物柔顺剂、樟脑球以及酚类化合物）等。空气清新剂可能含有对二氯苯。新地毯可能也含有挥发性化学物质。发霉的房屋和办公室可能释放出一股霉味，从而影响神经系统。最后，我还得说，吸烟是导致疾病的严重诱因。

许多化学产品，特别是在室内使用时，会对环境敏感者（如患有过敏性疾病、哮喘和化学不耐受的人）造成危害。因此，抽动症患者最好避免接触室内化学制剂，他们可以亲自验证这个假设。我的经验是，有些患者在完全避开这些化学制剂后，症状明显减少。

控制包括霉菌在内的吸入物也很重要。已经发表的研究显示，霉菌与周期性肢体运动障碍有关。有报道称，人体接触建筑物中水渍产生的霉菌会增加自身免疫反应的风险，比如炎症，同时还会影响中枢和周围神经系统的神经反应。

我知道您是一名整骨疗法医师，也是职业／环境医学执业医师。您能为我们的读者介绍一下整骨疗法医师是做什么的吗？

在美国，整骨疗法医师在医学教育、行医许可、医院准入、医学认证和医学专业方面相当于对抗疗法医师或医学博士。整骨疗法医师可以在美国所有的州行医，与医学博士具有同等地位。唯一的区别就是整骨疗法医师接受过推拿训练——不管他们是否会用到这一技能——他们接受的培训比医学博士更全面。总的来说，我认为要尽可能多地关注生活方式的因素，而不是进行药物治疗。

数十年来，我一直建议高血压患者在饮食方面应低盐、低脂，多吃水果、蔬菜和富含纤维的食物，同时要勤锻炼。最近的研究结果证实，这种方法可以作为轻度高血压的基础治疗，并且对有些人可以起到治疗作用。用环境治疗法来检验抽动症患者生活中存在的问题也会对他们有所帮助。

环境治疗法费用高吗？

费用一直是选择医学治疗的重要因素。我建议家庭先自学环境医学的原则，并亲自检验环境医学原则。在首次正式评估之前，我通常建议患者不要接触某些食物、过敏原和化学物质。如果试验期间他们发现抽动症症状和接触的东西有关，那么通常需要进行评估和治疗。

　　家长和孩子告诉我，当他们避开某些常见的食物和有气味的个人护理用品时，他们的症状会得到缓解。我们要求患者记日记，记录何时何地症状出现了好转或恶化，试图隔离环境因素。这种跟踪包括食物、化学物质和室内环境的影响。这种评估和治疗相对简单，费用也不高。

　　如果需要进一步评估，可能需要进行全面的过敏原皮肤测试、实验室血液检测、粪便评估、尿液和头发检测等。注射抗过敏疫苗、定时复诊、改变环境都是值得的。然而，谨慎的做法是首先进行环境过敏原和化学物质回避试验，且同时进行排除饮食试验。在不了解相关环境原则的情况下，花大量的钱进行检测和治疗是不明智的。我们必须在科学的范围内诊治，并适当地利用环境原则，争取好的治疗结果。

研究是否支持过敏与妥瑞氏综合征有关？

　　几年前，《美国医学会杂志》（*Journal of the American Medical Association*）报道了一篇有关过敏和妥瑞氏综合征的文章。文章针对的是同卵双胞胎，详细论述了妥瑞氏综合征症状和环境因素之间的关系。研究人员观察到，尽管双胞胎的基因组成完全相同，但是他们的妥瑞氏综合征症状差别很大，严重程度也不同。我还记得，作者建议"优化环境"以减轻遗传易感性的影响，但没有给出具体的建议。我认为，可以从环境治疗法着手加以解决。

　　还有一些妥瑞氏综合征患者没有家族史。对于这样的病例，彻底检查环境因素，包括过敏就显得尤为重要。

　　萨斯喀彻温大学医学院（College of Medicine at the University of Saskatchewan）发表的一份报告佐证了食物或食物中的某些成分会引发运动障碍。在这项研究中，有人喝牛奶运动障碍会增加，有人喝咖啡、吃鸡蛋也会出现类似的反应，还有人对阿斯巴甜有同样的反应。有关过敏的文献支持大脑或神经过敏的概念。Jonathan Brostoff 在他的综合教科书《食物过敏和不耐受》（*Food Allergy and Intolerance*）中经常提到，食物和化学因素是多系统过敏性疾病的触发因素。Frederick Speer 在他的教科书《临床过敏手册》（*Handbook of Clinical Allergy*）中有专门的章节写"神经系统过敏"。为此，Speer 还专门出版了一本教科书《神经系统过敏》（*Allergy of the Nervous System*）。Brenna 的经典教科书《食物过敏基础》（*Basics of Food Allergy*）中也提到了某些食物会引发大脑的过敏反应并对行为造成影响。其他的还可以参考 Houston King 的教科书《耳鼻喉过敏症》（*Otolaryngic Allergy*），以及 Joseph Mille 的《再见！过敏症》（*Relief At Last*）。这两本书都讨论了过敏性疾病中神经系统可能出现的症状和临床表现。

William Rea 在他的 4 卷本经典著作《化学过敏》（*Chemical Sensitivity*）中讨论了多种化学敏感对神经系统各方面的影响。化学敏感导致的神经系统症状包括头晕、震颤、疲劳、易怒、抽搐、头痛、精神恍惚、肌肉痉挛，甚至性欲亢奋。

目前还没有针对抽动症与环境之间关系的正式研究。现在就需要进行这类研究，因为最近的研究表明，妥瑞氏综合征患者的过敏发生率比一般人群更高。

您说的"检测原则"指的是什么？

首先，家庭需要明白，一个人可能有妥瑞氏综合征遗传易感性，但是控制患者所处的环境在遗传显现方面有着重大的意义。例如，有人可能对灰尘过敏，但是如果家里没有过敏原，可能就没什么症状；而另一个对灰尘过敏的人，如果家里灰尘较多，那么就会出现严重的过敏症状。

说起来简单，但是全面实施环境计划需要自学、自律和一定的努力。我通常会要求家人用更安全、低过敏性、无气味的产品来替代那些有气味的化学产品。我还建议让家里尽可能实现无过敏原，并开始尝试排除饮食法。此外，家人应该去除任何可能导致或加重抽动症或其他恼人症状的食品或环境因素。

有位母亲很担心她年幼的儿子的妥瑞氏综合征。她告诉我们，她家里充满了花香和其他香味。我建议她将所有的带香味的东西都清理掉，这可能对他儿子有帮助，还可能减轻她自己的偏头痛。她家里还养了一只猫，我建议不要让猫进她儿子的卧室，并让她儿子检查一下是否对猫毛过敏。如果她儿子对猫毛过敏，那么就应该考虑将猫送走。

一位父亲说，他最近在家里喷了杀虫剂，发现儿子的抽动症急剧加重。他问他儿子的抽动症是否与化学物质相关。他还说，他看到儿子在做作业，很平静，似乎也非常专注。后来，他儿子吃了块糖，几分钟后，他儿子就变得过于活跃，并出现了更多的症状，几乎无法集中精力做作业。通过这些观察，可以确认抽动症与食物有关。也许这些人只不过是比我们其他人对更多的环境因素更敏感而已。

通常，一系列复杂的因素，包括生物因素，才是导致抽动症的真正原因。显然，暴露在相同环境条件下的人反应也各不相同。

您认为所有的妥瑞氏综合征患者都有过敏问题吗？

妥瑞氏综合征是一种复杂的疾病，没有确定的遗传和环境变量。尽管许多抽动症（包括妥瑞氏综合征）患者报告称：采用我们的治疗方法之后，症状得到了不同程度的改善。但这并不意味着对每个人都有用。我们还不知道哪一个群体最可能做出积极的反应，但根据我的经验，那些有常见过敏症状的人，包括鼻腔过敏和哮喘患者，似乎受益最大。

现代生活方式导致了过敏性疾病的增加。杀虫剂是在 60 多年前化学工业刚刚起步的时候发明的。在我们的一生中，越来越多的化学产品的使用可能在过敏和许多神经系统疾病的产生中发挥重要作用。这个问题还需要进一步探讨。

您之前提到感染属于环境因素。感染和中枢神经系统症状有什么关系呢？

感染会促使身体进行自卫，继而形成诸多交联网络。其中一个交联网络就在神经系统内，这就是众所周知的神经免疫系统。身体是一个整体，任何系统的任何部分受到影响，其功能障碍也会影响到身体的其他部位。隐性感染可能引起多种继发性生物学问题。因此，重要的是要排除所有抽动症中的感染因素。链球菌感染已经被认为是可能的诱因。可能还有其他病原微生物的感染，包括病毒、细菌、真菌等。

您推荐最多的营养素是什么？

我可以给出一些基础性的指导。一些营养素被许多权威机构认为有助于提高免疫和神经功能。例如，正分子精神病学家 Abram Hoffer 博士发现，各种形式的维生素 B_3 已经成功地用于治疗某些形式的精神分裂症。牛磺酸是一种对神经系统有镇静作用的氨基酸。一些研究人员发现，锌和维生素 B_6 同时服用能够提高免疫和神经功能。钙和镁有时用于改善肌肉和神经功能。维生素 B_{12} 和叶酸对各种神经系统及消化系统疾病都很有用。一些医师使用泛酸（维生素 B_5）治疗应激障碍，因为维生素 B_5 对肾上腺功能有帮助。维生素 B_1 和维生素 B_2 对镇静神经很有帮助。最后，补充必需脂肪酸可能有益处。

然而，为了准确且适当地进行营养干预，需要进行体格检查和血液检查，以检测维生素和矿物质的不足，并确定可能的氨基酸代谢紊乱。此外，头发分析和尿液分析有时用于诊断重金属（如铅、汞、铜）中毒。

您能谈谈重金属吗？

我经常寻找体内汞、铅和铜浓度高，以及镁和锌不足的病例。同时我也会对其他有毒金属的浓度进行评估。这些金属常与神经功能障碍有关。重要的是要确定某种矿物质的失衡是否严重及其临床意义。例如，文献资料已经表明锌和铜之间存在关联。铜高锌低会导致易怒。如果提高锌含量，铜含量就会降低，因为它们在体内是互补的关系。

例如，几十年来，通过口服二巯基丁二酸（DMSA）进行螯合治疗已经成为一种公认的去除重金属的方法，尤其是铅。其他的制剂也有使用。使用螯合疗法需要进行密切监测，尤其是应用于儿童时。如果发现严重的汞或者铅中毒，我建议先咨询经验丰富的神经学家或毒理学家后再进行螯合治疗。

有读者说，神经科医师经常告诉他们，进行饮食调节或营养治疗是在浪费时间，您怎么看？

神经科医师应该毫不犹豫地推荐抽动症患者进行环境和（或）过敏调查。他们还应该推荐健康的生活方式，包括定期的体育锻炼和营养丰富的饮食。此外，还应对所有的妥瑞氏综合征患者进行营养评估、营养检测以及免疫检查。

我发现，患者家属往往意识到压力和情绪因素会使抽动症加剧，但他们基本上都没意识到患者的症状可能是由某些未知的环境因素引起的。环境过敏疗法肯定比长期使用多种药物产生副作用的风险小。如果你的小孩是妥瑞氏综合征患者，你一定不愿错过探索环境治疗方法的机会。并不只有精神病科医师和神经科医师才会对妥瑞氏综合征进行评估和治疗，免疫科医师、过敏症专科医师、环境学家和营养师也可能会带来意想不到的治疗效果。

您为什么要强调避免使用有香味的产品和某些化学物质？

大脑中富含特殊的酶（如乙酰胆碱酯酶）和化学物质（如 5- 羟色胺、多巴胺等），它们控制着神经的触发和刺激。有机磷农药和挥发性有机化合物（如香水和甲醛），可以改变某些大脑化学物质的释放。脑化学的变化可以改变神经功能。有些患者的过敏症会影响大脑中的化学物质，导致神经递质出现化学失衡。

为什么医学界对多重化学敏感的概念存在如此多的争议？

医师们非常清楚，各种化学物质会对许多生物系统产生不利影响，其中包括神经系统。一个主要的问题是接受这样一个事实，即低水平的这些化学物质会对过敏患者产生明显的影响。许多医师害怕做出多重化学敏感（MCS）的诊断——尽管他们清楚地看到患者就在自己的诊室。很少有医师完全了解 MCS 问题的重要性和严重性，及其对许多慢性疾病的影响。除非自己得了这种病，否则很难理解 MCS 的概念。

如果有人想了解更多关于 MCS 的内容，可以参考由 Ashford 和 Niller 二人合著的教科书《化学品暴露，低水平和高风险（第 2 版）》（*Chemical Exposures, Low levels and High Stakes, Second edtion*）。这本书讨论了有关 MCS 的医学争议。

似乎食物过敏的治疗也存在争议？

一些医师不相信食物过敏治疗。这种争议与现今使用的食物过敏测试类型和治疗类型有关。有些过敏测试与治疗是有争议的，有些过敏测试是不可再现的。

当患者对多种食物过敏时，他们通常对化学物质也过敏，这是一种食

物 - 化学的相互作用。当我们对患者的食物过敏症进行了脱敏治疗时，他们通常对食物会有更好的耐受性，而且对一些化学物质的反应也会更小。同样，也会有一些花粉和食物的交叉过敏。例如，如果一个人对豚草过敏，那么这个人可能会同时对牛奶、甜瓜和香蕉过敏。如果一个人对霉菌过敏，那就应该避免与霉菌相关的食物，如奶酪、蘑菇、蜂蜜、腌制食物以及含有酵母菌和糖的食物。

很多因素都可以诱发抽动症。我必须说，研究人员竟然漏掉了环境因素这条线索，这让 Sherlock Holmes 感到非常惊讶！

本节小贴士

1. 研究人员忽略了许多有助于确定抽动症原因和有效治疗的线索。

2. 患者自己需要扮演Sherlock Holmes！自己学习寻找致病因素。当然，这可能需要专业人士的帮助。

3. 环境治疗法可以帮助治疗一些使用传统药物没有效果的患者，因为这种疗法消除了问题产生的根源。

4. 避免接触有毒化学物质是一种常识性的预防措施。

5. 一位在营养治疗和排毒治疗方面有丰富经验的医师可以帮你确认是否需要进行相关治疗。

笔记：

_____

_____

_____

_____

_____

_____

_____

_____

_____

第**15**节

自身免疫性脑疾病和精神疾病
——Vijendra K. Singh 博士

Vijendra K. Singh 博士是神经生物学和免疫学研究领域的领军人物，发表科研论文 100 余篇。作为犹他州立大学（Utah State University）的一名研究员，毕生都专注于中枢神经系统疾病的研究，是自身免疫性自闭症和相关脑疾病方面的权威。

世界卫生组织 (WHO) 最近宣布，脑疾病和精神疾病是当代人们面临的头号健康问题。没有人知道这些问题的全部原因，而治疗这些问题所需要的费用超过了所有其他疾病，包括心脏病和癌症。Singh 博士说，一种解释可能是由环境因素驱动的自身免疫反应。他对 ACN 解释如下。

几年前，我写了一篇评论文章《脑疾病和精神疾病的免疫疗法》（*Immunotherapy for Brain Diseases and Mental Illnesses*）并发表于《药物研究进展》（*Drug Research* 1997; 48:129-46:Monograph Series）。我深信免疫系

统很重要，不仅对神经系统很重要，而且对治疗身体方面的任何疾病都很重要。举个例子，直到最近我们才知道心脏病与免疫反应有关。现在有确凿的证据表明炎症反应对心脏病具有影响，心脏病可能是由病原体（如病毒或细菌）引起的。炎症只不过是一种正常的免疫反应。我的意思是，免疫系统对我们的身体健康起着核心作用，而神经系统受到免疫系统的巨大影响。我拟了一份神经系统疾病的清单，无论是简洁的报告，还是广泛的研究都将这些疾病与免疫发病机制和治疗联系起来。这些疾病包括自闭症、强迫症、多发性硬化、阿尔茨海默病、精神分裂症和抑郁症等。

大约 15 年前，我试图向大家介绍我的理论，即免疫系统在阿尔茨海默

妥瑞氏综合征研究的重大突破

编者按：最近，耶鲁大学儿童研究中心（Child Study Center of Yale University）的James F. Leckman博士和他的同事发表了一项具有里程碑意义的研究，相信以后针对免疫系统对妥瑞氏综合征和强迫症影响的研究项目还将继续增加。他们发现，在妥瑞氏综合征患者中，炎性细胞因子(白细胞介素-12和肿瘤坏死因子)的基线水平升高，并且在症状加重后进一步升高。在已知存在针对大脑基底神经节区域的抗体的妥瑞氏综合征患者中，这是非常好的免疫现象。这为研究免疫激活与自身免疫之间的联系提供了新的线索。有趣的是，在自闭症患者中也发现了类似的免疫变化，但是Singh博士怀疑这些疾病之间有重大的区别。他认为，Leckman博士的发现是妥瑞氏综合征研究和治疗的重大突破。（参见Leckman JF, Katsovich L, Kawikova I, et al: Increased serum levels of interleukin-12 and tumor necrosis factor-alpha in Tourette's syndrome. *Psychiatry* 2005;57:667-73.）

病中的作用。大家听了都表示怀疑，他们最多的反应是"什么？与免疫系统有关？不可能！"但是随着研究的进展，很明显，免疫因素与阿尔茨海默病有关——这是我自己以及同行研究得出的结论。在最近参加的一些会议上，我很高兴地发现，同行们现在认可了我所做的开拓性的研究。在我最初的研究之后的 10~12 年，其他人发现了自身免疫与疾病的联系，例如，发现针对 β－淀粉样蛋白（1-40）的自身抗体（一种蛋白质）会导致阿尔茨海默病。

随着认识的增加，我们开始更多地了解神经系统，其中免疫系统发挥了主导性的作用。除了与自闭症和阿尔茨海默病有关，免疫因素（如自身免疫）也与妥瑞氏综合征、抽动症和强迫症有关。有人正在研究链球菌感染与强迫症以及某些妥瑞氏综合征的关系，尽管研究的路还很长。我们目前研究的重点是自闭症和自身免疫之间的联系。我认为对自身免疫的研究，可能会使我们发现自闭症、强迫症和妥瑞氏综合征之间有趣的相似之处。例如，有这些疾病的患者存在针对大脑基底神经节区域的抗体，他们还具有高水平的白细胞介素 –12。白细胞介素 –12 在自身免疫性疾病中起着关键作用。

当被问及如何认识免疫问题的本质时，Singh 博士认为：

患者的免疫评估包括一系列测试或免疫分组。应该要求进行正确的测试，同样重要的是，测试结果必须得到正确的解释。解释免疫测试结果并非易事，要求在临床免疫学和免疫诊断学方面具有丰富的知识和经验。需要进行的测试包括：血清免疫球蛋白和免疫球蛋白亚类、血淋巴细胞数及不同的淋巴细胞（如 T 淋巴细胞、B 淋巴细胞、NK 细胞等）。目前，也有一些特殊的细胞因子被确认为免疫过程的介质，也需要对它们进行检查。其中两种细胞因子是干扰素 –γ 和白细胞介素 –12，后者被许多免疫学家认为是自身免疫机制早期的启动子。根据我们广泛的实验室研究，自闭症患者的自身免疫可能是由病毒感染（如无症状麻疹感染）引起的。

在妥瑞氏综合征和强迫症中，某种微生物感染，如链球菌感染，可能会引起自身免疫反应，但目前对这方面知之甚少。此外，自身抗体需要被识别，而且它们针对的应该是特定器官。例如，当神经系统受到影响时，我们会发现大脑自身抗体。此外，特异性可能取决于大脑中的哪个特定部位受到影响。大脑由许多细胞组成，其中主要是神经元和神经胶质细胞。这就引发了另一个问题，到底是与神经元相关还是与神经胶质细胞相关？是产生髓磷脂的细胞受到了影响吗？这些问题可以通过分析大脑自身抗体来找到答案。最重要的问题是：是什么诱发了这种错误的自身免疫反应？它与病毒、细菌和污染物一样是属于环境因素吗？这有待确定，我们可以通过血液测试来找到答案。

结论

从世界范围内的免疫学研究得出结论，自身免疫似乎是许多自闭症、强迫症和妥瑞氏综合征患者的核心问题。免疫问题和患者对免疫治疗的反应加深了我们对脑疾病和精神疾病中自身免疫的认识。这一认识显然适用于自闭症。根据这一发现，我在 2000 年将自闭症中的自身免疫亚型称为"自身免疫性自闭症"。同样，其他的神经系统疾病，如强迫症、妥瑞氏综合征或抽动症，也显示与自身免疫相关。许多患有这些疾病的患者采取免疫调节疗法之后，都取得了积极的效果。随着越来越多的实验研究结果支持这一机制，自身免疫研究将会获得相关研究人员和医师的更多支持。希望这些结果能够产生全球性的影响，并改变数百万脑疾病和精神疾病患者的生活。

自闭症和神经系统疾病的自身免疫测试
——Vijendra K. Singh 博士

Singh博士建议对神经系统疾病进行自身免疫测试。尽管Singh博士关注的是自闭症，但他建议也应该对其他神经系统疾病，如强迫症、妥瑞氏综合征和注意缺陷多动障碍进行自我免疫测试。

最近的研究表明，自身免疫在神经系统疾病的发病机制中起着重要的作用，包括自闭症、注意缺陷多动障碍和妥瑞氏综合征。由于大脑是受影响的器官，自身免疫反应将直接针对大脑。自身免疫通常表现为某些自身免疫因子，这些因子在自闭症及其他相关神经系统疾病的患儿体内可检出。这些免疫因子对识别大脑特异性的自身免疫反应非常重要。利用血液检测结果，我们可以确定患者是否对大脑有自身免疫，是否能进行实验性免疫治疗，以及对治疗的反应是否有效。因此，这类免疫评估对神经系统疾病患者很重要。

具体测试如下。

大脑自身抗体测试：该测试检测两类脑蛋白抗体，即髓鞘碱性蛋白和神经元–轴突细丝蛋白。我们发现，自闭症人群中髓鞘碱性蛋白自身抗体的水平明显高于正常人群，因此，髓鞘碱性蛋白是自闭症患者自身免疫反应的主要标志物。相比之下，自闭症患者的神经元–轴突细丝蛋白抗体水平仅仅略高于正常对照组，因此属于次要标志物。然而，建议同时检测这两种免疫标志物。另外，自闭症、强迫症和妥瑞氏综合征也应检测尾状核自身抗体或抗基底神经节抗体。

病毒血清测试：该测试可检测麻疹、腮腺炎、风疹或HHV–6等病毒的抗体水平。我们已经发现，在许多自闭症儿童中，麻疹抗体水平偏高，这可能是对现在或过去的感染或对麻腮风疫苗免疫反应的信号。如果出现强迫症和

续

妥瑞氏综合征，也推荐进行链球菌血清学检查和细菌培养。

疫苗血清测试：该测试可检测麻疹、腮腺炎、风疹、白喉、百日咳和破伤风等疫苗的抗体。我们的研究表明，相当数量的自闭症儿童，而不是对照组儿童，体内有针对麻疹、腮腺炎和风疹疫苗特有的麻疹抗体。这种抗体可能是对疫苗所产生的异常或不适当的免疫反应，应该在自闭症或其他神经系统疾病中检测这种抗体。

细胞因子测试：两种细胞因子，即白细胞介素-12和干扰素 γ 在引发自身免疫性疾病中起重要作用。我们发现，这两种细胞因子在自闭症儿童中会选择性地升高，这表明了它们在自闭症中的自身免疫作用。我们发现妥瑞氏综合征患者的白细胞介素-12也有升高。因此，这些细胞因子应该作为自闭症或其他神经系统疾病患者自身免疫改变的标志。

5-羟色胺和5-羟色胺受体抗体测试：该测试可测量血清或血浆中5-羟色胺和大脑中5-羟色胺受体抗体的水平。我们发现，自闭症或其他神经系统疾病患者的5-羟色胺水平异常，在使用选择性5-羟色胺再摄取抑制剂（SSRI，抗抑郁药）治疗前，要检测5-羟色胺的水平。我们还在自闭症患者和强迫症患者体内发现了针对大脑5-羟色胺受体的抗体。因此，有必要对神经系统疾病患者进行测试。

汞诱导的自身免疫标志物测试：该测试是为了检测暴露于重金属（如汞）的自身免疫。这些标志物包括抗核仁抗体、抗层粘连蛋白抗体和抗金属硫蛋白抗体。（我们发现，只有少量自闭症儿童这些抗体呈阳性，但这些抗体的水平与对照组健康儿童的水平没有明显差异。）重金属有时也会引发自身免疫现象，因此，应该对自闭症、强迫症和抽动症患者进行检测。

本节小贴士

1. 血液测试可以确定患者是否正在经历对大脑有不良影响的自身免疫反应。

2. 实验性免疫治疗正被用于治疗某些脑自身免疫性疾病，如熊猫病。

3. 最近的研究发现，免疫系统反应与抽动症的发展与恶化有关。

4. 这是一个新兴的研究领域，需要更多的研究来探索相关过程，并确定最佳治疗方案。

笔记：

_____

_____

_____

_____

_____

_____

_____

_____

_____

_____

_____

_____

第五章

饮食和营养

第 **16** 节

饮食在抽动症中的作用

20多年来，许多家长都报告说，饮食改变可以减少抽动症的发生——效果通常十分显著。

许多临床医师不鼓励进行饮食管理是很正常的，他们甚至会说那是在浪费时间。我们认为，这是因为很少有正式发表的关于饮食与抽动症之间联系的研究，医师们没有意识到二者之间的关系。许多研究表明，食物会影响大脑神经递质的功能；而ACN收集的证据表明，食物会对抽动症造成影响。鉴于传统医学对抽动症的治疗帮助甚微，应该鼓励患者寻找自然干预疗法，而不是去阻止他们改变饮食。

许多人可能已经怀疑食物是导致抽动症的诱因。在本节中，我们将告诉大家如何确定哪些食物会导致抽动症。我们还将讨论支持和滋养神经系统的食物。

与其他运动障碍性疾病和抽动症并发症（如偏头痛、注意缺陷多动障碍）相比，科学界很少关注抽动症的营养问题。下面的统计列表就说明了这一点，我们对许多疾病都有相当数量的研究，但是对抽动症的研究却寥寥无几。

饮食	研究数量
抑郁症	1740
癫痫	698
多发性硬化	159
偏头痛	143
帕金森病	126
注意缺陷多动障碍	90
迟发性运动障碍	20
抽动症	6
妥瑞氏综合征	5

维生素	研究数量
癫痫	1446
抑郁症	1101
帕金森病	282
多发性硬化	235
迟发性运动障碍	86
偏头痛	80
注意缺陷多动障碍	35
抽动症	5
妥瑞氏综合征	4

注：迟发性运动障碍是一种可能因使用抽动症药物而引起的运动障碍性疾病；

资料来源：美国国家医学图书馆（National Library of Medicine），2005 年 3 月。

发现和应对食物敏感性

采取饮食疗法消除或减轻抽动症需要注意两点：一要避免食用导致症状加重的食物；二要食用营养丰富的食物，以确保身体和大脑的正常运转。我们将从这两个方面进行讨论，但是抽动症患者所需要的具体营养需求尚未正式确认。

我们决不能低估食物对身体系统的影响。想想看：一块陈年奶酪会引起剧烈的偏头痛；含有 5 号黄色素的食物可以把哮喘患者立马送进医院急诊科；少量的普通花生可以在几分钟之内让严重过敏的人丧命。同样，食物和食物中的化学添加剂也能够诱发抽动症，这一点并不令人惊讶。

通过吃适当的食物，可以帮助你纠正营养失衡，从而减少食物敏感。然而，首先你需要了解哪种饮食适合你。有时，抽动症症状的改善只需要稍微做出改变即可，比如去除咖啡因和人工添加剂，同时添加必需脂肪酸和镁。再比如，添加高蛋白食物，减少糖，同时服用 B 族维生素和消化酶。但很多时候，需要一种综合的方法来确定具体的饮食和营养补充需求。

常见的问题食品

根据几位过敏症专家的报告，M. B. Campbell 博士在《过敏年鉴》（*Annals of Allergy*）中列出了一些常引起不良神经反应的食物。我们按顺序总结归纳了一下，从最常被报道的食物开始。当然，可能还有许多其他的食物。

常引起不良神经反应的食物：

1) 牛奶

2) 小麦

3) 鸡蛋

4) 玉米

5) 巧克力

6) 牛肉

7) 土豆

8) 咖啡

9) 柑橘

10) 豆类

11) 调味料、贝类、鱼、西红柿、猪肉和生菜

其他被广泛报道会引起易感人群发生抽搐的食物包括花生、坚果（如腰果、胡桃）和大豆。人工香料、食用色素、防腐剂、味精和阿斯巴甜也经常会产生问题。

但这并不是说这些食物中的一种或多种会使所有抽动症患者的症状恶

化，也不意味着只有这些食物会导致问题。你必须进行检测或评估，才能更好地了解自己的过敏问题。

John H. Boyles 博士论食物过敏

John H. Boyles 博士，美国泛美过敏症协会前主席，俄亥俄州森特维尔的环境医师。他向 ACN 解释了食物过敏的原因，以及为什么食物过敏很难被发现。

Boyles 博士：

食物过敏有两类：确定性食物过敏和周期性食物过敏。确定性食物过敏占 5%，通常是由 IgE（血液中的一种抗体）介导的。这种食物过敏对患者来说很明显，因为摄入食物会产生明显的不良反应。花生过敏就是个常见的例子。

相比之下，周期性食物过敏发生的时间不确定，通常是对反复食用的食物或有些不是很适应的食物（如奶制品和谷物）产生反应。虽然食物从进入到排出体内的时间是 24~36 小时（胃肠道通过时间），但相关的过敏反应可以持续 4~5 天。

如果一个人对每月只吃一两次的食物过敏，那么过敏反应是相当明显的，患者也能够自我诊断。然而，如果是因为每天都吃的食物而过敏，体内一直存在导致过敏的食物，那么患者就不知道是什么导致了过敏。这些特发性过敏反应（原因未知）加上其他的过敏性，比如对吸入物和化学物质的过敏性，患者就无法轻易弄清楚到底是什么导致的过敏。另一种机制使得自我诊断更加令人困惑——最初的过敏反应会刺激大脑，一开始产生一种令人愉快的感觉，随后会让人感到沮丧。为了保持愉快的感觉，人们往往会反复吃这种导致过敏的食物，而其他器官系统则会慢慢恶化。从本质上讲，人会对导致过敏的食物上瘾。

　　要记住很重要的一点就是，食物过敏是动态的。一种食物吃得越频繁，过敏恶化的可能性就越大。相反，将某种食物从饮食中排除的时间越长，个体对这种食物的耐受性就可能越高。最终可以通过交替饮食法将该食物列入你的菜谱。

> 要记住很重要的一点就是，食物过敏是动态的。一种食物吃得越频繁，过敏恶化的可能性就越大。

排除饮食法有助于查明问题

　　正如 Boyles 博士所言，很难确定可能诱发身体过敏反应的所有食物。排除饮食法被认为是确定过敏食物最可靠的方法，因为它能够发现特定食物引起的反应。当然，实施排除饮食法需要患者及其家属共同的努力。

　　在排除饮食法中，排除的食物一经选定，患者连续几天不能以任何形式食用该种食物。例如，如果饮食中排除玉米和牛奶，那么需要回避所有的玉米、玉米糖浆、玉米面、玉米淀粉、玉米粉和爆米花，以及任何包含这些东西的加工食品。牛奶和所有形式的牛奶制品也不能吃。这些被排除的食物要分别在不同的时间重新引入，以便于观察它们是否会引起过敏症状。为了重新引入玉米，需要在一天之内吃大量的玉米和玉米食品。几天之后，再食用牛奶、奶酪和其他奶制品。重新引入被排除的食物被称为挑战。如果食用者对这种食物过敏，在吃的过程中或吃完之后很快就会出现过敏反应。（注意：如果有明显的食物过敏反应，请在护士或医师在场的情况下进行挑战。）如果你已经知道某些食物会引起麻烦，就不要再对其进行过敏测试，在排除饮食期间也不要食用这些食物。

　　Doris J. Rapp 在她的新书《我们有毒的世界》（ *Our Toxic World* ）中指出，要决定排除哪些食物，可以先列出几种最爱吃的食物和两种最爱喝的饮料。

你也可以参照本书第 183 页 "常见的问题食品"，调查这些食物是否是可能的诱因。

自学和咨询专业人士有助于确定哪种饮食最适合你。一些列有食物家族以及食物成分同义表达（如乳糖英文 milk sugar，也叫作 lactose）的书籍对你也是有帮助的。这些书籍可以帮助你读懂食品标签及其他相关细节。Jonathan Brostoff 博士的《食物过敏和食物耐受性：过敏症确认和治疗指南大全》（*Food Allergies and Food Intolerance: The Complete Guide to Their Identification and Treatment*）对这方面做了详尽介绍。

食物过敏测试和临床治疗方法

除了排除饮食法，其他发现食物过敏的方法包括血液测试、皮肤测试和其他类型的评估。这些测试包括放射变应原吸附试验 (RAST)、酶联免疫吸附试验 (ELISA)［即时和（或）延时反应］、皮肤点刺试验、皮内皮肤试验和酶增强脱敏（也称为低剂量免疫疗法）。

根据 ACN 收到的报告，抽动症最成功的脱敏治疗应该是最佳剂量 / 中和免疫疗法。美国环境医学研究院的许多过敏症专家都采用这种治疗方法。这种基于皮内皮肤试验的免疫疗法不需要采用传统脱敏治疗常用的 "累积" 法就能够缓解症状。许多对食物和化学物质敏感的人无法忍受 "累积"。中和疗法有助于缓解目前的症状，同时也降低了未来发生过敏反应的可能。注射比较安全，而且通常在家里就可以操作；有时也可使用舌下滴液。治疗过敏的技术人员必须接受专业培训，才能进行正确的诊断和治疗。（吸入性过敏也可以采用这种方法治疗。）

ACN 还知道一些其他处理过敏的方法，但目前相关数据尚不充分。

不含牛奶和小麦的饮食

据报道，最容易导致神经系统反应的两种食物是牛奶和小麦。让我们先来了解一下不含牛奶和小麦的饮食，以及小麦过敏中的麸质敏感。

牛奶过敏：免疫系统会对牛奶产生不良反应，出现过敏症状，而且对牛奶中的碳水化合物敏感会导致乳糖不耐受。另一种不良反应——对特定牛奶蛋白，即酪蛋白的过敏反应并不广为人知，而且更难检测。如果酪蛋白不能被正确地消化，就会分解成多肽，进入血液流经大脑，从而导致神经系统问题。这种生化反应与自闭症有关，这就是为什么不含牛奶的饮食对自闭症患者有帮助。不食用奶制品的家庭通常可以用米浆、豆浆（适量）或坚果乳代替，除非对这些食物也过敏。

小麦过敏和麸质过敏：小麦过敏是指对小麦中的蛋白质产生不良反应，避免食用小麦往往能解决问题。然而，如果一个人对小麦中的麸质不耐受，那这个人可能还需要避免其他含有麸质的谷物（如燕麦、大麦、黑麦和黑小麦）。针对麸质敏感性的血液测试通常能够确定麸质是否会导致问题。尽管有些专家

> William H. Philpott博士是《大脑过敏症》（*Brain Allergy*）的作者。他通过私人信件告知ACN，他在临床实践中发现无麸质饮食通常有助于减轻抽动症。

认为燕麦没有麸质，可以耐受，但也有人担心燕麦可能会与其他含有麸质的谷物产生交叉污染，因此高度敏感的人应该避免食用燕麦。斯佩耳特小麦（Spelt）宣称是"小麦替代品"，但也含有麸质。大米、玉米（玉米粉）、小米、土豆、木薯、藜麦、荞麦、苋菜、画眉草、坚果、高粱和豆类等磨成粉之后不含麸质。

William H. Philpott 博士是《大脑过敏》（*Brain Allergy*）的作者。他通过私人信件告知 ACN，他在临床实践中发现无麸质饮食通常有助于减轻抽动

症。ACN 从患者和患者家属那收到的零星报告也印证了这一观察结果。

去除食物中的添加剂：范戈尔德计划

Benjamin F. Feingold 博士（1900—1982），是一名儿科医师和过敏症专家，他鼓励从饮食中去除合成的食物色素和调味品，因为他发现这些东西可能导致行为和学习问题。他后来又将防腐剂列入致病因素清单。Feingold 博士还发现水杨酸盐（某些食物中存在的天然物质）对有些人也会产生影响。水杨酸盐在化学成分上与阿司匹林类似，后者是前者的衍生物。据报道，有些人只对一两种含有水杨酸盐的食物过敏，而有些人则对所有含有水杨酸盐的食物过敏。含有水杨酸盐的食物包括葡萄干、葡萄、浆果、黄瓜、辣椒，以及许多其他果蔬和精选食材。

通过 Feingold 博士的努力，最终成立了美国范戈尔德协会（FAUS），这是一家用于推广他的研究成果的非营利组织。根据 FAUS 的说法，有关大部分食物色素对大脑及神经系统的影响的研究还未开展。目前，他们正在研究新型添加剂的神经毒性。

FAUS 的主任 Jane Hersey 告诉 ACN："肌肉和神经似乎对某些合成的食品添加剂特别敏感，尤其是人工色素、人工香料、阿斯巴甜、味精和一些防腐剂。我们收到了许多关于添加剂与抽动症有关的报告。只要将添加剂从饮食中去除，抽动症症状就会明显减轻。我鼓励所有的抽动症患者探索合成添加剂可能在饮食中的影响。"

> "肌肉和神经似乎对某些合成的食品添加剂特别敏感，尤其是人工色素、人工香料、阿斯巴甜、味精和一些防腐剂。"
>
> ——Jane Hersey

乳糜泻和抽动症

2004年发表的关于乳糜泻的研究中曾提到抽动症，我们对此也很感兴趣。这项研究是由以色列的Nattie Zelnik博士及其同事完成的。乳糜泻是一种与严重的麸质过敏有关的自身免疫性疾病，治疗方法是严格遵循无麸质饮食。这种疾病过去在北美很少见，但现在也多了起来，这和其他一些自身免疫性疾病一样。

Zelnik博士的研究团队研究了100多名患乳糜泻的儿童、青少年和年轻人，以了解他们同时患有神经系统疾病（如头痛、学习障碍、注意缺陷多动障碍和抽动症）的情况。研究结果表明，乳糜泻患者比正常人（对照组）更容易出现神经系统疾病，如肌张力下降、发育迟缓、学习障碍、注意缺陷多动障碍、头痛以及影响身体平衡和协调的神经系统疾病。

有趣的是，与对照组相比，乳糜泻患者中唯一出现较少的症状是抽搐。我们对此感到很惊讶——是因为乳糜泻患者一直在遵循无麸质饮食吗？这种干预有助于预防抽动症的发展吗？为此，我们联系了Zelnik博士，问他对这个问题的看法，他回答如下（2005年3月）：

"正如你在信中提到的，与对照组相比，我们并没有发现乳糜泻患者的抽动症患病率更高。这对我们来说有点意外，但我们发现的情况就是如此。你所说的无麸质饮食可能阻止了抽动症的发展，这是有可能的。然而，我还是得谨慎地下结论，因为即使有些乳糜泻患者诊断较晚（一直没有遵循无麸质饮食），但我们也并没有发现他们患抽动症的概率更高。"

继续研究这个课题是有价值的。我们请求完成了麸质敏感测试的抽动症读者，或者试验过无麸质饮食的读者联系ACN，地址：P.O. Box 159, Grosse Ile, MI 48138-0159。也感谢医学从业者与我们取得联系。所有的联系信息将被保密。

医学界有一个误解，认为只有一小部分敏感人群会受到这些添加剂的困扰。研究表明并非如此。Belinda J. Bateman 博士及其同事 2004 年进行的一项研究结果显示，即使"正常"的儿童吃了人工色素和防腐剂也会变得极度活跃。基于上述研究结果，研究人员建议从食物中去除所有的化学添加剂。

食品行业开始回应日益增加的公众需求，提供了更多全天然、不含添加剂的食品。FAUS 在其官网 feingold 列出了全面的、最新的不含添加剂的食品和饮料清单。有了这些清单，你不必再检查每个食品标签；同时，这份清单还提供了很多食品成分的信息，而这些信息如果不与生产厂商联系，一般是无法知晓的。

澳大利亚食品不耐受协会（Food Intolerance Network of Australia）在其官网提供了许多无添加剂饮食的建议。该组织重点关注可能导致问题的物质的信息，其中包括水杨酸盐和胺（食物中天然存在的化学物质）。

在英国，注意缺陷多动障碍儿童支持小组很好地分享了关于范戈尔德饮食和其他营养相关问题的信息。他们还与英国的学校合作，告诉老师们食物的重要性，因为这与学生的行为和成绩有关。该组织的主任 Sally Bunday 告诉 ACN，他们收到了许多关于饮食对抽动症影响的报告。该组织议为抽动症患者提供营养丰富且不含添加剂的食物。

一种消化酶——苯酚磺基转移酶，可能因为含有过量的石油基添加剂而干扰正常的消化过程。自闭症治疗记录了这种联系，医师们开始越来越多地使用靶向酶补充作为多学科治疗自闭症的一部分。

糖果与抽动症

家长经常向 ACN 报告说，他们的孩子吃糖果时，抽搐症状会加重。因此，在调整饮食的过程中，除了去除添加剂，减少蔗糖和其他甜味剂（如玉米糖浆、枫糖浆、果糖和蜂蜜）的摄入量也很重要。对糖果有不良反应的人也应该尽量减少果汁和干果的摄入量。

关于糖在健康和行为中扮演的角色的争论一直让公众感到困惑。这种争论的根源之一在于"糖果"和"糖"二者的区别。尽管家长们报告说糖会使孩子的症状加重，但是一些受到媒体关注的研究表明，"糖"没有任何副作用。《再见，过敏症！食物过敏和其他疾病的中和疗法》（*Relief at Last! Neutralization for Food Allergy and Other Illnesses*）的作者 Joseph B. Miller 博士向 ACN 解释说："通常情况下，孩子们不会用勺子吃普通的白砂糖，因此并不能确认孩子们对糖本身的反应。相反，他们吃的往往是食品加工厂生产的糖果，如糖果棒、糖豆、耐嚼的水果糖、水果馅的糕点、肉桂卷、甜甜圈、冰激凌、果子露、果冻、蜜饯、甜麦片等。研究人员通常研究的是糖或者蔗糖——成分单一，不含染料、添加剂、其他甜味剂、巧克力等。家长们报告说糖会加重抽动症或者注意缺陷多动障碍，但他们通常指的是糖果，而不是砂糖本身。"

环境医师 Sherry A. Rogers 博士，写了好几本关于化学敏感和过敏症的书，她强调应该考虑体内葡萄糖的控制问题，尤其是低血糖，它可能是抽动症的潜在病因。葡萄糖是一种由食物中的碳水化合物形成的单糖。Rogers 博士已经在临床实践中发现了抽动症和葡萄糖失调之间的联系，并表示葡萄糖耐量试验有助于排除这种可能性。葡萄糖耐量试验属于常规评估，儿科医师、一般的医学从业者或医学专家都可以安排。

有些妥瑞氏综合征患者经常会有强迫思维，其与身体无法正确处理葡萄糖有关。1983 年，发表在《英国临床心理学杂志》（*British Journal of Clinical Psychology*）上的一篇文章强调了一个具有强迫性或侵入性思维的慢性病例，该病例多年来对心理治疗和药物治疗都没有反应。文章作者发现，强迫症本质上不是心理问题，而是"由营养因素引起的大脑功能障碍"。当在早餐中添加了高蛋白食物后，患者出现了显著且持久的康复。高蛋白饮食有助于平衡体内的血糖水平。其他的研究已经探讨了强迫症患者体内的葡萄糖代谢，其结果显示至少有一部分患者与体内葡萄糖水平有关。

> 有些妥瑞氏综合征患者经常会有强迫性思维，其与身体无法正确处理葡萄糖有关。

糖的替代物

人们很喜欢用人工甜味剂、阿斯巴甜替代糖。然而，请注意，H. J. Roberts 博士，《阿尔茨海默病的预防》（*Defense Against Alzheimer's Disease*）的作者，自 20 世纪 80 年代就开始提出阿斯巴甜的危害。Roberts 博士的研究表明，传统文献严重低估了阿斯巴甜的潜在反应的严重性和范围。他指出，大多数医师经常遇到患者对阿斯巴甜的反应，但没有意识到潜在的问题，也没有询问患者使用阿斯巴甜的情况。根据 Roberts 博士的说法，阿斯巴甜的副作用可能与糖尿病恶化、低血糖、抽动症、头痛、抑郁、其他精神疾病、甲状腺功能亢进、高血压、关节炎、多发性硬化、阿尔茨海默病以及红斑狼疮等问题有关。

需要指出的是，迄今为止大多数研究表明，适量的阿斯巴甜是安全的。然而，Roberts 博士警告说，当含有阿斯巴甜的食品长期储存或暴露在高温（30℃以上）下时，可能会对大脑产生毒性作用。他宣称，在研究阿斯巴甜时，没有使用加热的或过期的阿斯巴甜；因此，他们没有遇到这些问题，也就没有发表。

根据 ACN 收到的反馈，有些人认为阿斯巴甜是他们抽搐的诱因。研究表明，摄入阿斯巴甜会引起神经系统问题。食用量大时，它可以降低癫痫发作的阈值，因此有理由怀疑，量大时它也能降低抽搐发作的阈值。因此，我们建议避免食用含有阿斯巴甜的食品。可以考虑使用草本提取物——甜菊糖。甜菊糖是一种天然的糖替代品，比糖甜 300 倍，但热量不高，而且具有一些有益的属性。甜菊糖是作为食物出售的，而不是作为甜味剂，在大多数天然食品杂货店都能找到。长期的人体研究认为，甜菊糖作为糖的替代品可适量使用。

> 研究表明，摄入阿斯巴甜会引起神经系统问题。食用量大时，它可以降低癫痫发作的阈值，因此有理由怀疑，量大时它也能降低抽搐发作的阈值。

现在市场上的其他糖替代品，如山梨醇和甘露醇，都是通过在糖中加入氢原子制作而成的。据报道，尽管很多人能忍受这些替代品，但有时也会导致腹胀和腹泻，即使摄入量很少。口香糖中的木糖醇是一种天然糖，已被证明可以减少龋齿的发生。木糖醇可以以木糖的形式批量出售，用法与糖类似。木糖醇产品不像普通糖那样迅速影响血糖水平，而且每茶匙的热量也比糖少。自 20 世纪 70 年代末以来，就有报道称糖精会增加癌症风险，但一直存在争议。三氯蔗糖是以蔗糖为原料经氯化作用而制得的一类功能性甜味剂，这种常见的人工甜味剂尚未经过充分检验。塔格糖——由乳糖制成的甜味剂，人们对其的了解就更少了。

酵母菌过度生长：白念珠菌

据报道，所有普通的糖果或甜味剂都会使白念珠菌增加。白念珠菌是一种存在于人体内的天然酵母菌。当它可控时，无害；如果失控，其结果可能是对食物的不良反应和许多其他健康问题。

有益的肠道细菌，如双歧杆菌和嗜酸乳杆菌通常会提供一种平衡来保证白念珠菌和其他酵母菌可控。除了不当饮食和甜食，抗生素、避孕药、营养不良、皮质类固醇和免疫缺陷也会使白念珠菌过度生长，导致肠道菌群失调。白念珠菌过度生长的危害之一就是导致肠漏症，出现肠道内壁受损，使与食物相关的物质进入血液，从而造成许多健康问题。白念珠菌的过度生长在注意缺陷多动障碍、强迫症、抑郁症、抽动症和自闭症中起着重要作用。请参见第 18 节"白念珠菌"部分，更多的技术性讨论请看对 William G. Crook 博士和 William Shaw 博士的采访，他们还给出了如何恢复肠道群菌平衡的建议。

生机饮食法

Michio Kushi 和 Alex Jack 在《生机饮食法——全面健康之路》（*The Macrobiotic Path to Total Health*）一书中向妥瑞氏综合征患者推荐了生机饮食法。生机饮食法的重点在于选择全谷物、应季蔬菜、蛋白质类食物（豆类、豆制品或鱼，占饮食的 10% 左右）、少量的海菜（海带、海苔和其他海藻类）、汤、水果、坚果、种子和饮料。乳制品、糖和糖果、酒类、咖啡及肉类都不包括在内。作者提供了一个关于妥瑞氏综合征患者采用生机饮食法的成功案例报告。ACN 收到了一些成人的积极报告，说生机饮食法对他们有帮助，但目前还没有这方面的研究。

与其他限制饮食计划一样，需要确保孕妇或哺乳期母亲和幼儿获得足够的营养。话虽如此，从 ACN 收到的报告来看，生机饮食法的重点是食用有营养的天然食物，避免糖和刺激性食物，这与其他有益的饮食方法一致。

交替饮食法

很多人反复吃同样的食物。例如，每餐的饮食中都有小麦、乳制品、玉米和西红柿，每天以不同的形式摄入这些食物。交替饮食法可以帮助人们避免重复摄入某些食物。在交替饮食法中，首先要排除最可能引起麻烦的食物，而其他的食物则在一周内交替食用，任何特定食物至少间隔 4 天才能食用一次。例如，如果你周一吃了大豆，那么在周五之前不要吃任何豆制品。

针对胃肠道问题，研究证明可以利用交替饮食法治疗多种食物过敏。当有食物引起症状时，交替饮食法，也称为交替多样化排除饮食法，可有助于减少症状，并在饮食中加入更多食物。这种方法也更容易确定引起麻烦的食物，防止出现新的过敏反应。

有关交替饮食法的书中提供了食物种类的清单，这样你就可以计划每天吃什么食物。这是一个具有挑战性的饮食法，需要自学和持续的支持来维持。人们有时会问："谁会愿意去尝试这么麻烦的饮食法呢？"答案是：那些通过其他办法无法缓解食物过敏的人。

杀虫剂和神经系统
——Joseph T. Rogers，整骨医师

Joseph T. Rogers，整骨医师，密歇根州特伦顿市的心脏病专家和环境医师，解释了两种常见杀虫剂的影响。

有机磷酸酯和氨基甲酸酯对胆碱能酶系统具有急性效应。正常情况下，神经之间的冲动通过一种叫乙酰胆碱的化学递质进行传递。这种化学物质是维持人体正常功能所必需的。如果乙酰胆碱没有随着神经冲动的消失而消失，那么神经冲动就会继续在神经间传递，因为乙酰胆碱会持续发挥强制性作用。接着，整个身体的运动可能变得不协调，还可能导致肌肉痉挛、抽搐甚至死亡。正常情况下，一旦不需要乙酰胆碱，胆碱酯酶就会将其摧毁。这

样，就会实现精确的平衡，体内永远不会产生过量的乙酰胆碱。然而，在接触有机磷酸酯和氨基甲酸酯类杀虫剂时，胆碱酯酶被破坏；随着保护酶数量的减少，乙酰胆碱的数量就会增加。

美国食品和药物管理局（FDA）的科学家发现：对于某些有机磷酸盐，如果同时使用其中两种，毒性会叠加，是单独一种的50倍。涕灭威（一种氨基甲酸酯）食物中毒可能包括普通的流感症状、肌肉抽搐、虚弱、定向障碍、过度兴奋，甚至死亡。杀虫剂和杀菌剂与帕金森病有关。

考虑到农药与中枢神经系统反应之间的关系，我们有理由担心接触农药会使抽动症恶化，即使是少量。因此，建议有中枢神经系统疾病的人尽可能吃有机食品。消费者应该特别警惕来自中美洲和南美洲的农产品，那里对农药监管很松懈。此外，建议不要在屋内和屋外使用有毒杀虫剂，应换用更环保的产品。

农药和加工食品

很多人都认为现代饮食缺乏必要的营养，很少有所谓的"均衡饮食"。Harold E. Buttram博士指出："今天，只有老一辈的人才会使用简单、未经加工的食物进行烹制。营养学家估计，今天高度加工的食物所含的重要营养成分可能不到早期食物的20%。良好的营养并不一定意味着食物更加昂贵，但的确要求食物做到简单和纯净。"

当我们专注于吃各种各样的营养食品时，也应该尽可能地添加有机食品。常用的农药会破坏人的神经系统，有些食品的农药含量超过了安全标准。FDA现在承认，农药使用指南从来没有为儿童制定过适当的规定。这些指导方针也没有考虑到，混合使用农药比单独使用更有害。

安全的水果和蔬菜

有机食品是理想的，然而，并不总是能够获得有机食品，因为有些地方较难获得有机食品，而且往往价格昂贵。天然食品商店通常售卖有机谷物、豆类和其他价格适中的主食，也有有机新鲜农产品，但价格更贵。幸运的是，许多普通的食品杂货店现在都有有机食品。

2003 年 10 月，总部位于美国华盛顿特区的环保工作小组（Environmental Working Group）——一个倡导环保的先进组织，针对传统农产品中的农药问题，印发了一个钱包大小的购物指南。该组织坚持认为，根据这个指南购物可以减少多达 90% 的农药摄入。该指南分别列举了 12 种常见的农药污染最多和最少的水果与蔬菜。

> 环保工作小组针对传统农产品中的农药问题，印发了一个钱包大小的购物指南。该组织坚持认为，根据这个指南购物可以减少多达 90% 的农药摄入。

农药污染最多的	土豆	西蓝花
苹果	红莓	玉米（甜）
青椒	菠菜	猕猴桃
芹菜	草莓	芒果
樱桃	农药污染最少的	洋葱
葡萄（进口的）	芦笋	木瓜
油桃	鳄梨	菠萝
桃子	香蕉	甜豌豆
梨	菜花	

我们应该吃什么？喝什么？

吃天然健康的食物对增强免疫功能、保持血糖水平稳定并提供所需要的营养至关重要。正确的饮食并不复杂，但是发达国家的饮食往往不是天然健康的，因此需要有意识地努力恢复健康平衡。当你阅读下面的建议时，必须考虑到食物敏感、食物过敏或其他医疗问题。

健康油

无脂肪饮食是由减肥专家发起的，但它会导致身体缺乏必要的脂肪酸。在日常饮食中，我们应该食用适量的亚麻籽油、菜籽油和橄榄油。尽量买有机油，并且只买特级初榨橄榄油。寻找冷榨油，这种油没有因受热而被损坏，并注意保质期。南瓜籽油、核桃油和红花籽油也很好，花生油在高温烹饪时仍然稳定。

不要食用棉籽油，这种油经常与其他油混合，并在烘焙过程中添加到许多坚果中。经常被推荐用作补剂的油包括未经精炼的椰子油（也可用于烹饪）、鱼肝油或鱼油、亚麻籽油、琉璃苣油和月见草油。请参阅第208-210页的必需脂肪酸。不要食用全部氢化和部分氢化的油或反式脂肪。

富含抗氧化剂的食物

抗氧化剂有助于修复体内致病自由基造成的损伤，也能增强免疫功能。2004年，美国农业部公布了一项针对100种食物的研究结果，指出了哪些食物的抗氧化剂含量最高。蓝莓、蔓越莓和黑莓在水果中排名最高。豆类、洋蓟和赤褐色土豆是最好的蔬菜。胡桃、核桃和榛子在坚果中排名最高。考虑该清单上的食物时，也要注意前面提到的清单，避免接触传统食物中的农药（如草莓）。

前 20 种富含抗氧化剂的食物

1. 小红豆
2. 野生蓝莓
3. 红腰豆
4. 皮恩托豆
5. 培育蓝莓
6. 蔓越莓
7. 洋蓟心（煮熟）
8. 黑莓
9. 西梅
10. 树莓

11. 草莓
12. 红富士苹果
13. 青苹果
14. 胡桃
15. 甜樱桃
16. 乌梅
17. 赤褐色土豆
18. 黑豆
19. 李子
20. 嘎啦苹果

蛋白质和碳水化合物

　　虽然没有理想的饮食适合所有人，但我们都需要蛋白质和碳水化合物。尽管现在流行不含碳水化合物的饮食，但一些碳水化合物是补充能量的必需品。不要以为你不需要吃任何碳水化合物。然而，请注意，冰甜甜圈、烤土豆和一碗扁豆汤之间有巨大差别——尽管都富含碳水化合物。每天应吃一些含有天然纤维的碳水化合物。好的碳水化合物包括：豌豆、黄豆、扁豆和其他豆类；胡萝卜、菜花、辣椒和土豆；全谷物类粮食和全麦面粉；坚果、种子以及新鲜水果（适量食用）。避免精制碳水化合物和添加了甜味剂的食品，常见的包括：面包、意大利面、不含全谷物或纤维的谷类食品、软硬糖果、蜂蜜、甜甜圈、蛋糕、果汁，以及加工糖、葡萄糖、果糖和玉米糖浆。

蛋白质是组成人体一切细胞的重要成分，也有助于控制体内血糖水平。素食主义者应常吃黄豆、扁豆、全谷物食品、天然豆制品、奶酪或奶酪替代品、坚果和种子。肉食者应常吃家禽肉、瘦猪肉、鱼（注意不含汞）和鸡蛋。

> 蛋白质是组成人体一切细胞的重要成分，也有助于控制体内血糖水平。

喝饮料要明智

明智的做法是多喝水，避免或尽量少喝含咖啡因的饮料和甜果汁。绿茶、红茶以及一些草本茶具有抗氧化作用，但要注意绿茶和红茶通常含有咖啡因。同时，要注意那些被吹捧为天然的，但却含有玉米糖浆或糖的预制茶。

水占身体的 60%，占大脑的 70%。饮用和烹饪要使用纯净的水。大多数地区的普通自来水都有污染物，瓶装水也好不了多少。调查你当地的水源、不同品牌的瓶装水和家庭净水系统。蒸馏水是最纯净的水，但应该储存在玻璃瓶中，不能用塑料瓶，因为塑料瓶的化学物质会溶解到水中。如果大量饮用蒸馏水，需要补充矿物质来代替水蒸馏时滤掉的有益矿物质。

本节小贴士

1. 关于饮食和营养补剂在抽动症中的作用，目前的科学研究一直缺乏兴趣，尤其与其他神经系统疾病相比。

2. 传统的医师可能不赞成改变抽动症患者的饮食。不要泄气。如果有医师支持你，要心存感激，并与你的医师分享你的发现。

3. 尽量选择富含抗氧化剂的食物，尽可能购买有机食品。

4. 减少甜食的摄入会带来明显的好处。确保每餐都有蛋白质，并在两餐之间吃些有营养的零食。

5. 食物过敏是动态的。一种食物吃得频率越高，过敏发生或恶化的可能性就越大。

6. 远离阿斯巴甜，也要慎用其他人工甜味剂。

7. 可能你并不喜欢特殊的饮食。为了使事情顺利进行，对你可能遇到的挑战要有准备，制订计划，并食用全家都喜欢的替代食品。

笔记：

_____

_____

_____

_____

_____

_____

第 **17** 节

营养治疗

营养补剂对很多抽动症患者有用。然而，营养治疗往往是碰运气的，因为患者及其家人不知道该向谁寻求建议。许多人希望能够有一种"万全之策"——将一些补剂添加到包含处方药的治疗方案中。虽然营养治疗有很大的前景，但没有一个标准的方案对所有人都有效。本节着重讲述这种方法的复杂性及其巨大的潜力。

除了副作用之外，常规药物非常方便，因为它们通常见效很快。有时仅仅数天或数周的试验就能检验一种药物是否有效，如果无效，就可以尝试另一种药物，但是营养治疗往往不能很快见效。然而，如果营养治疗进行得当，它能带来持久的效果，而不必担心其副作用。要改善症状，需要平衡摄入维生素、矿物质、氨基酸和必需脂肪酸。

营养素在精神疾病中的作用

20 世纪 50 年代，著名的精神病学家 Abram Hoffer 博士与 Humphrey

Osmond 博士一起发现，有些人有营养依赖，也就是说他们对一种或多种营养素的需求量比其他人要大。他们还发现，通过使用大剂量特定的营养物质（如维生素 B_3）可以帮助精神分裂症患者治疗大脑失衡。这是大剂量维生素疗法的开端。诺贝尔奖得主 Linus Pauling（1901—1994）赞成大剂量维生素疗法，并在 20 世纪 60 年代将这种疗法改名为"正分子"医疗。他提出，我们可以通过利用体内自然存在的不同浓度的物质来保护我们的健康并治疗疾病。"正分子"就是利用"正确浓度下的正确分子"。

抗抑郁、抗压力和增强免疫系统的营养素

我们经常要求抽动症患者减轻压力，因为焦虑、紧张、压力会加重抽动症。抽动症患者常常会有抑郁症，而抑郁症会增加患者的压力，使其更难应对抽动症。较差的免疫系统也会使人更容易受到压力的影响。许多营养补剂和草药可以镇定神经系统、缓解抑郁、增强免疫功能。

> 许多营养补剂和草药可以镇定神经系统、缓解抑郁、增强免疫功能。

营养治疗师在确定需要推荐何种营养补剂及其剂量时，会考虑症状、病史和化验结果。参考资料部分列出了有关该主题的更深入的书籍。

下文列出的一些常用的补剂可以帮助增强免疫功能，减少压力反应。这个列表并不完整，只是对一些关键营养素的基本介绍。强烈建议患者或者护理人员不要在没有咨询医师或营养治疗师的情况下擅自使用补剂进行治疗。

复合维生素 B：这些重要的维生素包括维生素 B_1（硫胺素）、维生素 B_2（核黄素）、维生素 B_3（烟酸）、维生素 B_5（泛酸）、维生素 B_6（吡哆醇）、维生素 B_{12}（钴胺）、生物素、叶酸、胆碱和对氨基苯甲酸（PABA）。维生素 B_6 可以增强许多其他维生素和矿物质的作用。B 族维生素通常在压力反应中消耗殆尽，需要补充。补充维生素 B_{12} 可以减少焦虑，增加精力；肌醇

Abram Hoffer 博士采访节选
采访人：Sheila Rogers DeMare

　　我认为，对于任何一种精神行为障碍，医师都应该遵守这些指导原则：首先，确定是否有身体疾病。患者有无糖尿病、低血糖、脑瘤等，排除所有身体疾病。接下来需要确定是否存在严重的营养问题。例如，患者是否缺乏维生素B_3、维生素B_6或者锌，然后考虑家族过敏史。我接触的许多患者都有食物过敏，尤其是小麦、牛奶和鸡蛋。我看到很多人仅仅在4天的交替饮食后就有所改善。所以，一定要注意食物过敏。最后看看他们吃的食物是否有营养。一个人不能通过服用大量的补剂来弥补不良的饮食习惯。

　　我将最佳剂量定义为既能够恢复健康，又不会产生副作用的剂量。然而，请记住，患者一旦康复，这时就需要维持剂量（可能会更低）。最佳剂量需要通过反复试验来确定。在我的一些书中，我详细描述了每种营养素的最佳剂量。

　　我曾经很困惑，为什么营养治疗对有些小孩起作用，而对另一些小孩不起作用，尽管他们的临床症状几乎都一样。后来，我了解了大脑过敏，发现一旦解决了环境因素和食物过敏问题，那些之前无反应的小孩也可能出现好的结果。除了建议调整环境外，正分子医学用来解决化学敏感的另一种方法就是提供能改善免疫系统的营养物质，尤其是维生素C、维生素E和硒。我们也可以使用一些更好的抗组胺药来降低过敏反应。

　　摘自Abram Hoffer的《正分子医学》（*Orthomolecular Medicine for Physicians*）和《科学的营养：预防和治疗阿尔茨海默病，增强脑功能》（*Prevent and Treat Alzheimer's, Enhance Brain Function*）；详情请见参考资料部分。

是一种耐受性良好的烟酸，在治疗恐慌症、抑郁症和强迫症方面有很好的前景。有些人对复合维生素 B 有不良反应，需要单独服用每种维生素，因为他们可能无法耐受补充所有的 B 族维生素。

牛磺酸：这种氨基酸维持着大脑中的神经递质功能，对维持强大的免疫系统和良好的视力至关重要。牛磺酸缺乏与癫痫发作有关。维生素 B_6 的缺乏会导致牛磺酸水平不足。牛磺酸是一种强抗氧化剂，对人体中镁的利用起着重要作用。

谷胱甘肽：这种蛋白质对去除体内的有毒金属（如汞和镉）至关重要，并且有助于对抗抑郁症。谷胱甘肽通常可以口服或静脉注射。毒素在细胞水平上大大增加了压力。（锌、硒和维生素 C 通常用于降低体内的毒素水平。）David Perlmutter 博士在《大脑康复：大脑疾病的有力治疗》（*Brain Recovery.: Powerful Therapy for Challenging Brain Disorders*）和《健脑手册》（*The Better Brain Book*）中描述了利用谷胱甘肽治疗帕金森病和其他运动障碍的情况。

色氨酸：这种必需氨基酸对人体产生 5- 羟色胺和褪黑素很重要。根据 David E. Comings 博士的研究，妥瑞氏综合征患者血液中的色氨酸的含量低于正常水平。直到 20 世纪 80 年代末，色氨酸一直是一种有效、常用的抗抑郁药和助眠剂。现在可以通过处方或一些小的营养补剂公司买到色氨酸（左旋色氨酸）。请在专家的建议下使用色氨酸和其他氨基酸。

5- 羟色胺：常被用作抗抑郁和治疗失眠。已经证明 5- 羟色胺对偏头痛和其他疾病有帮助，常常用来替代色氨酸，因为 5- 羟色胺与色氨酸的作用类似，但更容易获取。

S- 腺苷甲硫氨酸：一种存在于人体各处的天然物质，已被广泛用于治疗抑郁症。

贯叶连翘：治疗抑郁症最著名的草药之一。最近的研究表示，贯叶连翘对轻度和中度抑郁都有好处，可以减轻焦虑和压力。然而，纵观这些研究，结果喜忧参半。和其他影响神经递质功能的补剂一样，你应该和医师讨论其潜在的副作用。

抗氧化剂：维生素 A、维生素 E、维生素 C 常被推荐用于改善免疫功能。在这三种维生素中，维生素 C 是最为广泛研究的，它在减少炎症、促进愈合方面发挥着重要作用。辅酶 Q10 (Co-Q10) 是一种强抗氧化剂，可以增强免疫反应、改善肾上腺功能，并在细胞水平上防止氧化应激。锌和硒也具有抗氧化作用。

益生菌：据报道，益生菌与复合维生素联合使用，可以减轻压力和疲劳、改善免疫系统。抗生素能够抵抗有害细菌，而益生菌（如酸奶中的嗜酸乳杆菌）是促进有益细菌生长的天然物质。抗生素破坏了消化道细菌群落的平衡，因为在消灭有害细菌的同时也破坏了有益细菌。

矿物质：大脑和神经系统依赖锰、钙、铁、硒、锌和（或）铜等矿物质的适当平衡。有经验的营养医师可以帮助确定哪些矿物质不足或过量（如铜过量）。

镁：这种重要的矿物质能放松神经冲动、减轻头痛和缓解肌肉收缩。肌肉痉挛是缺镁的症状之一。研究人员 Jon B. Pangborn 博士认为，补充镁可以帮助一些人消除抽搐症状。另外，Bonnie Grimaldi 提出了一个理论，镁缺乏可能是很多妥瑞氏综合征患者得病的根本原因。镁有助于使人获得安静的睡眠，并有助于消除体内的有毒金属铅和镉。研究表明，许多人体内都缺镁。

锌：锌对维持适当的免疫功能、神经递质的作用、必需脂肪酸的代谢以及健康的消化道是必需的。William Walsh 博士指出，在抑郁症患者中发现了低锌高铜的情况，并且这种异常的比例在自闭症人群中很普遍。营养医师可以帮助你探索这种可能性，并提供有针对性的治疗来平衡锌铜比例。

消化酶：补充消化酶不是一个新概念，然而，新的补充方式效果更好。建议用餐时服用消化酶，这样消化酶就可以通过促进消化来防止食物过敏反应。休斯敦营养学会（Houston Neutraceuticals）和柯克曼实验室正在研发和销售一系列新的植物性消化酶，并提供有用的信息。

ω-3 必需脂肪酸与抽动症

我们体内的细胞被一层由必需脂肪酸衍生的脂肪化合物组成的膜包围着。必需脂肪酸对大脑中正常的神经受体的形成和传递以及视网膜中化学信号的交换至关重要。许多营养学家认为，标准的西餐中缺乏足够数量的"好"脂肪，如必需脂肪酸。天然食物中含有的健康但易腐的脂肪往往会被有害的反式脂肪所取代，以使产品保质期更长。

人体内不能产生"必需脂肪酸"，它们必须来自我们的饮食。20世纪90年代末，Andrew L. Stoll 博士报告称，富含必需脂肪酸的鱼油对治疗某些双相情感障碍（躁郁症）患者有积极的治疗效果。自此，人们对必需脂肪酸的兴趣激增。人们很快发现必需脂肪酸对注意缺陷多动障碍也有帮助，同时含有必需脂肪酸的保健品上市。之后，人们还发现了必需脂肪酸对健康的其他好处。

目前尚不清楚必需脂肪酸代谢的确切机制。体内必需脂肪酸的平衡至关重要。有经验的医师会推荐维持这种平衡所需要的食物和补剂。目前，纽约大学儿童研究中心（New York University Child Study Center）正在评估用 ω-3 必需脂肪酸来治疗妥瑞氏综合征的效果（针对儿童和青少年）。今年是妥瑞氏综合征协会资助该项研究的第二年，本书第一次出版时（2005年），这个项目仍在进行。参与者正在补充鱼油和橄榄油（安慰剂）。该项目首席研究员 Vilma Gabbay 博士，以及 Barbara J. Coffey 博士和 Carmen Alonso 博士设想，在试验组中，ω-3 必需脂肪酸会通过影响 5- 羟色胺的作用来减轻抽动症和强迫症的症状。Gabbay 博士告诉我们，她申请相关研究基金的原因是有很多家长报告服用 ω-3 必需脂肪酸缓解了他们小孩的抽动症。

确定必需脂肪酸的需求

一些专家认为，红细胞分析是测量脂肪酸水平的最佳方法之一，以确定是否需要特定的补充。

William J. Walsh 博士对 ACN 解释说："我们在使用多不饱和脂肪酸治疗精神病患者方面取得了巨大的成功，但我们也发现，如果服用不当，ω-3 脂肪酸和 ω-6 脂肪酸会导致症状恶化。理想的治疗方案是确定该患者在多不饱和脂肪酸方面的生化特性，然后进行相应的治疗。"

还有一些专家认为，通过补充试验并仔细观察症状，可以省下实验室检测费用。ACN 收到的报告显示，食用鱼油有助于减少一些人的抽动症症状，但也有人发现鱼油会加重他们的症状［他们可能需要不同类型的脂肪酸（如亚麻籽或核桃），也可能不需要任何补充］。食用鱼油，尤其是大剂量食用，可能会出现躁狂、血液稀释、血糖水平不稳等情况。必需脂肪酸补剂也可能与药物有相互作用。使用前请与医师确认。

实验室可以通过红细胞分析来评估必需脂肪酸的情况。检测"游离脂肪酸"是另一回事，并不能提供所需要的信息。目前有 MetaMetrix 网站和 Genova Diagnostics 网站在从事这项分析，你可以与你的医师分享一下。

寻找优质必需脂肪酸来源

必需脂肪酸的植物来源包括深绿色叶蔬菜和豆制品。月见草、琉璃苣、亚麻籽、黑加仑籽、花生、核桃、大豆、橄榄和菜籽油也是很好的必需脂肪酸来源。鱼油是 ω-3 脂肪酸最丰富的来源。由于污染，一些鱼油中汞或其他污染物的含量很高。因此，找到纯净的必需脂肪酸来源很重要。必需脂肪酸还必须新鲜，亚麻籽油和一些其他油类需要冷藏。因此，通常要注意容器上的保质期，并且应寻找在低温下加工的油。

二十二碳六烯酸 (DHA) 是鱼油中最有益的营养素之一，现在可以从海藻中获取。

维生素 E 和迟发性运动障碍

迟发性运动障碍是一种极具破坏力的神经系统慢性疾病，可能是长期使用药物治疗抽动症导致的。换句话说，为了治疗一种运动障碍，而出现了另一种运动障碍。迟发性运动障碍的症状包括不自主的，有时是永久性的面部、舌、下颌、躯干和四肢的剧烈运动。一些过时的抗精神病药物，如氟哌啶醇、匹莫齐特和氟奋乃静很可能引起问题，但即使是一些比较新的药物也并非没有风险。尽管结果喜忧参半，但补充维生素 E 有助于改善病情的初步报告令人鼓舞。另一项研究表明，使用维生素 E 和维生素 C 有助于减轻现有症状。其他的抗氧化剂目前也在研究当中。然而，需要更多的研究来证明营养补剂对预防和治疗迟发性运动障碍的益处。

生物分类及亚群

20 世纪 70 年代，William J. Walsh 博士在伊利诺伊州沃伦维尔的法伊弗治疗中心（Pfeiffer Treatment Center）完成了一项针对 24 对兄弟的研究。每对兄弟中有一人曾被诊断患有妥瑞氏综合征。Walsh 博士和他的团队发现，妥瑞氏综合征患者有多重化学物质失衡，其中包括一组微量金属元素异常。研究

> Walsh博士和他的团队发现，妥瑞氏综合征患者有多重化学物质失衡，其中包括一组微量金属元素异常。研究人员得出结论，妥瑞氏综合征不是一种单一疾病。

人员得出结论，妥瑞氏综合征不是一种单一疾病。相反，有个别的"显型"（生物标记）可能需要完全不同的治疗方法。Walsh 博士解释说，他当时只得出了初步的研究结论，这些结论也没有考虑亚群的具体分类。从那以后，科学评估技术和分析取得了长足的进步。这方面的研究还有待进一步深入。

在抑郁症营养因素领域，Walsh 博士的研究模式十分有用，有助于我们了解对抽动症进行分类的意义。许多同时患有抽动症的抑郁症患者也对这些分类感兴趣。在分析了 3000 多名临床抑郁症患者的实验室数据之后，Walsh 博士与 ACN 分享了以下观点，描述了 5 种可能需要治疗的抑郁症症状。

高铜血症：这种情况在经历产后抑郁或其他形式的荷尔蒙抑郁的女性中尤为普遍。营养治疗反应良好，重点是促进金属硫蛋白系统实现微量金属元素的适当平衡。

低甲基化（高组胺）：这些患者往往有成瘾性或属于强迫性完美主义者。他们往往有过敏和季节性抑郁症。使用 S- 腺苷甲硫氨酸和其他营养素可能有帮助。

过度甲基化：这些患者通常表现出焦虑症和抑郁症的综合症状，容易出现恐慌。推荐以营养治疗为主，旨在降低多巴胺和去甲肾上腺素水平。

中毒：少数抑郁症患者的主要化学失衡表现为重金属中毒。

吡咯障碍：这种化学失衡与抑郁、严重焦虑和压力控制能力差有关。吡咯尿症是许多行为障碍和情感障碍的特征之一。吡咯会导致严重的锌、维生素 B_6 和花生四烯酸缺乏。维生素 B_6 是 5- 羟色胺的辅助因子。常见的症状包括脾气暴躁、情绪波动、短期记忆力差和经常感染。检测尿液中的隐吡咯是最理想的实验室检查。治疗主要是补充锌、维生素 B_6 以及 ω-6 脂肪酸。

类似的抽动症亚群鉴定有助于制订适当的营养治疗计划。Walsh 博士表示，如果有资金，他将会推进这方面的研究。

用营养素控制注意缺陷多动障碍

我们知道许多患有抽动症的儿童也患有注意缺陷多动障碍。我们从大量关于营养对注意缺陷多动障碍影响的研究中发现，从营养素方面进行研究为抽动症的治疗指明了方向。例如，最近发表的报告显示，注意缺陷多动障碍患者也经常缺铁。缺铁越严重，注意缺陷多动障碍症状就越严重。体内镁含量低也会导致注意缺陷多动障碍，补充镁可以改善症状；锌也是关键因素。研究发现，其他对注意缺陷多动障碍有帮助的营养素包括维生素 B、维生素 C、必需脂肪酸、选择性氨基酸（如肉碱）、碧萝芷（一种通常从松树皮中提取的抗氧化剂）和葡萄籽提取物。

最近发现，针对注意缺陷多动障碍的综合营养计划与哌甲酯（利他林）一样有效，而且没有副作用。该研究的首席研究员 Karen L. Harding 博士选取了 50 多种营养素。类似的营养配方对注意缺陷障碍也有帮助。

复合营养品

在营养治疗方面有专业的建议是最理想的，但是许多人负担不起反复去诊所和实验室检测的费用——其中许多项目都不在医保范围内。实际上，即使钱不是问题，要找到一个具有丰富经验的专业营养治疗师也不容易。

许多家庭可能会选择补脑的复合营养品，其中包含多种营养素——与复合维生素的概念类似。有时候，这在某种程度上是有帮助的。

由于这样那样的原因，许多家庭可能会选择补脑的复合营养品，其中包含多种营养素——与复合维生素的概念类似。有时候，这在某种程度上是有帮助的。人们总是担心一些营养物质会导致体内营养失衡。

加拿大艾伯塔省雷蒙德市的非营利机构（TrueHope Nutritional Support,

Ltd.）研发的一种名为"必备矿物质复合剂"（Essential Mineral Power Plus）的产品，其中含有维生素、抗氧化剂和氨基酸。4 项独立的研究证明，该产品对一种或多种传统药物难以治疗的疾病有效，如双相情感障碍、行为障碍、暴发性愤怒和焦虑症。尽管这些研究规模小，但结果令人鼓舞。

Bontech 补剂是 Bonnie Grimaldi 为妥瑞氏综合征、注意缺陷多动障碍和强迫症患者研发的。她建议的治疗方案包括补充营养补剂和调整饮食。ACN 收到了许多轶事报告，说 Grimaldi 的治疗方案在一些病例中极大地减轻了抽动症症状。目前，我们尚无法预测使用 Bontech 补剂而受益的人的比例，也无法预计推荐的饮食调整在改善症状方面所起的作用。详情请见：www.bonniegr.com。

佛罗里达州珀尔马特健康中心（Perlmutter Health Cente）的主任 David Perlmutter 博士在创新科学研究方面享有盛誉。他是一位医学作家和神经学家，他开发了用于一般大脑支持的营养产品。

编者按：ACN 既不从任何补剂的销售中获得经济利益，也不为上述任何产品担保。市场上还有其他相关产品。如果发现有任何副作用，请停止使用并告知你的医师。

草药疗法

卡瓦（kava）：众所周知，这种草药有助于缓解压力，促进睡眠。20 世纪 90 年代，人们开始担心卡瓦补剂可能会导致肝功能失调，使得这种补剂在一些国家被禁止食用。夏威夷大学的一个科学团队指出，当对草药的需求急剧增加时，问题就出现了。一些欧洲制造商在胶囊中掺入了通常被丢弃的卡瓦树皮，而卡瓦树皮里面含有一种对肝脏有负面影响的物质。最近，卡瓦补剂的使用再次开始上升。然而，向你的健康医师咨询有关卡瓦的建议并密切监测草药的使用是很重要的。

缬草（valerian）：缬草长期以来被认为是一种肌肉和神经松弛剂，具有助眠作用。缬草使用安全，无已知副作用，但尚未对其长期使用做出评估。尽管缬草应用广泛，但关于它是否能助眠的研究却众说纷纭。

假马齿苋（bacopa）：假马齿苋也叫婆罗米，已经被证明可以改善脑细胞活动，并且具有镇静作用。研究表明，假马齿苋具有抗压力和抗抑郁的特性。有报道称，假马齿苋能提高精神敏锐度，让人更容易接受新信息。没有不良反应的报告，但尚未进行长期使用的充分评估。

绿薄荷（spearmint）和甘菊（chamomile）：这两种草药均可令人感觉更放松。

白色西番莲（passiflora incarnata）：众多研究都证明西番莲有助眠的作用，它也被用作抗痉挛药。

人参（西洋参）和银杏叶的提取物：经初步研究，二者都能改善注意缺陷多动障碍症状。

复方草药制剂：这是 Andrew T. Weil 博士和延寿基金会（Life Extension Foundation）联合研发的产品，据说能缓解压力、放松身体，但我们没有找到关于这些产品的研究。

如果你想通过补剂或茶进行草药治疗，一定要寻找可靠的药源，避免使用那些不可靠厂家生产的含有有害物质的草药。

提醒

一般来说，天然物质比大多数处方药要安全得多。但这并不意味着它们不会产生副作用，也不意味着它们可以安全地不加选择地服用。（不要认为一种好，两种就一定会更好。）要了解其潜在的副作用，最好咨询在营养疗法和

> 一般来说，天然物质比大多数处方药要安全得多。但这并不意味着它们不会产生副作用。

服药妙招

学龄儿童，甚至是成人都可能反感服用补剂。让孩子服用药物或补剂尤为困难。但当小孩确实需要补充的时候，可以哄骗或略施小计。以下建议可以针对不同年龄段的人进行调整。

如果小孩不能吞咽药片、药丸或胶囊：

- 看这种营养物质是否能通过液体、粉状或舌下含服法给予。

- 有些补剂可能需要整体服用。不需要整体服用的，可以将药片或药丸压碎，必要时也可将胶囊倒空。

- 可将胶囊内药物或碾碎的药片与苹果酱、布丁、酸奶、土豆泥、香蕉泥、冷冻的浓缩树莓汁混在一起。关键是和食物混合后量不要太多。量太多就可能吃不完，营养补剂摄入的量就不够。鼓励孩子尽快吞咽，避免咀嚼。

- 将营养粉末与少量糖（如果耐受）、蜂蜜或天然水果饮料粉混合在一起。将混合粉末置于少量面包上，再包起来吃掉。吃完后，喝水顺下去。

- 将补剂放在嘴里，喝点水，咽下去之前把头放低。看似没用——但确实管用。

- 用吸管吸：将药放进嘴里，然后用吸管喝水，这样有助于吞咽。

当服用液体补剂时：

- 如果用滴管，则将液体滴在舌侧偏后的位置。任何东西放在舌头中央都可能引起呕吐。

- 使用口腔注射器（不含针头），在舌侧偏后的位置注射。

- 将液体补剂冷却，冷却有助于降低味觉的感知能力。

如果严重的吞咽问题持续存在，请寻求专业的意见。

草药疗法方面经验丰富的医师。有些营养物质与草药会产生相互作用，因此要告诉你的处方医师，你打算服用或已经在服用的任何补剂。

选择高质量的品牌，严密监测症状，如果发现不良反应，停止或者减少剂量。服用某些营养补剂后，症状在好转之前可能会出现1~2周的恶化。专家的建议可以帮助你避免过早地停止服用有益的补剂。

本节小贴士

1. 营养治疗需要耐心和毅力，可能会获得丰厚的回报。

2. 由于身体和营养治疗的复杂性，为了达到最佳治疗效果，请寻求专业帮助。

3. 可以从不同的角度治疗症状，而不是只关注抽动症。例如，如果你同时患有抽动症和抑郁症，可考虑服用补剂来改善心情；可以通过营养治疗和草药治疗来缓解压力和焦虑。

4. 坚持采用补剂治疗时，最大的挑战之一就是确保补剂被服用。可以参考第215页给出的建议。

笔记：

_____

_____

_____

_____

_____

_____

_____

_____

_____

_____

第六章

临床与研究发现

第 **18** 节

白念珠菌相关问题的确诊与治疗

——William G. Grook 博士及 William Shaw 博士访谈纪要

20 多年前，William G. Grook 博士首次提出了白念珠菌致病的假设。当时还引起了学术界的广泛争议。白念珠菌一般存在于消化道、阴道及皮肤组织。它是如何引起疲劳、脑雾、注意力不集中、躯体疼痛、抑郁症以及许多其他症状的呢？虽然遭到批评者的抨击，但 Grook 博士坚持将他认为的重要健康问题公之于众。直至 2002 年去世，他一直都在分享从医师和患者那里收集到的各种治疗白念珠菌的措施。这些措施包括无糖饮食、不食用发酵食品；必要时使用抗酵母菌药物。他的假设得到越来越多的研究的支撑。

挪威的 Heiko Santelmann 博士在白念珠菌的研究方面取得了令人瞩目的

研究成果。在 2005 年 1 月最新出版的著作中，他主要研究了白念珠菌与肠易激综合征的关系，同时也回顾了白念珠菌及其他酵母菌的致病作用。他认为，白念珠菌还与特发性食物不耐受（原因不明）、化学敏感、酒精耐受性降低等有关。

如今，数百万的患者以及许多传统医师和整合医师已经认识到了白念珠菌的重要性，检测体内白念珠菌的方法也在不断改善。来自堪萨斯州莱内克萨市大平原实验室（Great Plains Laboratory）的 William Shaw 博士是研究白念珠菌检测与治疗方案的领军人物。本节有对 Shaw 博士的访谈纪要。

William G. Grook 博士访谈纪要

Grook 博士，畅销书《酵母菌关联》（*Yeast Connection*）的作者，国际卫生基金会（International Health Foundation）创始人。他积极探索白念珠菌对注意缺陷障碍的影响。在他去世（2002 年）前大约 2 年，笔者对他进行了一次访谈，摘录如下。

Grook 博士，最近有研究表明，糖与注意缺陷障碍或注意缺陷多动障碍并没有任何关系，您对此有什么看法？

早在 20 世纪 70 年，我不知道为什么糖会引起注意缺陷多动障碍。现在，我想我已经知道答案了。1979 年，我从 C. Orian Truss 博士那里知道了"酵母菌关联"这一概念。白念珠菌是诸多酵母菌中的一种。我们很多人都知道白念珠菌可以在阴道内过度生长，除此之外，它们还能在成人和儿童的消化道内过度生长，并导致免疫系统功能紊乱。白念珠菌在肠道内的过度生长，还可能会引起"肠漏症"。通常，肠壁也是一道屏障，只允许经消化后的营养物质进入血液。如果肠壁受损，一些未完全消化的物质，如蛋白质

（肽）就会渗透到血液中。这些物质一旦进入血液，便会遭到免疫系统排斥，引发抗体反应。当血液中的食物过敏原和毒素达到一定量的时候，便会引起一系列的症状，如疲劳、头痛、易怒、抑郁和多动。

糖和其他简单碳水化合物会促进酵母菌的生长繁殖。我注意到，很多和我一起工作的年轻人都因摄入糖（蔗糖、甜菜糖、玉米糖、玉米糖浆）而变得更加多动。我认为是糖为白念珠菌提供了营养。

您建议如何对这些孩子进行治疗呢？

我开始帮助一些患者，将糖从他们的饮食中去除，并给他们开了些处方和非处方类的抗酵母菌药。1993 年，田纳西州孟菲斯市圣裘德儿童医院（St. Judes Childrens Hospital）的研究人员对免疫力低下的老鼠进行了一项研究。他们给一组老鼠喂食葡萄糖，而给对照组老鼠喂食无糖食物。结果显示，食用葡萄糖的老鼠的胃肠道内的酵母菌是对照组的 200 倍。去除糖类是改变饮食很重要的第一步。

哪些孩子最有可能出现这种问题？

1987 年，Randi J. Hagerman 博士和他的同事在《临床儿科学》（*Clinical Pediatrics*）上发表了一项关于儿童学习和行为问题的研究。90% 以上接受过药物治疗的注意缺陷多动障碍儿童有过 3 次或以上耳部感染，69% 的儿童有过 10 次以上的耳部感染。相比之下，在有学习障碍的非注意缺陷多动障碍儿童中，只有 50% 的儿童有过 3 次或以上耳部感染，且只有 20% 的儿童有过 10 次以上感染。

我认为，反复使用抗生素治疗耳部感染会形成一个恶性循环，造成反复感染，并加重神经系统症状。这一循环的发生是因为抗生素摧毁的不仅是有害细菌，还包括消化道内有助于抑制酵母菌过度生长的有益细菌。一旦抗生素破坏了体内的细菌平衡，就很可能造成酵母菌的过度生长。

> 反复使用抗生素治疗耳部感染会形成一个恶性循环，造成反复感染，并加重神经系统症状。这一循环的发生是因为抗生素摧毁的不仅是有害细菌，还包括消化道内有助于抑制酵母菌过度生长的有益细菌。

正如你在新闻媒体上看到的，越来越多的人正在使用哌甲酯。《美国周末》（*USA Weekend*）中的一篇文章指出，过去 10 年，哌甲酯的产量和销量增长了 9 倍。尽管哌甲酯有助于控制注意缺陷障碍和注意缺陷多动障碍，但无法解决导致这些症状的原因。根据我的经验，许多注意缺陷多动障碍儿童可以通过无糖饮食及口服抗酵母菌药物来控制病情。

当然，也不全是这样。有些孩子确实需要哌甲酯，且服用后病情能好转，不过最好能结合一下我给的一些建议。也有一些情况，即使最好的饮食管理或营养支持也不足以使病情好转。因此，当有必要服用哌甲酯或其他类似药物时，父母不应感到愧疚。按照我的方法，家长可以不断地减少用药量。

您推荐的抗酵母菌药物有哪些？

抗酵母菌药物有处方类和非处方类。有助于控制白念珠菌过度生长和恢复肠道内菌群平衡的非处方类药物包括辛酸、益生菌（如嗜酸乳杆菌或其他益生菌制剂）、柑橘籽提取物、大蒜以及草药产品。非处方类药物须在医师指导下服用，尽管擅长这类疾病的专科医师并不好找。

处方药也可能有用，如制霉菌素、氟康唑、伊曲康唑以及酮康唑。

除了您刚刚说的这些，患者为了控制病情还需要注意什么呢？

营养补剂非常重要。要服用一些无酵母菌、无糖、无色素的复合维生素、矿物质和抗氧化剂。必需脂肪酸也可能对注意缺陷多动障碍儿童有益。我推荐亚麻籽油，它非常安全，而且同时含有 ω-3 脂肪酸和 ω-6 脂肪酸。亚麻籽油既可以添加到沙拉酱里面，也可以直接食用，但必须新鲜。我还推荐葡萄籽提取物以及碧萝芷（从松树皮中提取）。

在开始酵母菌控制之前，应该先排除对灰尘、霉菌以及可吸入过敏原的过敏反应，因为此类过敏反应同样会影响神经系统的功能。一个人如果有与酵母菌相关的健康问题，那么往往会对环境中的日常化学物质过于敏感。因此，应尽量远离香水、清洁用品、油漆、杀虫剂、烟草烟雾、柴油烟雾等。在饮食方面，最好购买有机食品，买预制食品时要选择玻璃容器包装的，不要选择塑料容器包装的。其他饮食方面的建议在我的很多书里也都有提到。

家长应该鼓励患有注意缺陷多动障碍的孩子少看电视，多到户外呼吸新鲜空气。当然，爱、鼓励、赞美、欢笑和拥抱对他们也很重要。

对 William Shaw 博士的访谈纪要

Shaw 博士是营养生物化学和检验医学方面的专家和资深讲师，最新著作是《自闭症和全面发育迟缓的生物疗法》（*Biological Treatments for Autism and PDD*）。可能大家对 Shaw 博士的了解更多的是他在自闭症方面的研究，不过，他对抽动症的研究也特别感兴趣。他拥有临床化学和毒理学执业资质，曾经是密苏里大学堪萨斯城医学院的副教授，并在密苏里州堪萨斯城儿童慈善医院担任临床化学、毒理学和内分泌学主任。Shaw 博士现在是堪萨斯州莱内克萨大平原实验室主任。笔者对他进行了采访。

您能谈谈白念珠菌对神经系统的影响吗？

正如您在 *Latitudes* 上讨论的那样，许多患有注意缺陷障碍、注意缺陷多动障碍、妥瑞氏综合征、自闭症、抑郁症、强迫症及其他精神疾病的患者都有食物敏感问题。白念珠菌是一种常见的致病酵母菌，对中枢神经系统的生化途径有重要影响。

酵母菌以菌落或游离单细胞的形式存在。以菌落形式存在的酵母菌会分泌酶，如磷脂酶和蛋白酶。这些酶会破坏肠道黏膜，让酵母菌菌落能够附着在肠壁上，然而这会导致肠黏膜穿孔，也就是"肠漏症"。患上肠漏症之后，一些未经消化、通常会被肠黏膜阻挡和分解的食物微粒就会通过肠黏膜进入血液，从而引起食物过敏。神经系统反应与这些食物过敏有关。因此，对许多患者而言，治愈肠漏症能减轻食物过敏。

对于白念珠菌的检测，您有什么建议？

让我们先来看看胃肠道中酵母菌的检测。最常见的检验是粪便检测，这是非常有用的。但是，粪便检测也会出现假阴性的情况，发现不了酵母菌问题。如果患者体内的免疫球蛋白 A（IgA）含量很高，这种存在于呼吸道和胃肠黏膜中的抗体就会防止细菌的入侵。IgA 由派氏集合淋巴结分泌，后者是肠胃道免疫系统的一部分。

有时，即使症状表明肠道内有白念珠菌过度生长，但粪便样本中却找不到酵母菌。出现这种情况时，我们往往会检测粪便中的 IgA，结果发现其含量相当高。这时，如果我们用其他的检测方法，通常会发现大量的酵母菌副产物。该检测的原理是：酵母菌在肠道内发酵，发酵产物被肠道吸收后进入循环系统——肠道周围的血管。然后，这些发酵产物和白念珠菌副产物随着血液传遍全身。如果对这时的血液进行过滤，就能检测出这些副产物。在大平原实验室，我们对尿液进行有机酸检测，目的不是检测尿液中的白念珠菌，而是检测其副产物，从而证明胃肠道中存在酵母菌。

在很多病例中，我们发现发酵产物的含量非常高，相应地，IgA 也很高。酵母菌也可能不在肠腔内，而是依附在肠道内壁。在这种情况下，粪便分析可能会显示阴性，但实际上存在酵母菌。

> 酵母菌也可能不在肠腔内，而是依附在肠道内壁。在这种情况下，粪便分析可能会显示阴性，但实际上存在酵母菌。

而对血液进行检验，既可以测定酵母菌副产物，也可以测定酵母菌培养物。酵母菌培养物往往呈阴性，除非患者病情严重，出现大量培养物时才会呈阳性。现在还有一种新的血液检测技术——聚合酶链反应（PCR），它可以检测酵母菌的核酸。我们利用 PCR 对血液酵母菌培养物呈阴性的病例进行了检验。事实上，PCR 对血液中白念珠菌含量的测定还要更加灵敏。

现在对白念珠菌的影响还存在诸多争议，很多传统医师不认为白念珠菌会影响大脑功能，是这样的吗？

许多人很难理解为什么胃肠道酵母菌有神经毒性作用，但是，很明显，酵母菌副产物对身体有很大的毒性作用。例如，胶霉毒素是一种小分子化合物，会损害免疫系统，并且杀死白细胞。这也是为什么人体感染白念珠菌后会复发的原因之一，因为免疫系统被这种酵母菌所产生的胶霉毒素给破坏了。当然，并不是所有的白念珠菌都会产生胶霉毒素，但几乎一半都会。这个问题还没有得到医学界的重视，而且一些主流医师不承认酵母菌会导致神经系统问题的事实。但他们忽视了这些小分子化合物可能具有极高的毒性。据估计，仅需 1 mg 该毒素（相当于一粒盐的重量）就可致命，堪比致命的肉毒杆菌毒素。

此外，白念珠菌还会产生许多别的副产物，如树胶醛糖，它可以将许多不同种类的蛋白质交联在一起。酵母菌与蛋白质交联的部分是分子中最重要的部分，也是蛋白质最活跃的部分。酵母菌产生的树胶醛糖能与蛋白质中的活性部位发生反应，从而使其失去生化功能活性，包括酶的功能。这些生化功能包括运输各类物质，协助维生素发挥其作用，还可以充当结合蛋白。上述所有这些功能，都可能因为树胶醛糖的交联作用而受到影响。

最容易受影响的是两种特定氨基酸（精氨酸与赖氨酸）含量较高的蛋白质，这些蛋白质可与树胶醛糖发生反应。白念珠菌实际上是将赖氨酸和精氨酸交联在一起。这两种氨基酸在组蛋白中的含量最为丰富，因此，组蛋白最容易受到损伤。这些蛋白质非常重要，它们存在于细胞核中，并参与基因的调节：即基因的开关。假如一个小孩，在他6个月到两三岁的时候，其体内树胶醛糖的水平过高，组蛋白的调节模式就会受到影响，从而导致发育异常。树胶醛糖是白念珠菌的简单副产物——一种在人体新陈代谢中通常发现不了的单糖——能造成大麻烦。

树胶醛糖在人体新陈代谢中并不常见吗？

是的。换句话说，人体通常并不产生这种单糖。此外，树胶醛糖还可阻止维生素 B_6、生物素及硫辛酸发挥作用的 3 个重要位点。所有这些物质在细胞的氧化还原反应中都很重要。它们是重要的辅酶，涉及近百种对人类生物化学非常重要的生化反应。

还有其他疾病与白念珠菌有关吗，尤其针对儿童？

白念珠菌在注意缺陷障碍和注意缺陷多动障碍患儿体内很常见——其含量甚至超过了自闭症患儿。我们甚至发现，90% 的注意缺陷障碍和注意缺陷多动障碍都与白念珠菌有关。我们还经常在癫痫患儿体内发现白念珠菌。我想这也是为什么生酮饮食或限制碳水化合物的饮食能治愈某些癫痫的原因。很多人都熟悉这种饮食，其对碳水化合物几乎是完全限制的。我怀疑，这种饮食能奏效可能是因为它实际上是一种抗酵母菌的饮食。这种抗酵母菌的饮食被称为"穴居人"饮食，大多数的碳水化合物都受到严格限制，尤其是在治疗的最初几个月。由于酵母菌在许多癫痫患儿体内十分常见，因此，我怀疑它可能是某些癫痫发作的主要原因。

我们还发现，许多妥瑞氏综合征患儿体内也有大量的白念珠菌。在某些情况下，针对肠道菌群失调的治疗可以改善妥瑞氏综合征的症状。我们发现，酵母菌问题会影响儿童的神经精神疾病或神经发育疾病，以及成人的精神分裂症。

酵母菌还有一个副作用：它会产生一种叫作环肽的化合物，这种化合物会抑制内分泌系统的一种关键调控因子——DPP4酶。该酶参与调节30~40种肽激素的激活或失活。因此，一旦这种酶被环肽破坏，整个内分泌系统就会被破坏。DPP4酶也参与调节消化功能和调节一些免疫调节器，如细胞因子。所有这些都可能受到这种很容易被胃肠道吸收的简单低分子化合物（环肽）的影响。

> 酵母菌还有一个副作用：它会产生一种叫作环肽的化合物，这种化合物会抑制内分泌系统的一种关键调控因子——DPP4酶。

因此，即使在酵母菌并未侵入血液和身体其他部位的情况下，白念珠菌所产生的各种有毒物质也能对身体产生明显的影响。

在抗酵母菌治疗方面您有什么建议吗？

要记住最关键的一点，在有些情况下，白念珠菌引起的问题非常严重。

很多人没有意识到，白念珠菌的治疗是一个长期的过程。对于有些病例，我会建议至少为期 1 年的制霉菌素或其他合适的药物治疗。有很多有效的药物，其中包括非处方草药。根据我的经验，所有的这些药物都有一定的效力。的确，我们收到的报告显示，这些药物针对不同的病例都会起作用，但这取决于特定的敏感性。因此，我们通常建议在做检查时，将酵母菌副产物的检测和粪便检测结合起来。这样，找到酵母菌的机会就会大大增加了。如果能够通过粪便培养发现酵母菌（我已经解释过，也可能找不到），你就能够找到最有效的治疗方法。

如果粪便检测没有确定酵母菌类型，患者只能进行试探性治疗吗？

是的。他们可以进行试探性治疗，直到成功找到临床治疗方案。然而，请注意，在治疗初期可能会出现消亡反应，使得症状暂时增加。事实上，这表明治疗是有效的。

我估计，30%～40% 的自闭症患儿有梭状芽孢杆菌的副产物，60%～70% 的自闭症患儿存在白念珠菌引起的问题。控制梭状芽孢杆菌也能有效治疗某些抽动症。有时候，仅仅几天的益生菌治疗就消除了抽动症。

您在饮食方面有什么建议吗？

众所周知，有两种食物对自闭症和注意缺陷障碍的影响最大，它们是小麦和牛奶。初步证据表明，还有一种白念珠菌肽，可能与小麦、牛奶中的肽结构相似，因此它们具有相同的阿片类效应。这就是为什么这些疾病的症状可能与小麦、牛奶过敏所表现的症状极其相似。无论是小麦、牛奶，还是白念珠菌，它们可能影响相同的受体部位。最近的研究证实，白念珠菌含有一种细胞壁蛋白，其中有 150 个氨基酸与麸质相同。

您说的"初步证据",是医师向您反馈的实验室结果,还是您在临床中发现的?

我们收到的反馈来自医师和患儿家长,我们也有诊所。如果一个家庭找不到能够提供积极治疗的医师,我们可以提供建议,他们可以尝试,比如草药治疗。我们也通过这样的方式获得反馈。有时,家庭医师会安排检查,但不愿意根据检查结果进行治疗。在这种情况下,我们会介绍一些草药制剂供家庭尝试。我们有专业的营养顾问提供建议,咨询费包含在检测费用之中。

对于抽动症,包括妥瑞氏综合征,您建议做哪些检测呢?

除了白念珠菌检测,医师还经常行免疫球蛋白 G(IgG)食物过敏检测和重金属筛查,其中包括血液重金属检测。针对重金属,我们通常先做头发检测,因为头发敏感性高,并且容易收集样本。头发检测也不是绝对准确,如果有人在多年前摄入过重金属,可能会检测不到。但如果你只打算做一项检测,头发检测是首选。

如果你想做更全面的检测,你也可以同时针对重金属做血液检测。对于某些病例,做尿液氨基酸检测也很有用。

您能否描述一下你们是怎样检测食物敏感性的吗?

坦率地说,食物敏感性检测是有争议的。我们发现,对那些有发育问题或有神经精神疾病的患者来说,IgG 食物过敏检测是最合适也是最有用的。一些科学文献也提到了 IgG 检测的好处,但是我们发现很多人接受的是传统过敏测试(如 RAST),IgE 结果通常为阴性,因此我们并不能获得什么有用的信息。我们认识到,威斯康星州密尔沃基市的美国过敏、哮喘和免疫学学会(Ameriacn Academy of Allergy, Asthma and Immunology)也建议进行

IgE 检测，但是他们关注的是典型过敏。我们的着眼点有所不同，我们关注的是可能与血脑屏障发生交叉反应的抗体。这些抗体引起的反应，我们并不完全了解，但是我们已经发现它们在临床上非常有用。我们已经了解到，如果你检测出哪一项呈阳性，去除问题食物，你往往会取得好的结果。到目前为止，最常见的是对牛奶和小麦的过敏，而且这些过敏发生在很多情况下。我经常建议在试验的基础上去除牛奶和小麦。IgE 检测对于吸入性过敏原（如灰尘、霉菌等）更有用。我们提供吸入剂过敏检测，有时这类过敏反应会引起抽动症。

为什么白念珠菌会导致如此普遍的问题？您怎么看？

有一些可能与疫苗有关。例如，汞（硫柳汞）最近才从大多数疫苗中去除。汞会抑制白细胞中酶的活性，特别是髓过氧化物酶，细胞利用这种酶来杀死白念珠菌。这是疫苗中的硫柳汞可能会引起白念珠菌复发的一种方式。尽管白念珠菌和疫苗看似毫不相干，但实际可能有关联。

此外，当动物接触麻疹病毒时也会引起念珠菌病复发。最近有报道称，在 85% 的受试儿童身上观察到，麻疹病毒严重抑制了细胞对白念珠菌的免疫力。所以，无论是病毒本身，还是病毒疫苗株或疫苗中的汞，都可能引起念珠菌病的复发。正如我提到的，念珠菌病的复发是治疗自闭症最困难的问题之一。同样有可能的是，如果儿童在同一天接种多种疫苗，这对免疫系统的危害比分散接种更严重。

与疫苗不良反应相关的最严重的风险因素就是孩子在接种疫苗时是否正在服用抗生素。根据我们的经验，如果正在服用抗生素，那么可能会导致严重的酵母菌问题。因为如果正在服用抗生素，其他的病毒和防腐剂在一定条件下会进一步降低机体的免疫力。这就导致了白念珠菌的毒性更难加以控制。

对抽动症有益的营养物质，如镁和必需脂肪酸，您有什么专业性的建议？

的确，这些是重要的营养成分，但又经常缺乏。缺镁是相当难检测出来的。我认为不必检测，可以适量补充点镁，然后观察反应。必需脂肪酸也可以采取同样的方法。必需脂肪酸可以检测，不过在我看来，你可先进行 1 个月左右的尝试性治疗，看是否有效果。如果有效果，就继续补充必需脂肪酸。如果没有效果或症状恶化，那么停止治疗。

我们经常会被建议补充钙和镁，因为缺钙、缺镁很常见，尤其那些在饮食中不得不限制牛奶的人。从 2 周岁到成人，我们推荐每天摄入 1000 mg 的钙。液体钙最好吸收。如果一个人消化不良，即使饮食中营养充足，也可能缺乏多种营养素。对于这类人，如果服用药丸，可能会上进下出，无法被吸收。因此，液体钙可能是最好的，如果没有液体钙，可以使用咀嚼钙补剂。

本节小贴士

1. 越来越多的研究表明白念珠菌对慢性疾病有影响。

2. 酵母菌的过度生长可能始于抗生素的滥用，不恰当的饮食又为其提供了养分。

3. 无论男女老少，都可能出现有害酵母菌过度生长的情况。

4. 实验室检测可以帮助确定肠道内是否有酵母菌过度生长。可能需要多种专业检测。

5. 白念珠菌可能引发肠漏综合征，从而导致食物敏感性增加和神经功能障碍。

6. 可能需要服用抗酵母菌药物和改变饮食来控制病情。

7. 服用抗生素时避免接种疫苗，因为这可能导致严重的酵母菌问题。

笔记：

_____

_____

_____

_____

_____

_____

_____

_____

第 **19** 节

治疗指南之临床实验室检测

——Joh B. Pangborn 博士

编者按：成功治疗抽动症最关键的一点是要确定各种症状的病因。其中重要的一步是确定可能影响大脑功能的生物失衡，这一步通常可以通过实验室检测完成。并不是每个患者都需要进行这些检测，但如果临床需要，医师会建议进行检测。

Pangborn 是化学工程博士，同时具有生物化学和人体新陈代谢领域的学术背景。他是伊利诺伊州圣查尔斯 Bionostics 公司的创始人兼总裁，该公司向健康专家提供有关新陈代谢、营养和毒性方面的信息。Pangborn 博士是美国化学家协会会员、俄亥俄州辛辛那提联合研究所营养生物化学兼职教授、经过认证的临床营养师、国际演说家，曾担任博士数据实验室（Doctor's Data Laboratory）总裁（1988—1995）以及大雾诊断实验室（Great Smokies Diagnostic Laboratory）代谢实验检测顾问（1996—2002)。他个人以及与他人共同拥有 9 项美国专利。Pangborn 博士是"现在就战胜自闭症！"项目的联合发起人，也是《自闭症：有效的生物医学疗法》（*Autism: Effective Biomedical Treatments*）（2005）一书的作者之一，该书从生物医学的角度对自闭症谱系障碍进行了评估和治疗。

Joh B. Pangborn 博士：

妥瑞氏综合征主要表现为不同程度的肌肉抽搐和痉挛，通常伴有无法控制的发声，属于锥体外系神经系统疾病。不同的患者在症状方面差别很大。许多临床医师把这种差别归因为后天的压力因素，这可能是一种遗传易感性。这里列出的实验室检测，旨在发现可能会引发或恶化病情的遗传易感性、环境、感染或饮食因素等。

妥瑞氏综合征通常与 18q22.1 位点上的 18 号染色体长臂异常有关。妥瑞氏综合征可能是常染色体显性遗传（目前尚不确切），但并非所有的妥瑞氏综合征都与 18q22.1 位点有关。[《哈里森内科学原理（第 13 版）》（*Harrison's Principles of Internal Medicine, 13th edition*），第 2208 页。] 尽管有些妥瑞氏综合征与 18q22.1 位点相关，但针对这种疾病目前似乎没有常见的遗传学检测（染色体或 DNA 分析）。

实验室检测

通过血小板肾上腺儿茶酚胺分析多巴、多巴胺及相关的单胺类：相对于胆碱能活动而言，妥瑞氏综合征似乎表现为过量的多巴胺能活动。血液，尤其是血小板，携带儿茶酚胺。过量的血液多巴胺或血小板多巴胺可能是多巴胺能活动增加的原因之一。多巴胺升高的生化原因包括铜缺乏或抗坏血酸盐缺乏，这两种营养物质都有助于产生多巴胺加工酶，即多巴胺 β- 羟化酶。其他间接影响多巴胺的营养物质或制剂包括：S- 腺苷甲硫氨酸、单胺氧化酶、单胺氧化酶抑制剂、镁。

血细胞矿物质分析：前面提到了镁的重要性，矿物质分析旨在评估血液中镁的含量。此外，缺镁也会导致类似妥瑞氏综合征的肌肉抽搐。对于有些病例，每天补充适量的镁，可以减少或消除肌肉抽搐。

活性抗坏血酸盐（非氧化或脱氢抗坏血酸盐）的血液或尿液分析：前面讲了抗坏血酸盐的作用。抗坏血酸，即维生素 C，也能增强一些抗精神病药物的作用，使药物在较低剂量下更加有效。这对于妥瑞氏综合征这种细胞受体结合位点（信息传递位点）被错误激活的疾病非常重要。而且，在某些情况下，高剂量（药理上）的抗坏血酸可以减轻多巴胺介导的不适当的行为（Rebec GV: *Science* 1985; Jan 227: 438-40）。

血胆碱测定：一些研究和论文一致认为，提高胆碱含量可以改善多巴胺能过量的情况（Wurtman and Wurtman,*Nutrition and the Brain*, vol3, Raven Press, 1979,167; vol 5,1979; 264-68）。胆碱可以通过卵磷脂得到补充。1998 年 4 月，胆碱成为"正式"的人体必需营养物质，就像维生素一样（Blusztajn, *Science* Aug 1998:794-95.）

全面粪便分析（含细菌学和真菌学）：这种分析包括对异常细菌和酵母菌以及与消化有关的代谢标志物的鉴定。检测原理是，消化不良、吸收不良以及肠道细菌或酵母菌的共同作用可能会产生假性神经递质。胃肠道通透性的异常增加（可以检测）可以为肠道产生的假性神经递质及神经毒素进入体内提供途径。使用消化酶、控制肠道内有害菌的过度生长（因抗生素所致）以及使用益生菌可以减少或消除这种假性神经递质的来源。

食物 IgG 与吸入性过敏原测试：这项检测可能对那些有食物过敏反应的人有用。食物过敏可能不会导致妥瑞氏综合征，但在患有妥瑞氏综合征的群体中，食物过敏并不罕见。食物过敏反应可能与消化不良有关，消化不良可能是导致肠道菌群失调和假性神经递质产生的原因，而肠道菌群失调和假性神经递质可能是导致妥瑞氏综合征发生或病情恶化的因素。IgE 介导的反应通常很迅速，不经临床检测也可能非常明显。IgG 介导的反应通常不迅速，几乎无法确定致病食物。因此，IgG 分析可能对饮食干预有帮助。另外，一些临床医师对吸入性过敏原（如花粉、霉菌和真菌）进行确认和消除或脱敏治疗后，患者病情有所改善。

血浆（空腹）或 24 小时氨基酸分析：通过该分析可以知道神经递质氨基酸前体的水平，并提示如果甲硫氨酸水平异常可引起 S- 腺苷甲硫氨酸的缺乏。纠正氨基酸水平异常有助于纠正神经递质失衡。24 小时尿液氨基酸分析应该包括测量一些短链食物肽的水平，如果超标，则表明消化不良和肠道通透性增加。通过对氨基酸结果的推断，还可以评估维生素 B_6、维生素 B_{12} 以及叶酸的功能活性。根据我的经验，如果出现异常，纠正维生素活性可以改善抽动症。

预约检查的建议

预约检查、了解检查结果、采取适当的治疗措施都需要医师的帮助，通常还需临床实验室技术人员的帮助。这些是专业的分析，需要特定的检测方案，提供检测的实验室也应提供所有的说明以及所需设备。通过分析来诊断分子水平的异常情况不是你自己就能做的。专业的营养学家在纠正维生素、矿物质或氨基酸缺乏等方面可以提供很大的帮助。

没有一家实验室可以提供上述所有的检测项目。要完成这 7 项检测，至少需要 3 家实验室。下面我们列出了能够提供相关检测的实验室。在样本要求、检测方案及费用方面，大多数实验都可以进行协商。当然，你的医师可以从下列以外的实验室安排相同的检测项目。

肾上腺儿茶酚胺分析［你应该要求将血浆或血小板分离成不同的分子成分，以获得各种儿茶酚胺（包括多巴胺）的不同水平，而不仅仅是整体水平。]

梅奥医学实验室（Mayo Medical Laboratory）——血浆检测，电话：(800) 533-1710

奎斯特诊断公司（Quest Diagnostics）——血浆检测，可以通过电话黄页联系当地实验室。

维生素诊断公司（Vitamin Diagnostics）——血小板检测，电话：(732) 583-7773

血浆或 24 小时尿液氨基酸分析；维生素分析（维生素 C，胆碱）；血细胞（红细胞）矿物质分析（尤其血细胞镁）。可能需要下面 2 家或 2 家以上实验室：

博士数据实验室（Doctors Data Lab，DDI），电话：(800) 323-2784

热那亚诊断公司（Genova Diagnostics）（原大雾诊断实验室），电话：(800) 522-4762

梅奥医学实验室（Mayo Medical Laboratory），电话：(800) 533-1710

维生素诊断公司（Vitamin Diagnostics），电话：(732) 583-7773

粪便综合分析

热那亚诊断公司（Genova Diagnostics），电话：(800) 522-4762

过敏测试

阿里特斯医学实验室（Alletess Medical Lab），电话：(800) 225-5404

热那亚诊断公司（Genova Diagnostics），电话：(800) 522-4762

免疫实验室（ImmunoLabs），电话：(800) 231-9197

免疫科学实验室（Immunosciences Lab），电话：(800) 950-4686

约克营养实验室（York Nutritional Labs），电话：(888) 751-3388

编者按： Pangborn博士认为应首先进行上述检测，为抽动症的治疗提供帮助。不过，正如他指出的，并不是强行规定患者在这些实验室进行检查，也不是每个患者都需要进行所有的检查。根据对患者身体和环境的评估，医师可能会建议增加其他的检查。这是一个新兴的领域，ACN期待将来为抽动症患者提供更多的生物学评估信息。

本节小贴士

1. 通过实验室检测来确定生物失衡，并制订治疗计划以减少抽动症的做法前景广阔，但仍有待探索。

2. 实验室的专家工作人员经常帮助临床医师理解检查结果的含义，这对于正确解释病情很有价值。

3. 本节所列的检查项目，以及本书中提到的评估并不是全部，可能还需要其他检查项目。另外，也不是每个患者都需要进行这些检查。

笔记：

_____

_____

_____

_____

_____

_____

_____

_____

_____

_____

第七章

其他疗法

第**20**节

行为疗法与心理咨询疗法

　　行为疗法是目前唯一经过严格评估的治疗抽动症的非药物疗法。虽然有限的研究已经表明，这种疗法对那些积极接受治疗的人是有效的，但许多患者和医师对此并不知道，所以你很难找到有经验的临床医师。

行为反向训练

　　Nathan H. Azrin 博士对抽搐行为控制的研究具有开创性。通过训练，他让患者掌握一些能预防或阻止抽搐的技巧。Azrin 博士师从 B. F. Skinner 博士，Skinner 博士被称为"行为疗法之父"。在接受 ACN 的采访时，Azrin 博士解释说，如果方法全面，医师训练得当，行为疗法对控制抽搐有好处。这一套技术被称为"行为反向训练"。Azrin 博士强调说，最近大家喜欢将他提出的步骤进行简化，而这样可能会降低治疗的成功率。接下来，我们将介绍行为反向训练的要求及步骤，以及其他有助于控制抽搐的行为方法。

　　竞争性反应：这种方法就是利用与抽搐引起的肌肉运动方向相反的肌肉

运动进行治疗。例如，利用颈部肌肉向下运动的等长张力，可以抵消将头部向上猛拉的抽搐。为了有效地利用竞争性反应，当出现想要抽搐的冲动或已经产生抽搐时，相反运动的肌肉至少收缩 2 分钟。下面是竞争性反应的三要素：

- 必须与抽搐运动的方向相反；

- 必须能够维持数分钟；

- 竞争性反应必须在社交场合不易引起他人注意，容易与正常活动相容。例如，当某人手部抽搐时，不能将手压在身下以抵消抽搐，因为这很明显，而且会干扰正常的活动。

自我监控：这个过程就是确定某种抽搐发生的次数，为此，手持计数器很有用。其目的是通过提高自我意识来减少抽搐发生的次数。

放松：放松练习包括渐进式肌肉放松、视觉意象、深呼吸和关于放松状态的自我陈述。需要每天练习来加强效果，当焦虑症或抽动症变得明显时也可以进行这类练习。渐进式放松可以缓解全身紧张。但是，如果你出现了非常严重的症状，那么放松练习很难奏效。

当症状得到缓解时，每天练习会帮助你培养放松的技巧。当你躺下或坐下时，首先注意身体的前部，注意力从脚部或头开始。然后逐渐有节奏地收缩并放松身体的每一处肌肉。当身体前侧的肌肉完成收缩和放松之后，将注意力转移到身体后侧并重复这一过程。完成后，安静地躺几分钟。无论是独自工作、坐公交或坐火车，还是在家，都可以进行这样的放松练习。

深呼吸：减压专家建议，要多注意自己的呼吸，并练习有控制的深呼吸。练习这些技巧可以让你在压力大的时候恢复放松的呼吸状态。当你觉得自己需要平静下来时，可以做一个简单的练习：站直，然后放松身体，双手自然下垂，闭上眼睛，想象自己需要从脚底深深地吸气才能呼吸。用这种方式缓慢呼吸数次。

视觉意象：闭上眼睛几分钟，想象一个放松的场景或在脑海中创造一个没有抽搐的画面。有些人看到自己身体充满了治愈之光，还有些人会看到平静美丽的湖泊。无论你选择什么意象，都应该产生一种平和的感觉。你也可以使用一些肯定的言语来增强平静感，对抗内心的压力。找出一些对你最有意义的词语，并用积极的方式来表达。例如，与其说"我不焦虑或者我没有失控"，不如告诉自己："我很放松，很平静。一切都在我的掌控之中。"

情境管理：这是行为治疗师用来奖励不让症状表现出来的患者的方法。奖励可以是表扬、答应进行某项活动、一次特别优待、金钱或者一件特殊的物品。据报道，这种治疗妥瑞氏综合征的方法对儿童比成人更有效。但研究结果表明，不宜将这种方法作为单一疗法。不建议家长、老师或其他人单独对孩子尝试这种方法，因为这可能会产生有害的影响，并使孩子情绪低落。只有专业人士才能确定情境管理是如何作为全面行为干预计划的一部分而起作用的。有一点很重要，读者要明白，不管是儿童还是成人，都不会为了获得"奖励"而轻易停止抽搐。

密集抽搐训练：在这种行为疗法中，成人或儿童可以利用休息之余，在规定的时间内（最多30分钟），故意尽可能快速"努力"地做出抽搐行为。这样做是为了让自己对抽搐行为感到厌倦。

催眠

Martin H. Young博士是马萨诸塞州伍斯特市发展与行为咨询项目（Developmental and Behavioral Consultation Program）的主任，同时也是利用催眠治疗抽动症的带头人。这里说的催眠疗法与我们熟悉的方式不同，这种催眠疗法更加复杂，需要被催眠者严格遵守规则。1988年，Young博士发表了这种治疗方法。他将自我催眠与行为反向训练和其他行为疗法相结合，在少数儿童身上取得了成功。已发表的研究表明，将催眠疗法与渐进式放松、生物反馈和视觉意象相结合对治疗妥瑞氏综合征有积极的效果。有医师提出，有些患者更适合这种疗法，这需要进一步的研究来解释。

认知行为疗法

认知行为干预已被证明对强迫症特别有益。在为数不多的研究中显示，这一疗法对抽动症也有帮助。认知行为疗法将认知或思维技巧与行为治疗相结合。通过探索思维过程，让患者知道与强迫症或焦虑症有关的某些思维模式是如何扭曲正在发生的事情的。例如，每当接电话的时候都会担心被告知，我们心爱的人已经去世。这就是扭曲或不符合逻辑思维的例子。

鉴于精神压力与抽动症之间的紧密联系，利用认知行为疗法治疗抽动症是合乎逻辑的。教人们意识到并避免一些使抽动症加剧的压力事件或某些社会情况是有用的。认知行为治疗的障碍包括找到一位有经验的治疗师，并能严格执行这一治疗方法。有些技巧更适合成人或年龄稍大的孩子，并不适合幼儿。

> 鉴于精神压力与抽动症之间的紧密联系，利用认知行为疗法治疗抽动症是合乎逻辑的。

Tamar Chansky 博士是宾夕法尼亚州普利茅斯米廷儿童强迫症和焦虑症治疗中心的主任。他写过 2 本书，讲述了如何利用认知行为疗法和其他行为矫正方法来减轻强迫症和焦虑症。这两种疾病的症状大多与妥瑞氏综合征的症状一样，而且还会增加与妥瑞氏综合征相关的心理压力。行为矫正疗法可能对妥瑞氏综合征患者有所帮助。《让孩子摆脱强迫症》（*Freeing your Child from Obsessive Compulsive Disorder*）和《让孩子摆脱焦虑症》（*Freeing your Child from Anxiety*）这两本书值得一看，在此推荐给患儿家长和医务人员。

心理咨询疗法

和许多慢性疾病一样，情绪问题在抽动症中起着潜在的作用。然而，目前的研究并不强烈支持将心理咨询作为单一的疗法，而心理咨询本身也不能消除抽动症。与此同时，抽动症患者往往存在易怒、抑郁等问题。心理咨询可以提高自我接受度，培养应对技巧或学会如何减轻持续的压力。另外，告诉家庭成员如何应对和支持抽动症患者也是十分重要的。

很多家庭经常反映，当婚姻问题、其他家庭问题或社会压力增大时，抽动症也会发作。心理咨询作为一项改善家庭氛围的支持性措施可以在这方面起到积极的作用。

冥想和灵性

当我们想要减轻压力（从而减少抽动症）时，冥想是一种实用且行之有效的方法。Rajinder Singh 是一位冥想和灵性题材的著名作家，他在《通往内心和外在平静的冥想之路》（*Inner and Outer Peace through Meditation*）中写道："冥想对我们的身心健康有很多益处。一旦学会了冥想，我们就可以随时随地采取补救措施……研究表明，人在冥想的时候，脑电波的频率为 4～10 Hz。在这种状态下，人的内心有一种平静和彻底放松的感觉。"

冥想有多种形式，超觉静坐对健康的影响是研究得最多的。事实证明，这种形式的冥想可以减轻心理社会压力、降低血压、减少抽烟喝酒，同时还可以降低高胆固醇。

类似的方法也可以带来好处。正念冥想是一种强调"活在当下"的心态，有助于释放过去的遗憾和痛苦，最大限度地减少对未来的恐惧和焦虑，从而改善对焦虑和恐慌的反应。研究表明，正念冥想可以应对日常压力。

经常进行正念冥想的人可以找到个人力量、勇气以及重塑灵性的源泉。

无论是独处还是置身群体，通过对更高力量的信仰，人们都能获得解脱和力量的源泉。尽管难以量化，但关于正念冥想在各种医学和心理疾病中所起作用的研究仍在继续。

运动和瑜伽

适度的运动有助于身体排毒、促进健康和缓解压力。那些擅长或能从体育运动（包括瑜伽）中获得快乐的抽动症患者也可以提高自尊心。不幸的是，一些抽动症症状会干扰正常的运动，使人在运动时感到痛苦或者无法运动。是否进行体育活动应因人而异。

每一种活动都必须权衡利弊。参加有组织的活动可能是一项很好的社交和体育活动，但是为了表现良好而承受的压力可能引发更多的抽动症症状。有时候，患者找一个值得信赖的同伴一起进行瑜伽、健身、举重、跑步或打网球，可能比参加团体运动更好。

游泳很受欢迎，既有趣又有益。但是，有些人接触泳池中的化学物质会引发抽动症。研究表明，在室内游泳池游泳会增加患哮喘和其他过敏性疾病的风险。一个比较好的办法就是限制孩子在水里的时间、戴上护目镜、离开游泳池后立即将全身冲洗干净。不过，有些人可能根本不能接触化学物质。

本节小贴士

1. 行为矫正方法，例如行为反向训练和认知行为疗法均是安全的，可以帮助减少一些患者的抽搐症状。很多医师和公众对这些方法尚不熟悉。

2. 意识到身心的联系对控制抽动症很重要。

3. 放松、冥想、瑜伽和运动会使你往好的方向发展。

4. 你越经常练习用意念来控制抽动症的技巧，就越容易在需要的时候成功使用这些方法。

5. 通过心理和行为治疗可以控制抽动症。但从报道来看，与本书中讨论的所有其他治疗方法一样，治疗效果不尽相同。

笔记：

_____

_____

_____

_____

_____

_____

_____

_____

_____

第 **21** 节

其他治疗方法

脑电生物反馈疗法

脑电生物反馈也叫神经反馈，应用广泛，可用来减轻焦虑、缓解疼痛、降血压。最近的研究表明，该疗法对于75%的注意缺陷多动障碍患者有帮助。它还被用于治疗品行障碍、对立违抗性障碍、学习和言语障碍，以及肠易激综合征、头痛、癫痫发作和脑卒中等疾病。

脑电生物反馈疗法通常采用电子设备来获取患者大脑活动的信息或测量其他的身体反应。其目的是使患者获得控制身体的能力，以此增加或减少监视器所显示的特定反应，这一过程被称为"锻炼大脑"。有经验的专业人员会根据患者的具体情况、大脑相关部位及患者的症状来调整治疗方法。

通常需要40~60次的生物反馈治疗才能使病情获得持久的改变。你可以购买一些家用设备。

据我们所知，虽然目前还没有发表关于脑电生物反馈治疗抽动症的研究，但这种疗法可能有潜在的实用价值。Siegfried Othmer 博士是脑电图光谱国际公司（EEG Spectrum International）的首席科学家，也是《注意缺陷多动障碍：20 小时解决方案》（*ADD: The 20-Hour Solution*）的作者之一。他向 ACN 提出如下建议。

Siegfried Othmer 博士：

从神经反馈的角度来看，强迫症和妥瑞氏综合征有很多共同之处。它们涉及同一组脑回路，只是两者的症状表现略有不同。一个常见的因素就是过度兴奋。在绝大多数病例中，患者大脑都是过度兴奋、焦躁不安，甚至是高速运转的。运动系统有高度的兴奋性。因此，首先就是让患者恢复平静，无论是一般性的还是专门针对运动神经的疗法。

> "就像哌甲酯可能使抽动症恶化一样，标准的治疗注意缺陷多动障碍的神经反馈疗法也可能会加重妥瑞氏综合征和强迫症的症状。因此，找到经验丰富的临床医师采取更有针对性的治疗方法非常重要。"
>
> ——Siegfried Othmer博士

大脑平静之后，可能对抽动症（运动性抽动和发声性抽动）和强迫症都有帮助。神经反馈疗法对妥瑞氏综合征的治疗效果如何呢？首先，一般认为这种治疗方法的运用还在实验阶段。其次，大多数医师都倾向于运用神经反馈来治疗注意缺陷多动障碍，而对妥瑞氏综合征和强迫症的治疗没什么经验。就像哌甲酯可能使抽动症恶化一样，标准的治疗注意缺陷多动障碍的神经反馈疗法也可能会加重妥瑞氏综合征和强迫症的症状。因此，找到经验丰富的临床医师采取更有针对性的治疗方法非常重要。在大多数情况下，如果采取了正确的方法，症状应能得到明显的改善。即使症状不能马上改善，长期的神经反馈训练对妥瑞氏综合征也有好处。这种训练可以在家人的监督下进行。大家可以参阅这两本书：一本是 Jim Robbins 编写的《大脑中的交响曲》（*A Symphony in the Brain*），另一本是 Robert Hill 博士和 Ed Castro 博士合著的《摆脱哌甲酯》（*Getting Rid of Ritalin*）。

顺势疗法

顺势疗法是一套系统的治疗方法，旨在帮助身体自身恢复平衡。200 年前就有这种疗法了，全世界都在用，但其治疗作用尚不完全清楚。传统观点认为，采取顺势疗法，治疗剂量被稀释，按说不可能刺激身体恢复自我平衡。然而，我们也不明白为什么顺势疗法在医学领域的应用比许多人认为的更普遍。研究表明顺势疗法可以治疗多种慢性和急性疾病。

ACN 在《儿童与青少年精神药理学杂志》（*the Journal of Child and Adolescent Psychopharmacology*）（2004）上发表的一项调查结果显示，顺势疗法是最受抽动症患者欢迎的替代疗法之一。至于哪种顺势疗法最有用，哪些患者最可能受益，还需要进一步研究。

Dana Ullman，公共卫生学硕士，国际公认的顺势疗法专家，解释了如何为患者选择治疗方法："专业的顺势疗法要详细询问患者，了解患者身体、情感和心理方面的整体情况。然后他们会参考相关毒理学知识，了解药物过量时会导致的具体的身体、情感和精神症状。顺势疗法专家会选择能引起类似症状的药物，经高度稀释和特殊处理后提供给患者。顺势疗法不会导致持久的副作用或上瘾，因此是安全的。"

> "顺势疗法专家会选择能引起类似症状的药物，经高度稀释和特殊处理后提供给患者。顺势疗法不会导致持久的副作用或上瘾，因此是安全的。"
>
> ——Dana Ullman

Judith Reichenberg-Ullman，自然疗法医师，执业临床社工，在她的新书《阿斯伯格综合征和自闭症的无药物治疗》（*A Drug-Free Approach to Asperger Syndrome and Autism*）中，对顺势疗法做出了如下的解释："顺势疗法药物是天然物质经连续稀释而成，并以小剂量服用。例如，顺势疗法药物 Apis（大多数顺势疗法药物以拉丁语命名）是从蜜蜂体内提取出来的。当一个人被蜜蜂蜇伤时，Apis 可以明显减轻疼痛和肿胀。"

顺势疗法通常使用小药丸，也使用酊剂、凝胶、粉剂和乳膏。有时，一种药物就可以迅速解决问题。也有的时候，治疗周期可能很长，随着时间的推移，可能要用到多种药物。许多顺势疗法药物在天然食品商店就可以买到。然而，运用顺势疗法治疗慢性疾病时应该咨询专业人士。

Amy Rothenberg，自然疗法医师，擅长用顺势疗法治疗抽动症

ACN 曾咨询 Amy Rothenberg 关于顺势疗法治疗抽动症的问题。她和她丈夫 Paul Herscu 都是自然疗法医师，同是马萨诸塞州阿默斯特市新英格兰顺势疗法学校的主任。Rothenberg 博士证实，在某些情况下，顺势疗法可以成功治疗妥瑞氏综合征。

我们一般根据患者所表现出的特殊症状，采用保守的顺势疗法进行治疗，并观察是否适应患者的整体健康状况和具体症状（例如，他们通常感到暖和还是寒冷？是否有食欲？通常是什么睡眠姿势？），以及这种疗法对患者心理和情绪的影响。

我们治疗的不是妥瑞氏综合征本身，而是患有妥瑞氏综合征的人。Paul 和我在治疗抽动症方面取得了不错的成绩。对许多人来说，

排毒疗法

　　排毒是我们身体自身净化污染物和毒素的过程。在正常状态下，我们的身体应当保持平衡和清洁的状态，这种状态需要身体各个系统和功能来维持。当我们分泌汗液、排出粪便，甚至当我们呼气时，都是在排毒。饮用清洁的水、吃营养丰富的食物、锻炼身体、呼吸新鲜空气、避免接触过敏原，这些都有助于身体排毒。

　　但是，我们身体排毒的能力有限，无法及时排出我们现在遇到的越来越多的污染物。大量工业化产品、食品添加剂和杀虫剂致使多种毒素积累在我们的血液和组织中，这可能对人体的许多器官和系统造成损害。这些毒素包括汞、镉、铝、铅等有害金属，以及越来越多的化学物质。2005年，一项针对新生儿小样本进行的研究显示，脐带血中存在287种化学物质，其中有200多种以前从未在脐带血中检测到，而且其中许多是对神经系统有害的。

　　为了清除体内的污染物，医务人员可能推荐一系列的解毒疗法，如：用营养物质和草药进行"洗涤"，用泻盐浸泡，用螯合疗法去除有毒金属，口服或静脉注射高剂量抗氧化剂和谷胱甘肽，灌肠或桑拿（帮助患者通过皮肤、尿液和结肠排出毒素）。在使用这些疗法之前，应该进行严格的评估，并在合格的专业人员指导下进行。

　　美国亚利桑那大学正在研究使用螯合疗法对自闭症进行干预。螯合治疗方案需要由非常有经验的专业医师实施，如果处理不当，会适得其反。目前尚缺乏针对抽动症排毒方法的研究。不过，如果神经毒素水平异常增高，且表现出的症状的确需要干预时，这也是可以考虑的方法。目前，圣地亚哥自闭症研究所赞助的"战胜自闭症小组"正在探索排毒疗法。芝加哥的一家健康研究所正在研究有助于排毒过程的营养疗法。你可以在*Latitudes*线上查询这个重要话题的最新信息。

这些症状意味着生活失去平衡。我们还试图帮助患者了解在生活中是什么样的压力将他们推向抽动症的边缘。

我们一辈子都在和患者打交道，我们希望患者能够恢复健康。对于疾病的治愈，我们并没有起到太大的作用，因为人类发展进程中各种问题总是此起彼伏。治愈疾病不可能有捷径，也没有简单的答案或常见的治疗方法列表。有些人天生就有更健康的生命力或者支持系统，同时配合其他治疗方法就可以恢复健康。但有些人想要治愈就困难得多。有时候，患者觉得自己不再患有妥瑞氏综合征了，但别人却不这样认为。

现在，我们来了解一下如何将疾病控制在最低限度。我碰到过这样的情况——有的人，使用一种药物之后，抽动症就再也没有发作过；而有的人，则可能需要好几年来控制症状。

Rothenberg 博士指出，顺势疗法药物可以与常规药物一起使用，但剂量可能需要调整。附录中有可为顺势疗法从业者提供参考的组织机构信息。

筋骨治疗

筋骨治疗对抽动症有两个好处：一是可以确定是否因为身体结构问题导致或加剧抽动；二是可以解决肌肉和神经因长期慢性抽动而变得紧张的情况。筋骨疗法涵盖的范围很广，这里只讨论其中的几个方法。

整骨疗法手法治疗和相关方法：骨科医师要进行常规或对抗疗法以及整骨疗法手法治疗培训。手法治疗包括对脊柱和身体其他部位进行调节，以促进康复。但并不是所有的骨科医师都技术精湛，因为有些骨科医师只接受了最初级的培训，现在也很少有医师将这些技术应用到他们的实践中。

通过培训，骨科医师可以运用整骨手法来解决导致血液循环异常和神经冲动变化的结构性阻塞或损伤。身体结构问题可能是与生俱来的，也可能是由意外、疾病、不良姿势或压力造成的。当身体结构问题得到纠正时，可以更快、更彻底地恢复整体身体健康。针对骨科手法治疗的研究已经证实它对一系列身体和心理问题有效。你可以通过美国骨病学会（the Ameriacn Academy of Osteopathy）找到专门从事整骨疗法的医师。

骨科医师 William G. Sutherland 开发的颅骨疗法是整骨疗法的一种，即用手对颅骨进行温和的推拿，一些骨科医师采用了这一疗法。通常可以通过印第安纳州印第安纳波利斯市的头颅学会找到这些专业人员。

骨科医师 John Upledger 将这一技术进一步发展成了一种流行的治疗模式，并被成千上万的临床医师、牙医、整脊医师、护士、物理治疗师使用。他创造了"颅骶疗法"这个术语，并将这一技术通过佛罗里达州棕榈滩花园的厄普莱杰研究所向全世界推广。

ACN 收到了一些报告，称整骨疗法及颅骶疗法作为跨学科的治疗方法，有助于减轻抽动症症状。目前，尚无关于这些治疗方法在抽动症中应用的研究。

整脊疗法：传统上，整脊疗法医师通过按摩脊椎来治疗疾病和创伤。与骨科医师不同，他们没有医学学位。整脊疗法医师关注自然的健康疗法，如物理疗法、营养疗法、饮食、运动和调整生活方式，以帮助身体康复。许多从业人员都有自己的专业领域，如针灸。

Erin Elster，国际上颈椎按摩疗法协会（the International Upper Cervical Chiropractic Association）认证整脊治疗师，发表了唯一一篇关于抽动症与筋骨治疗关系的研究。Elster 博士告诉ACN，医学文献已经建立了头颈部创伤与妥瑞氏综合征之间的联系。头部撞击、脑震荡、颈部扭伤、跌倒，以及交通事故和运动损伤都可能导致上颈

> 整脊疗法医师关注自然的健康疗法，如物理疗法、营养疗法、饮食、运动和调整生活方式，以帮助身体康复。许多从业人员都有自己的专业领域，如针灸。

部创伤。通常，创伤性分娩，例如那些需要使用产钳或真空吸引器分娩的婴儿，也可能出现上颈部受伤。这些颈部损伤可能导致脑干功能障碍和神经化学物质水平异常，从而导致妥瑞氏综合征和其他神经系统疾病的发生。据Elster博士报告，通过按摩脊椎成功治好了一些妥瑞氏综合征患者。

按摩： 很难想象重复性肌肉抽搐所造成的痛苦。按摩是一种实用的治疗方法，可以舒缓疲劳的肌肉，使身体得到放松。按摩还能减轻压力，使人心情愉悦。一项针对注意缺陷多动障碍儿童的研究表明，每周对他们进行2次按摩，每次20分钟，持续1个月，可以让他们的情绪在短期内得到改善，而且在较长的时期内，他们的课堂行为也会得到改善。虽然按摩对于抽动症的影响尚不清楚，但可能会起到类似的作用。

说到抽搐给孩子身体带来的疼痛时，父母通常感到很无助。不过，他们可以学习按摩，最好能够掌握按摩的轻重，找到让孩子感觉最舒服的度。

能量医学

一系列自然疗法都属于能量医学范畴，在这一领域，医师使用微妙的能量场来实现身体和情绪的变化。例如：手法治疗消除能量堵塞、针灸、顺势疗法、某些类型的瑜伽、灵气疗法、情绪释放疗法、商布德利帕德敏感症消除疗法（NAET）、远程治疗、祷告、穴位按压、肌肉测试等。皮肤电测试主要用于测量微量能量水平，并提供治疗建议。这些治疗或技术差别很大，本不适合将它们放在同一章节，但由于篇幅所限只能这样做。目前还没有研究表明这些疗法具有较高的可信度。

ACN已经收到大量关于能量医学治疗可使抽动症减轻的报告。然而，目前的证据尚不足以推荐具体的应用。此外，一些治疗师可能没有接受过医疗培训，因此可能误判病情，导致患者实际上需要及时接受标准的或整合治疗的情况下失去了最佳治疗的时机。

NAET 是发展最快的能量疗法之一。根据创始人 Devi S. Nambudripad 博士的说法，当身体的能量通道发生阻塞时，大脑会向身体发出警告，这些警告包括炎症、发热，以及生理或心理疾病等。NAET 旨在消除这些有害的能量障碍。从业人员报告，NAET 可以帮助人体恢复健康，包括消除过敏反应。我们知道，抽动症可能与食物过敏及其他物质敏感有关，因此，可以考虑将 NAET 作为一种治疗方法。

一些从业人员衍生出了多种 NAET 或其他能量疗法，这使得要寻求这类疗法的人更加困惑。如果你选择探索其中任何一种治疗方法，应花点时间去找一个在这方面声誉良好的治疗师。治疗师的诚信和技术与经验同样重要。同时，还要核实你所考虑的治疗领域是否需要执业资格认证。

中医

1996 年，中国北京发表了一项有趣的研究结果。天津中医药大学第一附属医院的吴博士和他的同事在报告中写道，在 156 名妥瑞氏综合征患儿中，针灸疗法对 92% 的患儿"有效"，"治愈率"超过 70%，其中，11~15 岁年龄段患儿的"治愈率"最高。这些统计数值远高于通过任何其他疗法对妥瑞氏综合征的治疗效果。ACN 自然也渴望更多地了解这项研究。（我们已经收到少量利用针灸成功治疗抽动症的报告。）

在一位会讲中文的 *Latitudes* 读者马先生的帮助下，ACN 联系到了吴博士。吴博士说，他认为肾精亏虚或气虚是妥瑞氏综合征患者与生俱来的潜在问题。吴博士发现，研究中的大多数儿童都有过度饮食或饮食不当的现象，他还意识到压力会加重抽动症。吴博士认为，之所以能成功治疗年龄较大的注意缺陷多动障碍儿童，是因为他们比年幼的患儿更愿意接受针灸治疗。吴博士表示，他使用的针灸技术和西方的一样，但针灸穴位可能不同。他认为对那些在接受针灸治疗前只需要少量或适量药物治疗的患者，针灸治疗效果最好。

通过进一步调查，我们了解到，在这项研究中，妥瑞氏综合征的诊断标准比西方要宽松得多。同时也出现了一些其他问题，使得研究结果显得没那么可靠。但这并不是说针灸疗法没有前途，只是说如果按照更严格的妥瑞氏综合征诊断标准，吴博士的针灸疗法可能没有那么高的有效率。

我们请佛罗里达州那不勒斯市的执业针灸医师 Robert Murdoch 博士审查了吴博士研究中的治疗方案。他回答说："吴博士研究中使用了中医针灸，中医包括针灸、食疗、按摩和推拿、中草药。中医以其自身独特的方式来解释疾病，与其他形式的医学和针灸不同。在美国也有很多中医，似乎还成了主流。同时，也有许多其他的针灸疗法。"

Murdoch 博士认为，在吴博士的研究中，如果没有更多关于研究对象的信息和对参与者的长期随访，这项重要的开拓性研究成果还需谨慎解读。

对中医的综合评价：2003 年 10 月，《中医杂志》（*The Journal of Chinese Medicine*）用英文刊登了 Simon Becker 的一篇文章——《妥瑞氏综合征和中医：治疗的可能性》（*Tourette's Syndrome and Chinese Medicine：Treatment Possibilities*）。文中，Becker 总结了中文文献，并在自己的经验以及其他研究者和临床医师的临床经验的基础上，提出了治疗妥瑞氏综合征的见解。他指出，妥瑞氏综合征在中医实践中并不常见，在医学杂志上也没有广泛的讨论。事实上，在中国传统医学文献中并没有与妥瑞氏综合征相对应的术语。Becker 解释说，缺乏术语并不意味着这种疾病没有得到治疗，只是症状分类不同。

在 Becker 的审查报告中，有些患者被诊断为妥瑞氏综合征，但在治疗时，他们的症状出现还不到 1 个月。通常情况下，诊断为妥瑞氏综合征要求症状持续或间歇性出现至少 1 年。

Becker 认为，用中医治疗妥瑞氏综合征"很困难"。他从他对研究的回顾和与从业者的接触中得出结论：应该在抽动症症状出现后尽快采取中医治疗措施。读者可以联系《中医杂志》购买这篇文章。据我们所知，这似乎是关于针灸及其他中医方法治疗妥瑞氏综合征最详尽的研究报告。

本节小贴士

1. 随着支持顺势疗法使用的新研究的不断发表，顺势疗法正在重新引起人们的兴趣。

2. 脑电生物反馈在许多神经系统疾病治疗方面具有广阔的前景，寻找一位经验丰富、合格的从业者非常重要。

3. 虽然针灸和中医可能对治疗抽动症有益，但目前的报告对严格符合妥瑞氏综合征标准的患者尚不能提供成功的治疗方案。

4. 能量医学是一个新兴领域，但目前还不知道哪种方法对治疗抽动症最有价值。

5. 可考虑通过筋骨治疗来排除身体结构问题、缓解疼痛、放松肌肉、舒缓神经。

笔记：

第八章

入门指南

第 **22** 节

向专业人士求助

附录部分列出了相关组织机构。这些组织机构大多都会提供医师推荐名单，以便于大家寻求帮助。

ACN 收到的许多积极治疗方法的报告都集中在饮食、过敏治疗和营养疗法方面。下面这些前瞻性的医师组织专注于这些问题。

美国环境医学研究院

美国环境医学研究院（AAEM）由骨科医师和医学博士组成，他们使用专门的过敏测试方法，对环境调整提出建议，并开发营养治疗方法。他们的网站上有一份医师推荐名单，上面还有每个医师擅长的领域。要成为该研究院的"院士"，你必须完成所有的课程并通过考试。只是成为 AAEM "会员"，要求并不那么严格，但医师除了自己的专业领域外，还要学习环境医学的必修课程。由于这些医师分散在美国各地，开始阶段人数也相对较少，所以在你身边可能很难找到。（在其他国家也能找到少数这样的从业人员。）

另外，有些医师在实际治疗中还会使用其他方法，所以不要认为整个研究院（或其下的两个小组）在治疗上使用的都是相同的方法。你在本书中读到的许多积极的疗效，正是该研究院的医师在治疗方面取得的成果。

美国医学进步学院

美国医学进步学院（ACAM）重点关注疾病预防和营养治疗。学院中的从业人员拥有广泛的医疗背景。ACAM 是美国发展最迅速、最成熟的由整合医疗和替代医疗专业人士组成的组织之一。该学院会定期举行会议，并且向非医师类的保健专业人员开放。ACAM 的许多医师擅长营养治疗和螯合治疗（去除体内有毒金属）或是其他排毒疗法。请在 ACAM 网站上查看会员列表及其专业领域。

战胜自闭症

从业人员也支持使用战胜自闭症（DAN）疗法，该疗法是由 Bernard Rimland 博士牵头，由全国医学研究领域和临床医学的多位带头人共同开发的一个综合性治疗方案，并且方案还在不断地更新。在某些病例中，该疗法已成功治愈自闭症。你可以通过他们的网站获得专业医护人员的名单。名单上的医师有些只诊疗自闭症，但他们的某些疗法对于抽动症也是适用的。值得注意的是，这些医师在接受 DAN 疗法的培训和经验方面有较大的差异。如果你的医师对该疗法中的生物失衡疗法感兴趣，那他还可以进一步阅读 Sidney Baker 医师和 Joh Pangborn 博士合著的《自闭症：有效的生物医学疗法》（*Autism: Effective Biomedical Treatments*）。

当然，并不是上述机构列出的每一个医师都一定对你有帮助，肯定也有很多不属于上述机构的优秀医师和医疗从业人员，他们也能够提供整合或替代治疗方案。

　　所以，这就需要你根据自己的情况找到合适的医师。要找到这样的医师确实不容易，但值得去找。正如本书所讲，对于许多寻求综合治疗的患者，如果他们没有医保，或者诊断方法和治疗不在保险的范围之内，那么经济问题是他们最大的障碍。本书提到的许多治疗方法可以将你的花费降到最低。

本节小贴士

1. 你的医疗需求、地理位置和资源都将影响你寻找专业人士。

2. 通常需要多学科的医疗方法，大家可以利用本书附录中的资源锁定专业医师。

3. 在过去的10年里，替代医疗和整合医学都取得了长足的进步，并且还将继续发生重大变化。

4. 你可能需要向专业人士详述你的抽动症症状。并不是所有的专业人士都熟悉抽动症的治疗，他们通常会用一种整体的方式来治疗疾病。

笔记：

_____

_____

_____

_____

_____

_____

_____

_____

_____

_____

_____

_____

第23节

成功治疗的 10 条建议

目前有大量关于抽动症的病因及其治疗方法的信息。有些人会积极地了解或探索哪些方法可能适合自己，但有些人在寻求治疗方法方面可能并没有那么积极。不管怎样，你得有想法，并制订治疗计划。本节将有助于你确定下一步该怎么走。下面是一些患者一开始发现有用，并坚持下去的建议。

1. 全家参与

如果你的家人也一起开始更健康的生活方式，你成功的机会就会大得多。如果你不可以吃的食物正好在厨房里，或者家人正好在吃，那你将难以抵挡其中的诱惑；离开家，外面同样会有很多的诱惑。

清理你的橱柜和冰箱，补充一些营养食物。还要为特殊场合准备食物，尽量选择"危害"最小的食物和饮料。例如，有聚会时，少量的姜汁汽水或天然饮料通常比一大堆人工色素的橙汁汽水更耐受；与添加了化学香精和色素的薯片相比，天然薯片的耐受性较好。

理想情况下，所有的家庭成员都能知道消除诱因的重要性。不管是带香味的洗发水还是卧室里的灰尘，都可能会诱发疾病。如果你的孩子经常去祖父母家或者其他亲戚家，请他们保持"绿色"的家庭环境——不要在家中放置有毒的化学物质或有香味的物品。告诉那些纵容小孩的亲戚朋友，那些需要禁止接触的东西确实对孩子有害。记住，我们说的是"理想情况"。有些人比较容易接受这种请求。

2. 记录观察结果

50 多年前，Theron G. Randolph 博士报道了第一例化学敏感病例。他通过写日记发现了这一具有里程碑意义的发现。Randolph 博士曾经碰到一位受哮喘、疲劳、易怒、抑郁甚至丧失意识折磨的女患者。其他所有的医师都放弃了对她的治疗，许多人认为这是个情绪问题，但 Randolph 博士决心帮助她。每次见面，他都会详细询问她的症状和日常生活。在几年的时间里，他记录了 40 多页的笔记。

有一天，Randolph 博士在阅读这些笔记的时候，恍然大悟。他发现，当患者接触石油化工品，如燃煤、燃油、煤气的时候，患者的症状就会出现恶化。在医学上，以前从来没考虑过这种对化学物质的反应。一旦查明原因，这位女患者成功得到了治疗。在这一病例中，Randolph 博士打破了传统医学评估和治疗的模式，之后，他开始教其他人如何寻找症状产生的环境因素。如果没有做记录，他很可能永远不会将两者联系起来。

一份详细的记录能够帮助你判定病症的诱因，并告诉你努力的方向是否正确。记录观察结果只需要几分钟的时间，但一定要坚持，不要当病情好转或者遇到困难时，就停止记录。坚持一定会有所回报的！

3. 跳出思维局限

当你考虑那些可能引起抽动症的诱因时，时不时感到迷茫是很正常的事。毕竟，根据 ACN 的调查（第 4 节），可能的诱因有 50 多种。你不是在一个可控的实验室环境里进行观察。实际情况是，当你在确认一个诱因的过程中，可能会出现另一个甚至两三个诱因的情况。

举个例子：有一位母亲努力改变自己女儿的饮食，让她多吃低糖、高营养素的食物。她对家庭环境也做了改变，以减少女儿与化学物品、灰尘和其他过敏原的接触。看到女儿的症状有所改善，她也开始感到欣慰。然而有一次，她女儿 Sonia 在一个新朋友的家里待了一天回来之后，出现了严重的抽搐。

Sonia 意识到她的抽动症加重了，但不清楚是什么原因，她没有吃任何会引起她过敏的食物，也没发生什么不寻常的事情。这位母亲询问了她朋友家里的情况，也没有找到明确的答案，她开始觉得很沮丧。

这位母亲需要认识到，在那一刻，她不可能知道所有可能会引发这种反应的诱因。也许是她朋友家前一天喷了杀虫剂，由于接触了杀虫剂才导致了 Sonia 的反应；也可能是她朋友家养了一条狗，以前从没考虑过 Sonia 对狗过敏；还可能是 Sonia 对自己吃了什么没讲实话；或者是朋友家里有香薰，或者家里最近用强力化学清洁剂清洗过；或许这个新朋友嘲笑她患有抽动症，增加了她的压力，从而导致了更严重的抽搐；亦或 Sonia 受到了感染而抵抗力下降。可能的因素还有很多……

关键是，在原因或者诱因不明的时候不要气馁。把情况记录下来，探索尽可能多的诱因，并慢慢观察什么情况下会出现抽搐。

下面讲了一个我们创造性解决问题的例子，其中提到了乘坐小汽车可能导致抽动症加重的各种因素。不要被特定情境中的所有潜在因素击倒。相

创造性解决问题

这是一个具有复杂诱因的例子：一个儿子向他的父母抱怨，当他坐在自己家的车上时，抽动症会更严重。为什么会出现这种情况呢？我们一起来考虑一下各种可能性。

1）这种情况只发生在车辆移动时（即与运动有关），还是只要他一坐在车里，就会有这种反应？

2）只有在这辆车上才出现这个问题，还是他坐其他车也会出现这个问题？

3）是否与化学物质有关？这辆汽车有没有新车的气味、经染色处理的饰品、带香味的空气清新剂、烟味或者排气系统故障？

4）是否因为车辆座椅布料的材质让他感到不舒服？

5）是否因为和其他乘客一起坐在一个封闭的空间里，或者与目的地有关（如不想去学校上学）？

6）是否只发生在放学或做其他事情之后，之前一直努力克制自己的抽搐，现在释放出来了？

7）车内脚垫或者车饰发霉了吗？

8）是不是车内温度的问题——车内的暖风或者冷风是否足够？

9）这种反应是否是对视觉刺激的反应？当车外景物快速移动时，抽搐是否变得更严重？患者有说过阳光太强烈吗？

10）在拥挤的高速公路上，周围的废气浓度变高时，患者的反应是否更强烈？噪声是一个诱因吗？

你可以在抽动症诱因头脑风暴记录表上记录应对复杂情况的想法；一旦有了新的发现，要回顾记录表。

反，如果时间允许的话，把这看作是调查的机会。当你在寻找诱因的过程中积累了经验时，就会更容易理清其中所涉及的问题。

毫不夸张地说，你得像侦探一样！你必须自己决定你要如何积极地探索你发现的线索。虽然不可能追踪到所有的因素，但如果你保持警惕，考虑多种可能性，你将更容易了解真正的原因。

4. 采取全面治疗

人们在尝试使用自然疗法时，犯的最大的错误之一就是只关注一两个方面，而忽略了全局。他们可能会专注于补充营养，而忽视环境中的化学物质。或者，他们可能会开始天然饮食，但忽略了灰尘和霉菌过敏。如果你的关注范围太小，那么你的治疗效果也会令人失望。最好是逐步扩大你的关注范围，尽可能全面考虑，以减轻抽动症症状。

> 如果你的关注范围太小，那么你的治疗效果也会令人失望。最好是逐步扩大你的关注范围，尽可能全面考虑，以减轻抽动症症状。

记住一点，当你碰到困难时，你可能需要咨询不同类型的专业医师，并在适当的时候请求他们进行协助。

5. 不要墨守成规

无论是使用传统疗法还是替代疗法，都很难轻易就找到正确治疗抽动症的方法。有些人使用药物治疗抽动症及相关疾病，取得了良好的结果。如果你需要使用传统药物，也不要为此感到难过。记住，替代疗法通常可以减少传统药物的需求量。传统医疗和补充医疗都可能使患者受益。

ACN从不就是否应该服用处方药提供具体的建议。一般的原则是，我们建议在可行的情况下遵循常识性的自然疗法，只有在必要的时候才使用药物。然而，有时候症状可能很严重，医师和家人需要决定使用药物而不是等着尝试其他治疗方法。有时候，使用药物可以使情况变得更易控制，方便接下来使用自然疗法。这些没有硬性规定。

有些人采取整体治疗方法，但他们在努力的过程中十分教条且刻板，这样不仅没有改善症状，还引起了家庭成员的不满。如果你的观点过于死板和苛刻可能会适得其反。需要做出艰难的决定，而灵活的态度和坚定的决心（但不要偏执）会有所帮助。

6. 强调积极的一面

给你的孩子（或配偶等）多一些拥抱和鼓励，并给予真诚的赞美。你是否更关注哪方面出了问题而不是关注哪方面变好了？这很正常，很多人都这样，要改掉这种思维习惯不容易。有人说，一句批评带来的伤害可能需要五句积极的话才能弥补。不管这是不是真的，请尝试一下。真实的赞美或积极的陈述就好，用不着夸大。

培养沟通意识，并适时调整沟通方式。这将有助于确保你所关心的人得到足够的支持和赞美，尽可能避免负面情绪，这么做本身就会减轻压力。要感谢每个参与追求健康的人的付出，不要认为他们的合作是理所当然的。

7. 共享信息

一旦你发现某些东西有帮助，比如调整饮食或者干净、无毒的环境，请与亲戚、朋友、同事、学校领导和其他人分享这些信息。这不仅可以帮助他们了解相关信息，而且还会鼓励他们做出必要的改变来适应你或你的孩子。办公楼设立无香水区，或允许员工带空气过滤器来上班，这并不是没有先例。家长可以询问学校喷洒杀虫剂的时间，并

> 一旦你发现某些东西有帮助，比如调整饮食或者干净、无毒的环境，请与亲戚、朋友、同事、学校领导和其他人分享这些信息。

鼓励学校采取自然虫害管理。

花点时间和老师谈谈在教室、午餐和课后的饮食情况，并寻求他们的配合。你不是第一个这样做的父母。没人有权利给你的孩子提供有害的食物或饮料。既解决学校食物问题又不让学生觉得被孤立需要机智的沟通，但这是可以做到的。有些学校就不允许在教室或校园里吃垃圾食品。这是一个日益增长的趋势，但还没有在大多数学校实行。你可以在发起变革中起重要作用。

> 没人有权利给你的孩子提供有害的食物或饮料。既解决学校食物问题又不让学生觉得被孤立需要机智的沟通，但这是可以做到的。

你是孩子的拥护者。一旦你的孩子长大到可以讨论这个话题，要了解他是如何看待你和其他人讨论抽动症或其他症状的。有些孩子适应能力很强，能够坦然面对他们的问题，而有些孩子则会感到非常难为情。在与老师、朋友或亲戚交谈时，牢记他们的意愿。这并不意味着如果孩子有这样的要求，你就不能告诉任何人，但要尽可能地尊重他的意愿。

Leslie E. Parker 博士在她的 tourettesyndrome 网站上提供了很多关于妥瑞氏综合征和熊猫病的材料，质量高，可读性强。许多文章都可以与教育工作者分享，对他们是很有帮助的。美国妥瑞氏综合征协会也有关于抽动症是如何影响孩子上学的传统材料，并为教师和家长提供建议；Susan Conners 提供的材料也非常好。

当你了解到学校环境中的某些东西加重了你孩子的抽动症，或者可能会影响他的健康时，比如霉菌、使用有毒的清洁产品或有香味的空气清新剂，请与学校的工作人员沟通并告诉校方你对改善这种情况的期待。当你谈到过敏方面的问题时，学校领导通常都会理解并做出改变。

8. 认识自我发现的价值

当一个孩子或成人开始适应饮食变化或其他日常调整时，出现一些欺骗行为是意料之中的，就当是尝试。对此要予以理解，同时试着说明这些行为会带来严重的后果。如果每次出现失误都对他们进行惩罚或责骂，那他们将来很可能就不会再和你沟通，会使你对自己的努力感到沮丧。如果你自己患有抽动症，请遵守相同的原则。应认识到你有时也会屈服于诱惑或放松——这是人类的本性。试着尽快回到正轨。

制定合理的纪律对每个人都有好处。使用行为图表会有所帮助，特别是对那些想看到自己的努力被记录下来并获得奖励的儿童。坚持作息规律，保证充足的休息。随着免疫系统的增强，偶尔的失误将会得到更好的控制。

下面这位母亲在给 ACN 的信中讲述了在前期成功地实施了计划之后，她是如何处理 8 岁的孩子再次遭遇挫折的故事。

昨天，Danny 放学回家，他对家人进行了辱骂。根据过去的经验，我怀疑这是他吃了什么东西之后的反应——这不是他的本性。（1 年前，经过反复试错，我们发现了哪些食物会引起行为和抽搐问题。这些食物包括化学添加剂、糖类和个别食物。只要避免那些食物，他的抽搐和愤怒行为就消失了。当他不控制饮食时，我发现首先影响的是他的行为。）我马上问他在学校吃了什么不可以吃的食品，但他否认吃了任何不该吃的东西。

第二天，当 Danny 平静下来之后，我和他好好地谈了谈他的行为和食物对他的影响。我试着让他明白，控制饮食不是对他的惩罚，而且他需要遵守才能帮助自己。我们讨论了他平时的情绪与前一天情绪的不同，以及他周围的人对他这两种情绪的反应。他承认他理解我们为什么担心他的饮食。接着 Danny 承认他前一天在学校吃了同学给他的 3 颗糖果——他过去一点都不能吃。我觉得他自己吸取了教训就没再教训他了。

9. 遵守计划

一旦你制订了干预计划，坚持实施 6~8 周，或按照医师的指导去做。不要频繁更换干预措施，自然治愈需要时间。干预措施变化得越频繁，就越难知道哪一种措施有效。ACN 经常收到这样的报告，例如，"我 1 周没喝咖啡，没发现有什么不同，所以我又开始喝咖啡了。我也尝试吃了几个星期的维生素，但似乎也没有效果。"

需要"微调"治疗方案是很常见的，所以与你的医师保持密切联系很重要，以便监测结果，调整、增加或减少治疗。不要一遇到挫折或没达到预期的进展就放弃。

10. 照顾好自己

如果你孩子的病情很严重，应向当地的支持团体、朋友和家人、咨询机构及信誉较好的在线论坛寻求帮助。如果你感到异常紧张、焦虑或沮丧，请寻求专业人员的帮助。

许多父母从事全职工作，时间有限。有些人家里有不止一个孩子，而且许多家庭还面临经济或其他方面的挑战。要满足所有的要求，开启通往健康的新道路，不是件易事。如果你开始因自己的努力感到压力或疲惫的话，不妨休息下。

这不是一场比赛，你需要调整自己的步伐。为了所有相关的人，你必须保持个人的平衡。你可能也会意识到你的孩子或者其他人也需要短暂的休息。腾出一些时间来开展有趣的家庭活动，这样你对治疗的担忧会被搁置一旁，也没人会关注症状。

不要忽视自己的身心健康。当你为你的孩子和其他家庭成员准备健康的食物以及营养补剂时，不要忘记自己的营养需求。记得花时间锻炼身体，并留出一些时间，以任何你觉得舒适的方式来恢复良好的精神状态。抱有希望，并对治愈的可能性持开放态度。

本节小贴士

使用这份总结列表来快速回顾成功治疗的10条建议：

1. 全家参与

2. 记录观察结果

3. 跳出思维局限

4. 采取全面治疗

5. 不要墨守成规

6. 强调积极的一面

7. 共享信息

8. 认识自我发现的价值

9. 遵守计划

10. 照顾好自己

笔记：

附　录

最新研究

最新认识——食物影响注意缺陷多动障碍

2008 年 2 月，美国儿科学会（AAP）发表了一项关于饮食和注意缺陷障碍 / 注意缺陷多动障碍的最新研究，做出了如下具有里程碑意义的表述：

这项研究的总体结果是明确的。许多父母认为有多种食物会影响他们孩子的行为，我们曾一直持怀疑的态度。现在我们承认，我们可能错了。

——《美国儿科学会病例研讨》

下面是在《柳叶刀》（*Lancet*）上发表的一项研究的摘要：

英国南安普顿大学的一组研究人员对 3 岁及 8~9 岁的儿童进行了一项双盲研究。他们让孩子喝含有添加剂的测试饮料或者安慰剂（添加剂含量是英国儿童通常食用的水平）。然后，老师、家长和独立观察员对儿童的行为进行评价。作者的结论是：这一结果有力地支持了食品添加剂会加剧儿童的行为问题（注意力不集中、冲动和多动），至少到儿童中期是这样的。

McCann D., Barrett A., et al: "Food additives and hyperactive behaviour in 3-year-old and 8/9-year-old children in the community: a randomised, double-blinded, placebo-controlled trial"; *The Lancet* November 2007.

澳大利亚悉尼大学儿科过敏和免疫学教授 Andrew Kemp 博士在《英国医学杂志》（*British Journal of Medicine*）发表了一篇文章，进一步支持了饮食对注意缺陷多动障碍的重要影响。Kemp 博士建议将饮食干预作为患有注意缺陷障碍儿童的"标准治疗方案"。

在《柳叶刀》发表的论文中，研究使用的人工色素和防腐剂通常在谷物、零食、维生素、处方药和其他加工食品中都有，而不仅仅是糖果。一些组织已经呼吁禁止使用人工添加剂。公益科学中心主任 Michael Jacobson 博士在给《英国医学杂志》的信中建议：

> 基于过去 30 年的大量研究，Andrew Kemp 博士敦促医师鼓励注意缺陷多动障碍患者避免食用色素的做法是正确的。考虑到食用色素不但对健康无益，而且还会带来风险，因此，保障公共卫生的办法就是各国政府禁止使用食用色素。毕竟，首先父母很难确定小孩是否对色素过敏；其次，父母很难让容易受到诱惑的孩子远离聚会上的各色美味佳肴，以及商店、餐馆和自动售货机上的食物，还有朋友之间交换的零食。

Jacobson 指出，英国食品标准局鼓励制造商和餐馆改用更安全的天然色素。由于政府的施压，凯洛格（Kellogg）、麦当劳（McDonald）、卡夫（Kraft）和玛氏（Mars）等公司现在在英国销售的都是无色素食品，但在美国照样销售含有色素的食物。他补充说，美国食品和药物管理局（FDA）坚持认为："到目前为止，对照研究并没有证据显示食品添加剂会导致儿童患有注意缺陷多动障碍或学习障碍。"

除了上述研究外，2008 年 4 月发表的一项研究证实，排除饮食法可减轻注意缺陷多动障碍的症状。

Pelsser L., Frankena K., et al. A randomized controlled trial into the effects of food on ADHD）. Eur Child Adolesc Psychiatry, 2008.

食品和饮料对妥瑞氏综合征的影响：一项误导性的研究

针对饮食和抽动症之间关系的研究严重缺乏。《抽动症和妥瑞氏综合征》（*Tics and Tourette's*）第 1 版出版以来，书中关于饮食和抽动症关系的部分算是唯一相对完整的研究。2008 年 4 月，德国发表的一项研究旨在确定食物和饮料是否会影响抽动症的症状。不幸的是，由于调查方法的局限性和研究人员带有偏见的解释，最后出现了误导性的结论，使得食物不会影响抽动症的错误观念得以延续。

研究：研究人员给近 900 名妥瑞氏综合征患者发放了标准调查问卷，要求被调查者回答 32 种不同的食品和物质是否对抽动症有影响。这项调查涉及许多运动性抽动和发声性抽动。调查的食品包括猪肉、牛肉、家禽肉、鱼、乳制品、鸡蛋、含酵母菌的食物、小麦、黑麦、大麦、燕麦和斯佩尔特小麦、防腐剂、柑橘类水果、果汁、西红柿、辣椒、有刺激性气味的调味品、土豆、米饭、精制白糖、甜味剂、蜂蜜、巧克力、可乐、咖啡、红茶、啤酒及其他酒精饮料、香烟、大麻等。调查要求被调查者报告食用这些东西之后，抽动症是否会加重。其中 40% 的问卷由父母代填。

大约 25% 的被调查者交了调查表。有相当数量的人表示在食用可乐、咖啡、红茶、防腐剂、精制白糖和其他甜味剂之后，抽动症会加重。

此外，据报道，限制（"寡抗原"）饮食和无糖饮食都会使抽动症症状得到改善。

研究人员的解释：作者首先假设食物不会影响抽动症。然而，根据调查结果，他们承认咖啡因确实会加重抽动症。但对防腐剂和精制白糖也会加重抽动症的情况，作者却不予理会。他们认为，因吃垃圾食物感到内疚所产生的"压力"可能是导致抽动症加重的原因，或者人们仅仅是因为听说了这些食物可能会影响注意缺陷多动障碍而将它们联系起来。换句话说，研究人员认为，被调查者对咖啡因的观察是可信的，但其他情况不怎么可信。以下为文章摘选：

被调查者评估了食用防腐剂和精制白糖后抽动症加重的情况。一方面，很难对这样的结果做出解释；另一方面，还必须考虑到一个常识——食用过量防腐剂和精制白糖是不健康的。因此，食用这些食物可能会让人的内心受到折磨，增加他们内心的压力，从而使抽动症恶化。另外，人们怀疑上述食物会使包括注意缺陷多动障碍在内的多种疾病恶化。因此，人们可能更容易看到这些食物的负面影响。

此外，该项研究的作者几乎没有注意到限制饮食可以改善抽动症症状这一事实。

作者希拉的进一步评论：诸如这类调查最大的不足在于，调查完成之前，人们没有事先意识到食物可能会导致抽搐。医师通常不鼓励患者及其家人观察食物反应；事实上，他们还经常阻止患者及其家人这么去做。即使是该项目的研究人员也假设食物、饮料和抽动症没有关系。

除了一些明显的情况，比如喝了咖啡后抽搐症状会立即加重，通常很难找出抽动症和普通食物（如西红柿、土豆、奶制品和小麦）的关系。人们通常会在同一天或同一餐吃这些食物。此外，不是所有的食物反应都会立即出现，这使情况变得更加复杂。

正如本书所述，确定食物过敏的确需要付出巨大的努力。其中坚持写饮食日记和使用排除饮食法是两种最好的方法，通常还需要经验丰富的从业人员的帮助，特别是针对慢性抽动症。

在这项研究中，可以假设被调查者在没有事先检查特定食物反应的情况下凭印象给出了答案，从而忽略了与抽搐症状可能的联系。此外，40% 的被调查者是患儿父母。小孩很少意识到这种反应，也不太会表达食物和抽动症之间的联系。另外，父母也不总是和小孩在一起，所以也很难完全了解他们所吃的食物以及由此带来的反应。

一方面是调查的缺陷，另一方面是研究人员并没有重视某些食物会加重抽动症，而限制饮食会改善症状的情况。不得不说，这样公开发表的报告弊大于利。

Müller-Vahl K.R., Buddensiek N., et al "The influence of different food and drink on tics in Tourette syndrome" Acta Paediatr 2008 Apr; 97(4):442 - 6.

抽动症的增加与疫苗中的硫柳汞

婴儿接触硫柳汞与神经发育疾病：疫苗安全数据链中计算机医疗记录评估

一项针对注射过含硫柳汞疫苗的婴儿（0~7 个月和 0~13 个月）的研究显示，婴儿接触的汞越多，患自闭症和自闭症谱系障碍、注意缺陷障碍、发育和学习障碍、儿童和青少年特有的情绪障碍及抽动症的概率就越高。

作者说："举个例子，在 0~7 个月期间，如果含有硫柳汞疫苗中的汞增加 100 毫克，患抽动症的概率会增加约 3.4 倍。"

Young H., et al: Th imerosal exposure in infants and neurodevelopmental disorders: An assessment of computerized medical records in the Vaccine Safety Datalink. J Neurol Sci 2008; 2008.04.002.

有香味物品危险性的最新研究

ACN 收到的报告表明，有香味的物品会加重抽动症和注意缺陷多动障碍，有些人还会出现其他的神经反应。环境医师经常建议应该避免使用有香味的个人用品和家庭用品。他们的建议得到了下面这项研究的支持。分享下面这篇文章有助于说服你的朋友、家人和学校为了健康着想，远离有香味的产品。

常见的带有香味的洗衣产品和空气清新剂中的有毒化学物质

来自华盛顿大学的一则新闻稿，2008 年 7 月 13 日

华盛顿大学对最畅销的洗衣产品和空气清新剂进行研究后发现，这些产品会释放出几十种不同的化学物质。所测试的 6 种产品至少释放出 1 种有毒或有害物质，但产品标签上没有列出其中任何一种化学物质。

"我开始对这个话题感兴趣是因为有人告诉我，公共厕所的空气清新剂和洗衣店散发出来的气味让他们感到恶心，"华盛顿大学土木与环境工程和公共事务教授 Anne Steinemann 说，"我想知道'这些产品里的哪些成分导致了这样的问题？'"为了确认化学物品的成分，她对这些产品进行了分析。

Steinemann 说："我对发现的化学物质的数量和潜在的毒性感到惊讶。"

这些化学物质包括：丙酮——油漆稀释剂和去甲油中的活性成分；柠檬烯——一种带有柑橘味的分子；乙醛、氯甲烷和 1，4 二噁烷。这 6 种产品中有近 100 种挥发性有机化合物，但没有一种列在产品标签上。另外，其中5 款产品释放出一种或多种致癌的"有毒空气污染物"。而美国环境保护局（Environmental Protection Agency）认为这些污染物就没有"安全接触"一说。

她的研究发表在《环境影响评估评论》（*Environmental Impact Assessment Review*）网络版上。Steinemann 没有透露她测试的 6 款产品的品牌名称。在一项针对 25 种清洁剂、个人护理产品、空气清新剂和洗衣产品的更大规模的研究中（研究结果已提交出版），她发现许多其他品牌也含有类似的化学物质。

由于消费品生产厂家不需要披露产品成分，Steinemann 需要对产品进行研究才能发现其成分。她研究了 3 种常见的空气清新剂（固体除臭剂、液体喷雾和插电式空气清新剂）和 3 种洗衣产品（干衣片、衣物柔顺剂和洗衣液），每一种都选择了其中最畅销的一款。她在一家杂货店买了一些家居用品，并向生产厂家索要了一些工业产品的样品。

在实验室里，每一种产品都被置于室温下的隔离空间内，并对周围空气中的挥发性有机化合物，即从产品表面挥发到空气中的小分子进行了分析。

结果显示，有 58 种挥发性有机化合物浓度超过每立方米 300 微克，其中许多存在于一种以上的产品中。例如，一种插电式空气清新剂含有 20 多种挥发性有机化合物。根据联邦法律，其中有 7 种是有毒或者有害的。但是，产品标签没有列出任何成分。因生产需要，原料安全信息表上列出的成分为"香精油混合物"。

这项研究没有涉及接触化学物质与健康之间的联系。然而，Steinemann 和她的同事分别在 2004 年和 2005 年发表的两份全国性调查发现，大约有20% 的人反映空气清新剂对健康不利，大约 10% 的人抱怨洗衣店散发出的气体对他们有不良影响。在哮喘病患者中，这种抱怨是普通人的 2 倍。

制造商不需要列出洗衣产品和空气清新剂中的成分。Steinemann 说："个人护理产品和清洁剂通常含有类似的芳香化学物。"尽管美国食品和药物管理局（FDA）要求列出化妆品的成分，但是没有法律要求列出芳香剂中的化学成分。

Steinemann 说："芳香剂中的化学成分尤其值得关注，因为人们很可能会在无意中接触到芳香剂。"

"如果你买芳香型产品，一定要小心，因为你真的不知道里面的成分是什么，"她补充说，"我希望看到更详细的标签。与此同时，我建议人们可以安装通风装置，不要使用空气清新剂；在选择洗衣产品时，选择无香味的产品。"

欧盟最近颁布了一项法律，要求化妆品和洗衣液中的 26 种芳香化学物的含量超过一定的浓度时，要列出芳香化学物的成分。但美国没有类似的法律。

Steinemann 说："我希望这项研究能提高公众的意识，减少潜在危险化学品的暴露。"

更多信息请联系Steinemann，电话：+1(206) 616-2661，电子邮箱：acstein@u.washington.edu。

谨慎使用手机

ACN 已经确认使用手机是引发抽动症的潜在因素。研究表明,手机辐射会对神经系统产生有害的影响。匹兹堡大学癌症研究所(University of Pittsburgh Cancer Institute)对相关研究进行了综述,并提出了以下建议(发表于 2008 年 7 月,由于篇幅原因有所删改)。

来自匹兹堡大学癌症研究所的建议
基于匹兹堡大学癌症研究所国际专家组的建议

最新研究分析

手机产生的电磁场应该说对人类的健康有潜在的风险。尽管无线电技术现在已经普及了,但要掌握手机和其他无线电话所产生的生物效应的确凿数据,我们还需要时间。

目前的研究既没有表明手机对人类是安全的,也没有明确的证据证明手机有危害。但是,越来越多的证据显示,我们应该减少手机的使用,同时针对这一重要问题的研究仍在继续。

生产商报告说,手机和无线电话会发出电磁辐射。比起成人,电磁场更容易穿透儿童的大脑。最新的研究显示,某些良性肿瘤(如听神经瘤)和有些脑癌与这些无线通信设备有关,研究对象为手机使用时间在 10 年以上的群体。

然而迄今为止,针对手机进行的人类流行病学研究还没有确切的结论。由于近些年手机使用量的不断增加,从长远来说,我们很难评估手机对人类健康究竟有怎样的影响。就算手机的使用与癌症之间确实存在关联，而且风险很高，就像烟草和肺癌的关系，并且研究条件也类似（烟龄少于 10 年），我们也很难确定发生癌症的风险就会增加，因为这种风险多在 15~35 年以后才发生。

十大预防措施

由于没有确凿的证据证明手机电磁场对人类具有致癌作用，我们也无法论述预防措施的必要性（就像烟草或者石棉一样）。但根据现有的数据，有必要为手机使用者分享一些稳妥且简单的预防措施。这些措施很重要，在美国国内和国际上都有报告提及过。

这些措施可能对那些已经身患癌症的患者也非常重要，他们必须避免任何可能导致疾病进展的外部影响。

减少接触手机电磁辐射的十大实用建议如下。

1. 除了紧急情况，不要让孩子使用手机。胎儿或儿童发育中的器官对电磁场可能非常敏感。

2. 用手机打电话时，尽量让手机远离身体。电磁场的辐射强度在 5 厘米的距离时减至 1/4，在 1 米时减至 1/50。尽可能使用扬声器模式或无线蓝牙耳机，这样辐射强度就会减至 1/100。

3. 避免在公共汽车等场所使用手机，因为你可能会使别人被动接触到你手机的电磁场。

4. 避免一直随身携带手机。晚上不要把手机放在身体附近，比如枕头底下或者床头柜上，尤其是孕妇。你可以把手机调成飞行模式或离线模式，这样就不会有电磁辐射。

5. 如果必须随身携带手机，确保手机正面贴身，背面朝外，这样电磁场就会往外扩散而不会穿过身体。

6. 尽量使通话时间不要太长，因为生物性影响直接与接触的时间长短有关。若需要长时间通话，请使用有线电话，不要使用无线电话（无线电话使用的电磁辐射技术和手机类似）。

7. 打电话的时候，要经常换耳朵听，避免单边耳朵长时间接触手机。要等对方接听后再将手机放在耳朵边接听。这样可以减少电磁场在耳边的辐射量和辐射时长。

8. 手机信号弱或者快速移动时，如在汽车或火车上，避免使用手机，因为当手机不断地试图连接到一个新的信号中继站时，手机发出的能量会自动增加到最大。

9. 如果可能的话，通过发信息进行交流，不要打电话，这样可以减少与电磁场接触的时间。

10. 选择特定吸收率（用于衡量身体吸收的电磁场强度，SAR）值最低的设备。在互联网上搜索"手机 SAR 值"，可以获得目前不同品牌手机的 SAR 值。

出版刊物

（下列书籍侧重于读者感兴趣的自然疗法）

焦虑症和强迫症

《焦虑症之朝九晚五》（*Anxious 9 to 5*）

作者：拉丽娜·凯斯（Larina Kase）

出版社：New Harbinger Publications，2006

简介：这是一本针对成人的自助书，利用认知行为方法解决成人的职场焦虑症——从怀疑决定到完美主义、拖延症、公开演讲焦虑和失败恐惧。本书提供了一套能够战胜焦虑、培养更多职场信心、取得更大成功的策略。

《让你的孩子摆脱焦虑症：克服孩子的害怕、担忧和恐惧的超强实用方法》（*Freeing Your Child from Anxiety: Powerful, Practical Solutions to Overcome Your Child's Fears, Worries, and Phobias*）

作者：塔玛尔·E. 琼斯基（Tamar E Chansky）

出版社：Broadway Books/Random House，2004

简介：这是一本为父母、治疗师和老师准备的书，描述了焦虑管理的基础知识，有专门的章节对每一种焦虑症进行介绍，包括分离焦虑、广泛性焦虑、社交焦虑、强迫症、恐慌症和恐惧症。该书还有章节讲述了睡眠问题、抽动症和拔毛癖。

《让你的孩子摆脱强迫症：儿童及青少年父母超强实用策略》

（*Freeing Your Child from Obsessive-Compulsive Disorder: Powerful, Practical Strategies for Parents of Children and Adolescents*）

作者：塔玛尔·琼斯基（Tamar Chansky）

出版社：Three Rivers Press，2001

简介：这本书是写给父母、治疗师和老师的，揭秘了强迫症这种令人困惑的疾病，并详细讲解了强迫症的4个主要问题：洁癖、重复动作、对称和侵入性想法。

注意缺陷障碍/注意缺陷多动障碍及行为

《注意缺陷障碍：20小时见效治疗方案》（*ADD: The 20-Hour Solution*）

作者：马克·斯滕伯格（Mark Steinberg）和齐格弗里德·奥斯默（Siegfried Othmer）

出版社：Robert D. Reed Authors Choice Publishing，2004

简介：作者专注于使用脑电生物反馈技术（也称神经反馈）来解决儿童和成人的注意力、行为、心情和学习问题。通过本书，家长们可以对神经反馈及其工作原理有一个基本的了解。

《大脑生物反馈：神经疗法如何有效地治疗抑郁症、注意缺陷多动障碍和自闭症等疾病》（*Biofeedback for the Brain: How Neurotherapy Effectively Treats Depression, ADHD, Autism, and More*）

作者：保罗·斯温格尔（Paul Swingle）

出版社：Rutgers University Press，2008

简介：该书侧重于注意缺陷多动障碍，作者采取了自创的不同于传统治疗的方法。

犯罪时刻（Crime Times）

简介：该网站分析了行为和学习障碍的生物学原因，并提供免费的在线信息。瓦克基金会（Wacker Foundation）出版。

《鲍勃指南之18天治好注意缺陷多动障碍：注意缺陷多动障碍、注意缺陷障碍和强迫症的非药物疗法——自然治疗注意缺陷多动障碍》（*Dr. Bob's Guide to Stop ADHD in 18 Days: Stop Medicating ADHD, ADD, OCD—Treat Hyperactivity Naturally!*）

作者：罗伯特·德玛利亚（Robert DeMaria）

出版社：Drugless Healthcare Solutions, 2005

简介：该书是行为变化的快速入门指南，着重饮食方面，强调 ω 脂肪酸，突出父母的作用。

《告别注意缺陷多动障碍：非药物改善孩子注意力和行为的10个步骤》（*No More ADHD: 10 Steps to Help Improve Your Child's Attention & Behavior without Drugs*）

作者：玛丽·安·布洛克(Mary Ann Block)

出版社：Block System，2001

简介：该指南可读性强，指出了改变饮食和补充维生素对治疗注意缺陷多动障碍的必要性，同时谈到过敏和消化在这种疾病中的作用，以及整骨疗法的价值。书中还给出了寻找注意缺陷多动障碍病因的建议。

《注意缺陷障碍的治疗：如何帮助你的孩子》（*The ADD Answer: How to Help Your Child Now*）

作者：弗兰克·劳利斯（Frank Lawls）

出版社：Penguin Group，2004

简介：作者告诉家长治愈孩子的注意缺陷障碍问题时应如何循序渐进。他用整合疗法探讨了营养在治疗中的作用，并告诉读者咨询专业人士并设定目标能起到很好的作用；同时，还探讨了生物反馈领域的进展以及环境问题。

《为什么我的孩子做不到？》（*Why Can't My Child Behave?: Why Can't She Cope? Why Can't He Learn?*）

作者：简·赫西 (Jane Hersey)

出版社：Pear Tree Press，1996

简介：作者是范戈尔德协会（Feingold Association）的主任，撰写这本指南旨在帮助父母理解和采用无添加剂的饮食。虽然不是新的尝试，但本书中的方法都经过了时间的检验，可帮助家庭通过调整饮食来改善孩子的行为和健康。

自闭症

《阿斯伯格综合征和自闭症的非药物疗法：对待特殊儿童的顺势疗法》
（*A Drug-Free Approach to Asperger Syndrome and Autism: Homeopathic Care for Exceptional Kids*）

作者：犹迪斯·赖兴贝格-乌尔曼(Judyth Reichenberg-Ullman) 和罗伯特·乌尔曼（Robert Ullman）

出版社：Picnic Point Press，2005

简介：两位作者都是自然疗法的领军人物，该书介绍了治疗自闭症谱系障碍的顺势疗法。

《自闭症：有效的生物医学疗法；我们真的为孩子竭尽全力了吗？》
（2007 增补本）（*Autism: Effective Biomedical Treatments; Have We Done Everything We Can for this Child? 2007 Supplement*）

作者：乔恩·潘伯恩（Jon Pangborn）和西德尼·贝克（Sidney Baker）

出版社：Autism Research Institute，2007

简介：国际自闭症协会可以提供该手册的最新版本。手册中有关于诊断和治疗自闭症、帕金森病和相关疾病的生物医学方法最新的信息。同时，另一本必备的书是两位作者于2005年出版的《自闭症：有效的生物医学疗法》（*Autism: Effective Biomedical Treatments*），该书被认为是"现在就战胜自闭症！"运动的指导书籍。

《饥饿的大脑：自闭症谱系障碍的医学治疗指南（第3版）》
（*Children with Starving Brains: A Medical Treatment Guide for Autism Spectrum Disorde, 3rd edition*）

作者：杰奎琳·麦坎德利斯(Jaquelyn McCandless)

出版社：Bramble Books，2007

简介：作者积极投身于"现在就战胜自闭症！"运动，是最早参与撰写全面和详细的生物医学疗法指南的医师之一。该书最新的版本讲述了许多整合疗法的前沿发展状况，包括高压氧治疗。

《行动起来：一位母亲的自闭症治疗之路》（*Louder than Words: A Mother's Journey in Healing Autism*）

作者：珍妮·麦卡锡（Jenny McCarthy）

出版社：Plume; reprint edition，2008

简介：作者因分享自己的经历而获得了全面的认可。她发现，将行为疗法、调整饮食和营养补剂结合起来的综合疗法是她儿子摆脱自闭症的关键。

《自闭症儿童的康复》（*Recovering Autistic Children*）

作者：史蒂芬·埃德尔森（Stephen Edelson）和伯纳德·里姆兰德（Bernard Rimland）

出版社：Autism Research Institute，2006

简介：该书在2003年出版的《治疗自闭症儿童》（*Treating Autistic Children*）的基础上做了大量的信息更新和增补修订。该书包括"现在就战胜自闭症！"运动的大量信息。新增内容包括临床使用甲基-B_{12}、特殊碳水化合物饮食、低剂量纳曲酮、螯合疗法及医用大麻等来控制患者的攻击性行为。

抑郁症

《自然治疗抑郁症：用补充和替代疗法恢复情绪健康》（*Dealing with Depression Naturally: Complementary and Alternative Therapies for Restoring Emotional Health*）

作者：西德·鲍莫尔（Syd Baumel）

出版社：Keats Publishing，2000

简介：这是一本自助指南。该指南告诉读者该如何评估自然疗法（包括维生素、饮食调整、可视化锻炼及睡眠疗法）的利弊。

《你的医师可能没有告诉你抑郁症的另一面》（*What Your Doctor May Not Tell You about Depression*）

作者：迈克尔·B. 沙赫特（Michael B. Schachter）和 黛博拉·米歇尔（Deborah Mitchell）

出版社：Wellness Central，2006

简介：作者提出了通过重新平衡和修复大脑中不同步和低效的神经递质来自然治疗抑郁症的方法。读者将了解到天然补剂和适当的营养可直接影响大脑的化学反应，不使用药物就可以有效控制大脑中的5-羟色胺、多巴胺和谷氨酰胺含量。

《情绪疗法：四步法控制你的情绪》（*The Mood Cure: The 4-Step Program to Take Charge of Your Emotions—Today*）

作者：茱莉亚·罗斯（Julia Ross）

出版社：Penguin Non-Classics，2003

简介：作者提出了一个旨在通过改变饮食和使用营养补剂来缓解季节性疾病、压力、易怒和抑郁症等的方案。读者首先要通过书中的一项调查来确定他们患的是黑云症、厌烦、压力过大和过度敏感这4种"不良情绪"中的哪一种。利用调查分数，读者可以参考相关的章节，了解哪些饮食和营养补剂对自己最有帮助。

饮食和营养

《从生物医学、生理和分子角度看营养（第2版）》（*Biochemical, Physiological & Molecular Aspects of Human Nutrition, 2nd Edition*）

作者：玛莎·斯迪巴鲁克（Martha Stipanuk）

出版社：Saunders，2006

简介：这是一本专业的教科书，通过全面、易于理解的形式为研究生从营养计划、有机化学、生理学、生物化学和分子生物学方面提供了先进的营养学观念。该书侧重从分子、细胞、组织和全身水平来研究人类营养的生物学原理。该书很适合学生使用，其中有章节大纲、常见的缩写、批判性思维练习和详细的插画，并且突出了关键的营养数据、个人见解以及临床相关的内容。该书合理地划分为7个单元，反映了传统的营养分类。

《食物过敏与食物不耐受：鉴定与治疗指导大全》（*Food Allergies and Food Intolerance: The Complete Guide to their Identification and Treatment*）

作者：乔纳森·伯罗斯托夫(Jonathan Brostoff)和琳达·加姆林(Linda Gamli)

出版社：Healing Arts Press，2000

简介：Brostoff，研究员，食物过敏方面的国际权威；Gamli是生物化学家。该书阐明了食物过敏和食物不耐受的区别，并确定了常见的过敏原

和治疗方案。书中还附有详细的排除饮食和再次食用的时间表。

《无麸质饮食的简易制作——200多份食物过敏者的专用食谱》（*Gluten-Free Quick & Easy: From Prep to Plate without the Fuss—200+ Recipes for People with Food Sensitivities*）

作者：卡罗尔·芬斯特(Carol Fenster)

出版社：Avery，2007

简介：作者讲述了一些节约时间的建议和技巧，帮助人们能够快速地做出一些不含麸质的食物，食谱中既有主菜也有点心。本书对那些尝试做特殊饮食的人应该有所帮助。

《儿童注意缺陷多动障碍和自闭症食谱：不含麸质及酪蛋白饮食的终极食谱》（*The Kid-Friendly ADHD & Autism Cookbook: The Ultimate Guide to the Gluten-Free, Casein-Free Diet*）

作者：帕梅拉·康帕特（Pamela Compart）和德纳·拉克（Dana Laake）

出版社：Fair Winds Press，2006

简介：该食谱可以指导人们做不含麸质和牛奶的食物，还给那些有特殊要求的饮食者提供了一些好的建议。书中还提到了一些特殊的食材及获取的途径，以及来自家长和孩子的成功案例。

环境问题

《让孩子远离化学品：如何确保孩子的饮食和环境安全》（*Chemical-Free Kids: How to Safeguard Your Child's Diet and Environment*）

作者：阿兰·马加齐纳（Allan Magaziner）、琳达·邦维（Linda Bonvie）和安东尼·佐勒兹（Anthony Zolezzi）

出版社：Twin Streams Books，2003

简介：该书讲述了如何逐步排除含有有害添加剂的食物，同时食用一些更加健康而又不影响生活方式的食物。书中给出了一些建议，让读者知道从孕期开始，该如何保护自己的家人。

《绿色成长：婴儿与儿童保健》（*Growing Up Green: Baby and Child Care*）

作者：迪尔德丽·伊穆斯（Deirdre Imus）

出版社：Simon & Schuster，2008

简介：该书是一本育儿大全。作者讲述了从婴儿到青少年所面临的具体问题。作者重点强调应预防儿童疾病，同时也教育家长认识和避免周围危害我们的有毒物品。

《儿童期新型流行病治愈的突破性进展：自闭症、注意缺陷多动障碍、哮喘和过敏症》（*Healing the New Childhood Epidemics: Autism, ADHD, Asthma, and Allergies: The Ground-breaking Program for the 4-A Disorders*）

作者：肯尼斯·博克（Kenneth Bock）和卡梅伦·斯达特（Cameron Stauth）

出版社：Ballantine Books，2008

简介："遗传给枪支上了膛，环境扣动了扳机"，作者应用这句格言解释了重金属、因接种疫苗接触病毒以及营养不良是如何对儿童造成伤害的。该书可以作为父母和专业人士的指南。

《这是你的孩子吗？》（*Is This Your Child?*）

作者：多丽丝·拉普（Doris Rapp）

出版社：Bantum Books，1997

简介：这是一本经典著作，描述了环境危害如何影响孩子，以及免疫系统的负面影响是如何被忽略的。同时参见作者的另一本著作《这是你孩子的世界吗？》（*Is This Your Child's world?*）

其他

《健康与医学替代疗法》（*Alternative Therapies in Health and Medicine*）

简介：于1995年创刊，双月刊，分享利用替代疗法防治疾病、促进健康的信息。该杂志不推荐任何特定的治疗方法，但提倡对所有有效的方法进行评估和适当使用，鼓励将替代疗法和传统医学实践相结合。出版社：InnoVision Health Media, Inc.

《整合医学：临床医师杂志》（*Integrative Medicine: A Clinician's Journal*）

简介：这是创刊于2002年的同行评审期刊，每年6期，为从业者提供了将替代疗法和传统医学相结合的实用而全面的方法。该杂志的主要负责人兼总编约瑟夫·皮泽洛博士（Joseph Pizzorno, ND）是巴斯蒂尔大学的创始人之一，也是该大学前校长。出版社：InnoVision Health Media, Inc.

《精神分裂症和其他常见精神疾病的自然治疗（修订版第3版）》

（*Natural Healing for Schizophrenia and Other Common Mental Disorders, Revised, 3rd Edition*）

作者：伊娃·埃德尔曼（Eva Edelman）

出版社：Borage Books，2001

简介：这本优秀的著作具有突破性的意义。该书研究透彻，描述详细，可作为专业人士的治疗指南。

《炎症治疗》（*The Inflammation Cure*）

作者：威廉·梅格思（William Meggs）和卡罗尔·斯韦克（Carol Svec）

出版社：McGraw Hill，2004

简介：作者用清晰易懂的语言解释了炎症的起因、炎症与疾病的关系，以及如何将炎症风险降到最低。书中治疗和预防炎症（炎症可能影响大脑）的建议很有价值。

《育儿技巧：自然家庭生活》（*Mothering: Natural Family Living*）

简介：这是一本口碑非常好的杂志，既可以在网上购买电子版，也可以在实体店购买印刷版，还可以通过邮寄购买。从厨房到周围环境，从婴儿到家长，从医学问题到社会问题，该杂志以开放的姿态探究新的自然疗法。网址：mothering.com。

《自然健康杂志》（*Natural Health Magazine*）

简介：该杂志是一本实用的健康指南。每期都介绍天然的食物和营养、替代的保健方法、锻炼和自我保健的方法。该杂志注重身心联系、合理锻炼、预防医学、健康美食以及健康的生活方式，还指导消费者使用天然产品。网址：naturalhealthmag.com。

《不同步的孩子：认识和应对感觉统合失调（修订本）》（*The Out-of-Sync Child: Recognizing and Coping with Sensory Integration Dysfunction, Revised Edition*）

作者：卡罗尔·斯托克·科雷诺维兹(Carol Stock Kranowitz)

出版社：Perigee Trade，2006

简介：该书在识别感知处理障碍方面取得了新的突破。感知处理障碍是一种常见但常被误诊的疾病，主要表现为中枢神经系统经常误读来自各个感官的信息。修订本中增加了最新的关于视力和听力缺陷、运动技能问题、挑食症、注意缺陷多动障碍、自闭症以及其他相关疾病的内容。

《美国草药药典（第4版）》（*PDR for Herbal Medicines, 4th Edition*）

作者：约尔格·格鲁恩沃德（Joerg Gruenwald）、托马斯·布伦德勒（Thomas Brendler）和克里斯托弗·耶尼克（Christof Jaenicke）

出版社：Thomson Healthcare，2007

简介：《美国草药药典》收录了600多种草药，并对其进行了全面解释。该书旨在教育消费者并帮助他们选择最好的草药来治疗疾病，或帮助他们维持健康的生活。每个草药条目都包含以下信息：描述、物理性质、用途和预期效果、注意事项和不良反应、推荐剂量及补充阅读文献。为了帮助人们认识这些补剂，许多草药都配有彩色照片。

《汤森德的信：替代医疗检查》（*Townsend Letter: The Examiner of Alternative Medicine*）

简介：自1983年以来，该杂志一直是替代医疗方面的著名杂志。该杂志提供了包括乙二胺四乙酸（EDTA）螯合疗法在内的一系列替代医疗科学信息（正反观点都有）。网址：townsendletter.com。

妥瑞氏综合征

《一切皆有可能：向一个孩子的奋斗和巨大成就致敬》（*There Ain't No Can't: A Tribute to a Child's Struggle and Colossal Achievement*）

作者：杰弗瑞·费尔德斯坦(Jeffrey Feldstein)

出版社：Avid Readers Publishing Group，2008

简介：作者的儿子年幼时被诊断出患有妥瑞氏综合征。在一位环境医师的帮助下，他们开始了专门的营养治疗，对饮食进行了重大改变，以解决食物过敏问题。再加上作者开发的成功策略，最终在控制症状方面取得了良好的进展。

组织机构

针灸和中医

美国医学针灸学会（American Academy of Medical Acupuncture，AAMA）

简介：AAMA的目的是促进传统和当代针灸与西方医学训练相结合，实现更全面的医疗保健。

地址：4929 Wilshire Boulevard, Suite 428

Los Angeles, CA 90010

电话：323.937.5514

美国针灸和东方医学协会（American Association of Acupuncture and oriental Medicine，AAAOM）

简介：该协会为针灸和东方医学的从业者、学生和患者提供相关信息。AAAOM极力将这些学科融入美国的主流医疗保健中。该协会还致力维护和促进针灸和东方医学成为医学领域中一个独特而基本的组成部分。

地址：PO Box 162340

Sacramento, CA 95816

电话：916.443.4770; 866.455.7999

网站：aaaomonline

行为和认知治疗

认知治疗学会（The Academy of Cognitive Therapy，ACT）

简介：这是由认知疗法领域的专家建立的一个非营利性心理健康组织。该组织提供患者所在地区的相关信息，并推荐治疗师。

地址：260 South Broad Street, 18th Floor

Philadelphia, PA 19102

电话：610.664.1273

网站：academyofct

行为和认知疗法协会（Association for Behavioral and Cognitive Therapies，ABCT）

简介：ABCT是一个跨学科组织，致力通过调查，利用行为、认知及其他循证原则促进认知行为。该组织提供相关从业者的推荐名单。

地址：305 7th Avenue, 16th Floor

New York, NY 10001

电话：212.647.1890

网站：abct

关爱聪明孩子网（Worry Wise Kids Website）

简介：儿童强迫症和焦虑症中心是塔玛尔·琼斯基博士（Tamar Chansky, PhD）指导下的一个行为治疗中心，为"关爱聪明孩子网"提供支持，帮助孩子们应对和克服生活中的压力、担忧和焦虑。

地址：Children's Center for OCD and Anxiety

3138 Butler Pike

Plymouth Meeting, PA 19462

电话：484.530.0778

网站：worrywisekids

生物反馈

应用心理生理学和生物反馈协会（Association for Applied Psychophysiology and Biofeedback, AAPB）

简介：AAPB的前身是成立于40年前的生物反馈研究协会。AAPB的使命是通过研究、教育和实践，促进应用心理生理学和生物反馈知识的开发、传播和应用，改善健康和生活质量。请登录网站查看相关出版物、新闻和专业人员名单。

地址：10200 W 44th Avenue, Suite 304

Wheat Ridge, CO 80033

电话：303.422.8436; 800.477.8892

网站：aapb

脑电图频谱国际有限公司（EEG Spectrum International, Inc.）

简介：脑电图频谱国际有限公司是公认的在神经反馈领域处于领先地位

的公司。它在全球有600多个分支机构，目前正在协助研究自闭症、化学敏感和药物滥用。在苏珊（Susan）和西格弗雷德·奥斯默（Siegfried Othmer）的指导下，该公司为公众和专业人士提供大量参考信息及相关问题的解答。

地址：21601 Vanowen Street, Suite 100

Canoga Park, CA 91303

电话：818.789.3456

网址：eegspectrum

自闭症的生物医学疗法

为了帮助孩子逆转症状，在研究人员、医师和与自闭症谱系障碍家庭的共同努力之下，生物医学疗法的发展取得了巨大的进步。许多方法（如预防、饮食改变、营养支持和排毒）可以用来治疗妥瑞氏综合征和相关疾病。因此，我们鼓励读者及时了解这一领域的发展。自闭症研究所之所以具有重要的地位，是因为在很大程度上，"现在就战胜自闭症！"这场运动的成功就归功于自闭症研究所。以下是在生物医学治疗方面有价值的一些信息及网站。

自闭症研究所（Autism Research Institute, ARI）

简介：40多年来，这一非营利性组织一直致力传播所有相关研究的结果、自闭症诱因的信息以及自闭症诊断和治疗的方法。通过"现在就战胜自闭症！"运动，ARI为全世界的家长、临床医师和研究人员提供了大量研究信息。

地址：4182 Adams Avenue

San Diego, CA 92116

电话：866.366.3361

网站：autism

其他组织和网址：

Autism Society of America　autism-society.org

Generation Rescue　generationrescue.org

National Autism Association　nationalautismassociation.org

Schafer Autism Report　sarnet.org

AutismOne　autismone.org

Medigenesis　medigenesis.com

SafeMinds　safeminds.org

Talk About Curing Autism　talkaboutcuringautism.org

Unlocking Autism　unlockingautism.org

Treating Autism　treatingautism.org

脊椎按摩医学

美国脊椎按摩治疗协会（American Chiropractic Association, ACA）

简介：ACA是世界上最大的脊椎按摩医师协会。ACA从事游说、公共关系，并且为脊骨疗法医师提供专业培训的机会和研究基金，同时领导该领域的发展。

地址：1701 Clarendon Blvd.

Arlington, VA 22209

电话：703.276.8800

网站：amerchiro

国际脊椎按摩师协会（International Chiropractors Association, ICA）

简介：根据协会的基本原则和理念，该协会旨在维持和促进脊骨疗法作为非药物、免手术的保健医疗手段。在ICA的领导下，多个国家的相关机构建立了脊骨按摩许可的规章体系。该协会还致力提高脊骨医学教育的质量和权威性。

地址：1110 N Glebe Rd, Suite 650

Arlington, VA 22201

电话：703.528.5000; 800.423.4690

网站：chiropractic

颅骶治疗

厄普莱杰研究所（The Upledger Institute）

简介：该研究所是一家致力促进补充医疗和创新技术的健康资源中心，因其开创性的继续教育项目、临床研究和治疗服务而享誉全球。该研究所每年在美洲、欧洲、印度、亚洲、中东、新西兰和澳大利亚提供数百个课程。有关颅骶治疗和相关疗法、培训及医师推荐等信息，请参阅网站。

地址：11211 Prosperity Farms Road, Suite D-325

Palm Beach Gardens, FL 33410

电话：561.622.4334

网站：upledger

牙科医学—整体牙科医学和生物牙科医学

整体牙科医学协会（Holistic Dental Association, HDA）

简介：自1978年以来，HDA一直在为整体牙科医学与替代牙科医学的从业者提供支持和指导，同时向公众宣传整体牙科对健康与生活的好处。该协会还会提供相关的推荐信息。

地址：PO Box 151444

San Diego, CA 92175

电话：619.923.3120

网站：holisticdental

国际口腔医学和毒理学学会（International Academy of Oral Medicine & Toxicology, IAOMT）

简介：IAOMT是一个由牙科、医疗和研究专家组成的医学网络，通过寻求最新的跨学科研究来提高牙科诊治的标准。IAOMT赞助的会议吸引了来自医学、生理学、毒理学、化学、生物化学、风险和暴露评估、材料科学、免疫学、微生物学、药理学、流行病学、心脏病学、神经学、营养学及其他领域的学者。该学会为从业人员提供认证和咨询服务，也为家庭提供大量的相关信息。

地址：8297 ChampionsGate Blvd, #193

ChampionsGate, FL 33896

电话：863.420.6373

网站：iaomt

饮食信息

公共利益科学中心（Center for Science in the Public Interest，CSPI）

简介：自1971年以来，CSPI一直是营养和健康、食品安全、酒精政策和健康科学的有力倡导者。屡获殊荣的时事通讯《营养行动健康信》（*Nutrition Action Healthletter*）在美国和加拿大拥有约90万读者，是北美发行量最大的健康通讯。

美国地址：1875 Connecticut Avenue NW, Suite 300

Washington, DC 20009

电话：202.332.9110

加拿大地址：Suite 4550, CTTC Bldg.

1125 Colonel By Drive

Ottawa, Ontario K1S 5R1

电话：613.244.7337

网站：cspinet

美国法因戈尔德协会（Feingold Association of the United States，FAUS）

简介：法因戈尔德计划（也叫法因戈尔德饮食法）是一项确定某种食品或食品添加剂是否引发特定症状的测试。在注意缺陷多动障碍和注意缺陷障碍变得家喻户晓，哮喘和慢性耳部感染变得普遍之前，法因戈尔德饮食法一直是人们最基本的饮食方式。该协会在其网站上提供免费信息，同时也有付费会员和相关刊物。

地址：554 East Main Street, Suite 301

Riverhead, NY 11901

电话：800.321.3287

网站：feingold

环境与绿色：倡导和产品

美国环境健康基金会（American Environmental Health Foundation, AEHF）

简介：1975年，美国达拉斯环境健康中心的医学博士威廉·J. 雷（William J. Rea）创立了AEHF。其官网提供了1500种环保产品和相关出版物。AEHF网站上的产品是为了满足对化学物质敏感且有环保意识的人的需求而设计的。

地址：8345 Walnut Hill Lane, Suite 225

Dallas, TX 75231

电话：214.361.9515

网站：aehf

关爱——改变（Care2 Make a Difference）

简介：这是一个关注绿色生活的会员制网络平台。在该网站上可以获取免费的环保建议，也可购买相关产品。

地址：275 Shoreline Drive, Suite 300

Redwood City, CA 94065

电话：650.622.0860

网站：care2

美国环境工作组（Environmental Working Group, EWG）

简介：EWG是一个由科学家、工程师、政策专家、律师和计算机程序员组成的团队。他们审查政府数据、法律文件、科学研究和实验室检测，揭露对健康和环境的威胁并找到解决方案。

地址：1436 U Street NW, Suite 100

Washington, DC 20009

202.667.6982

网站：ewg

缅因州有机耕种农场主和园丁协会（Maine Organic Farmers and Gardeners Association, MOFGA）

简介：MOFGA成立于1971年，是美国历史最悠久、规模最大的州立有机耕种组织。它的目标是帮助农场主和园丁种植有机食品，保护环境，循环利用自然资源，提高当地作物产量，支持乡村社区以及教育消费者。其网站提供许多重要的信息，包括各种出版物和相关资源。

地址：PO Box 170

294 Crosby Brook Road

Unity, Maine 04988

电话：207.568.4142

网站：mofga

微波新闻（Microwave News）

简介：这是一家在线网站，提供免费的新闻报道。25年来，微波新闻一直致力报道电磁干扰和辐射对健康及环境的潜在影响。该网站被认为是一个公平客观的信息来源。微波新闻是一家独立网站，不与任何行业或

319

政府机构结盟。这些报道涵盖了非电离电磁波谱，特别关注了移动电话和电线，以及雷达和广播发射塔。

地址：155 East 77th Street, Suite 3D

New York, NY 10075

电话：212.517.2800

网站：microwavenews

营养生态环境运输系统（Nutritional Ecological Environmental Delivery System, NEEDS）

简介：该国际邮购系统专门为化学敏感、环境疾病、纤维肌痛、乳糜泻和念珠菌病等疾病患者提供产品、信息和教育。产品有维生素/补剂、环境设备（空气和水净化、便携式桑拿、口腔卫生、季节性情感障碍和电疗产品）、无麸质食品、个人护理用品和宠物护理用品，以及各种书籍。

地址：6666 Manlius Center Road

East Syracuse, NY 13057

电话：800.634.1380

网站：needs

有机消费者协会（Organic Consumers Association, OCA）

简介：OCA是一个基层的非营利性组织，倡导健康、公正和可持续发展。OCA主要处理食品安全、农业产业化、基因工程、儿童健康、企业责任、公平贸易、环境可持续性等方面的问题。OCA拥有85万会员、订阅者和志愿者，包括数千家企业。

地址：6771 South Silver Hill Drive

Finland, MN 55603

电话：218.226.4164

网站：organicconsumers

第七代（Seventh Generation）.

简介：这是能在天然食品店和许多折扣店买到无毒家用及个人护理产品的平台。可以在线下单。免费推送通讯。

地址：60 Lake Street

Burlington, VT 05401

电话：802.658.3773; 800.456.1191

网站：seventhgeneration

草药治疗

美国植物制剂委员会（American Botanical Council, ABC）

简介：马克·布卢门塔尔（Mark Blumenthal）是该委员会的创始人。这是一个独立的、非营利性研究和教育团体，致力为消费者、医疗从业者、研究人员、教育工作者、医药行业和媒体提供草药使用的可靠消息。

地址：PO Box 144345

Austin, TX 78714-4345

电话：512.926.4900

网址：abc.herbalgram.org

整合与相关医学组织

美国环境医学研究院（American Academy of Environmental Medicine, AAEM）

简介：在医学中，医师帮助患者揭示他们所处的环境和他们身体不适之间的因果关系，并帮助他们学会避免这些诱发因素，这被称为环境医学。AAEM成立于1965年，是一个由医师和其他对人类及人类所处环境感兴趣的专业人士组成的国际性协会。医师推荐见该机构官方网站。

地址：6505 E. Central Avenue, #296

Wichita, KS 67206

电话：316.684.5500

网站：aaemonline

美国综合医学协会（American Association of Integrative Medicine, AAIM）

简介：AAIM认为"健康不仅仅是没有疾病"，它鼓励采用多学科的医疗方法。该协会为来自不同专业的治疗师、教育工作者和研究人员提供了聚集的平台。大家可以交换意见，整合各方面的力量，使患者和医疗工作者都能从中受益。

地址：2750 East Sunshine

Springfield, MO 65804

电话：417.881.9995

网站：aaimedicine

美国医学进步学院（American College for Advancement in Medicine, ACAM）

简介：ACAM是一个非营利性协会，致力为医师和健康专家提供有关补充疗法、替代疗法和整合医疗的最新发现。ACAM让公众能够与整合医疗的医师取得联系，并向人们提供有关整合疗法的信息。相关推荐见官方网站。

地址：24411 Ridge Route, Suite 115

Laguna Hills, CA 92653

电话：949.309.3520

网站：acam

英国整体医疗协会（British Holistic Medical Association, BHMA）

简介：BHMA是开放的，其成员既有主流的医疗专业人员，也有补充医疗和替代医疗从业人员，以及那些希望在自己的生活和工作中找到更全面方法的社会人士。他们促进了公众对科学的理解，以及对身心联系的认识和应用，并鼓励补充医疗和替代医疗在国民健康服务中的整合，从而扩大公众和专家选择的范围。

地址：PO Box 371

Bridgwater

Somerset, TA6 9BG UK

电话：+44(0)1278 722 000

网站：bhma

HealthInsite

简介：HealthInsite是由澳大利亚政府倡议，由卫生与老龄化事务部资助的机构。它旨在通过传播相关的高质量信息来改善澳大利亚人的健康状况。HealthInsite也包含了对心理健康的补充与替代疗法的研究。访问下面的网址，搜寻"alternative therapies"，然后查找你感兴趣的内容。

地址：Department of Health and Ageing, MDP 2

GPO Box 9848

Canberra ACT 2601

电话：02 6289 8488

网站：healthinsite

法伊弗治疗中心（Pfeiffer Treatment Center，PTC）

简介：法伊弗治疗中心(PTC)是一家非营利性的医疗门诊机构，专治生化失衡引起的各种症状。PTC医疗团队治疗患有行为和学习障碍、注意缺陷障碍、自闭症谱系障碍、双相情感障碍、精神分裂症、焦虑、创伤后应激综合征以及阿尔茨海默病等疾病的儿童、青少年和成人。PTC采用独特的综合方法对病症进行鉴别，并从根本上进行治疗。该中心的多学科临床医师团队包括医师、护士、营养学家、药物学家和其他临床专家等。

地址：4575 Weaver Parkway

Warrenville, IL 60555-4039

电话：630.505.0300; 866.504.6076

网站：hriptc

功能医学研究所（Institute for Functional Medicine, IFM）

简介：功能医学是以患者为中心的医疗保健。它强调遗传、环境和生活方式等因素及其相互作用对健康和复杂慢性疾病的影响。它包含了生化个体的概念，描述了个体之间遗传和环境差异导致的代谢功能个体差异的重要性。在官方网站中可查看相关会议安排。

地址：4411 Pt. Fosdick Drive NW, Suite 305

PO Box 1697

Gig Harbor, WA 98335

电话：800.228.0622

网站：functionalmedicine

国际正分子医学学会（International Society for Orthomolecular Medicine, ISOM）

简介：该学会由亚伯拉罕·霍弗博士（Abram Hoffer, MD）创立，通过出版刊物、会议和研讨会让健康专家及公众了解正分子（营养）医学及采取正分子治疗的好处。网上注册可以获得免费的电子报告；杂志可订阅。

地址：16 Florence Avenue

Toronto, Ontario

Canada M2N 1E9

电话：416.733.2117

网站：orthomed

安全港湾（Safe Harbor）

简介：这是一个针对精神健康提供非药物疗法的大型网站，上面有100多篇文章和替代心理健康从业者的目录。可登录网站浏览书店、支持团体、电子邮件列表及免费的每月通讯。

地址：787 W. Woodbury Rd. #2

Altadena, CA 91001

电话：626.791.7868

网站：alternativementalhealth

顺势疗法

美国顺势疗法研究所（American Institute of Homeopathy）

简介：该研究所成员包括骨科医师、牙医、高级执业护士和医师助理，他们致力顺势疗法的实践、推广和改进。

地址：801 N. Fairfax Street, Suite 306

Alexandria, VA 22314

电话：888.445.9988

网站：homeopathyusa

按摩

美国按摩疗法协会（American Massage Therapy Association）

简介：该协会网站可以查询最新资讯、会员资格、按摩学校、公共信息和相关推荐等信息。

地址：500 Davis Street, Suite 900

Evanston, IL 60201-4695

电话：847.864.0123; 877.905.2700

网站：amtamassage

自然疗法

美国自然疗法医师协会（American Association of Naturopathic Physicians, AANP）

简介：不断发展的自然疗法已经成为医疗保健系统的重要组成部分。该协会提供相关推荐，可申请成为该协会会员。

地址：4435 Wisconsin Avenue, NW, Suite 403

Washington, DC 20016

电话：202.237.8150; 866.538.2267

网站：naturopathic

整骨疗法

颅骨学会（The Cranial Academy, CA）

简介：颅骨整骨疗法研究的是头盖骨的解剖和生理，及其与整个身体的相互关系。整骨疗法可预防和治疗疾病，增进健康。国际颅骨学会成立于1947年，其使命是教授、倡导并推动包括颅骨在内的整骨疗法的发展。

地址：8202 Clearvista Parkway #9-D

Indianapolis, IN 46256

电话：317.594.0411

网站：cranialacademy

参考文献

前言和第 1 节

1) Ananth J, Burgoyne KS, Niz D, Smith M: J Tardive dyskinesia in 2 patients treated with ziprasidone. Psychiatry Neurosci 2004;29:467-469.

2) Andrews N, Miller E, Grant A et al: Thimerosal exposure in infants and developmental disorders: a retrospective cohort study in the United Kingdom does not support a causal association. Pediatrics 2004;114:584-591.

3) Awaad Y: Tics in Tourette syndrome: new treatment options. J Child Neurol 1999;14:316-319.

4) Banaschewski T, Woerner W, Rothenberger A: Premonitory sensory phenomena and suppressibility of tics in Tourette syndrome: developmental aspects in children and adolescents. Dev Med Child Neurol 2003;45:700-703.

5) Bharucha KJ, Sethi KD: Tardive tourettism after exposure to neuroleptic therapy. Mov Disord 1995;10:791-793.

6) Comings DE: Clinical and molecular genetics of ADHD and Tourette syndrome. Two related polygenic disorders. Ann N Y Acad Sci 2001;931:50-83.

7) Eapen V, Robertson MM, Zeitlin H, Kurlan R: Gilles de la Tourette's syndrome in special education schools: a United Kingdom study. J Neurol 1997;244:378-382.

8) Frank MS, Sieg KG, Gaffney GR: Somatic complaints in childhood tic disorders. Psychosomatics 1991; 32:396-399.

9) Golden GS: The relationship between stimulant medication and tics. Pediatr Ann 1988;17:405-408.

10) Hershey T, Black KJ, Hartlein JM et al: Cognitive-pharmacologic functional magnetic resonance imaging in tourette syndrome: a pilot study. Biol Psychiatry 2004;55:916-925.

11) Ho CS, Shen EY, Shyur SD, Chiu NC: Association of allergy with Tourette's syndrome. J Formos Med Assoc 1999;98:492-495.

12) Howson AL, Batth S, Ilivitsky V et al: Clinical and attentional effects of acute nicotine treatment in Tourette's syndrome. Eur Psychiatry 2004;9:102-112.

13) Hyde TM, Emsellem HA, Randolph C, Rickler KC, Weinberger DR: Electroencephalographic abnormalities in monozygotic twins with Tourette's syndrome. Br J Psychiatry 1994;164:811-817.

14) Hyde TM, Weinberger DR: Tourette's syndrome. A model neuropsychiatric disorder. JAMA 1995;273:498-501.

15) Jankovic J: Medical Progress: Tourette's Syndrome. N Engl J Med 2001;345(16):1184-1192.

16) Kessler AR: Tourette syndrome associated with body temperature dysregulation: possible involvement of an idiopathic hypothalamic disorder. J Child Neurol 2002;17:738-744.

17) Khalifa N, von Knorring AL: Prevalence of tic disorders and Tourette syndrome in a Swedish school population. Dev Med Child Neurol 2003;45:315-319.

18) Kurlan R: Tourette's syndrome: are stimulants safe? Curr Neurol Neurosci Rep 2003;3:285-288.

19) Kurlan R, McDermott MP, Deeley C et al: Prevalence of tics in schoolchildren and association with place-ment in special education. Neurology 2001;57:1383-1388.

20) Kwak C, Vuong KD, Jankovic J: Migraine headache in patients with Tourette syndrome. Arch Neurol 2003;60:1595-1598.

21) Leckman JF: Tourette's syndrome. Lancet 2002;360:1577-1586.

22) Leckman JF, Zhang H, Vitale A et al: Course of tic severity in Tourette syndrome: the first two decades. Pediatrics 1998;102:14-19.

23) Lombroso PJ, Mack G, Scahill L, King RA, Leckman JF: Exacerbation of Gilles de la Tourette's syndrome associated with thermal stress: a family study. Neurology 1991;41:1984-1987.

24) Mantel BJ, Meyers A, Tran QY, Rogers S, Jacobson JS: Nutritional supplements and complementary/alternative medicine in Tourette syndrome. J Child Adolesc Psychopharmacol 2004;14:582-589.

25) Marras C, Andrews D, Sime E, Lang AE: Botulinum toxin for simple motor tics: a randomized, doubleblind, controlled clinical trial. Neurology 2001;56:605-610.

26) Mejia NI, Jankovic J: Secondary tics and tourettism. Rev Bras Psiquiatr 2005;27:11-17. E-pub.

27) Morshed SA, Parveen S, Leckman, JF et al: Antibodies against neural, nuclear, cytoskeletal, and streptococcal epitopes in children and adults with Tourette's syndrome, Ssenham's chorea, and autoimmune disorders. Biological Psychiatry 2001;50:566-577.

28) Muller-Vahl KR: Cannabinoids reduce symptoms of Tourette's syndrome. Expert Opin Pharmacother 2003; 4:1717-1725.

29) Muller-Vahl KR, Schneider U, Koblenz A et al: Treatment of Tourette's syndrome with Delta 9-tetrahydrocannabinol (THC): a randomized crossover trial. Pharmacopsychiatry 2002;35:57-61.

30) Palumbo D, Spencer T, Lynch J, Co-Chien H, Faraone SV: Emergence of tics in children with ADHD: impact of once-daily OROS methylphenidate therapy J Child Adolesc Psychopharmacol 2004;14:185-194.

31) Peterson BS, Thomas P, Kane MJ et al: Basal Ganglia volumes in patients with Gilles de la Tourette syndrome. Arch Gen Psychiatry 2003;60:415-424.

32) Porta M, Maggioni G, Ottaviani F, Schindler A: Treatment of phonic tics in patients with Tourette's syndrome using botulinum toxin type A. Neurol Sci 2004;24:420-423.

33) Pringsheim T, Davenport WJ, Lang A: Tics. Curr Opin Neurol 2003;16: 523-527.

34) Randolph C, Hyde TM, Gold JM, Goldberg TE, Weinberger DR: Tourette's syndrome in monozygotic twins. Relationship of tic severity to neuropsychological function. Arch Neurol 1993;50:725-728.

35) Scahill L, Lombroso PJ, Mack G et al: Thermal sensitivity in Tourette syndrome: preliminary report. Percept Mot Skills 2001;92:419-432.

36) Singer HS: The treatment of tics. Curr Neurol Neurosci Rep 2001;1:195-202.

37) Snider LA, Seligman LD, Ketchen BR: Tics and problem behaviors in schoolchildren: prevalence, characterization, and associations. Pediatrics 2002;110:331-336.

38) Silva RR, Munoz DM, Barickman J, Friedhoff AJ: Environmental factors and related fluctuation of symptoms in children and adolescents with Tourette's disorder. J Child Psychol Psychiatry 1995;36:305-312.

39) Silver AA, Shytle RD, Philipp MK et al: Transdermal nicotine and haloperidol in Tourette's disorder: a double-blind placebo-controlled study. J Clin Psychiatry 2001;62:707-714.

40) Snider LA, Lougee L, Slattery M, Grant P, Swedo SE: Antibiotic prophylaxis with azithromycin or penicillin for childhood-onset neuropsychiatric disorders. Biol Psychiatry 2005;57:788-792.

41) Snider LA, Swedo SE. PANDAS: current status and directions for research. Mol Psychiatry 2004;9:900-907.

42) Straus SM, Bleumink GS, Dieleman JP et al: Antipsychotics and the risk of sudden cardiac death. Arch Intern Med 2004;164:1293-1297.

43) Swedo SE: Pediatric autoimmune neuropsychiatric disorders associated with streptococcal infections (PANDAS). Mol Psychiatry 2002;7(suppl 2):S24-25.

44) Swedo SE, Grant PJ: Annotation: PANDAS: a model for human autoimmune disease. J Child Psychol Psychiatry 2005;46:227-234.

45) Swedo S, Leonard HL, Garvey M et al: Pediatric autoimmune neuropsychiatric disorders associated with streptococcal infection: clinical descriptions of the first 50 cases. Am J Psychiatry. 1998;155:264-271.

46) Tourette's Syndrome Study Group: Treatment of ADHD in children with tics: A randomized controlled trial. Neurology 2002;58:527-536.

47) Tourette Syndrome Assocation International Consortium for Genetics: Am J Med Genet B Neuropsychiatr Genet 2003;116(1):60-68.

48) Varley CK, Vincent J, Varley P, Calderon R: Emergence of tics in children with attention deficit hyperactivity disorder treated with stimulant medications. Compr Psychiatry 2001;42:228-233.

第 3 节

1) Agency for Toxic Substances and Disease Registry. Toxicological profile for mercury. Atlanta, GA: US Department of Health and Human Services, March 1999.

2) Baldo JV, Ahmad L, Ruff R: Neuropsychological performance of patients following mold exposure. Appl Neuropsychol 2002;9:193-202.

3) Coffey BJ, Biederman J, Smoller JW et al: Anxiety disorders and tic severity in juveniles with Tourette's disorder. J Am Acad Child Adolesc Psychiatry 2000;39(5):562-568.

4) Cohrs S, Rasch T, Altmeyer S et al: Decreased sleep quality and increased sleep related movements in patients with Tourette's syndrome. J Neurol Neurosurg Psychiatry

2001;70(2):192-197.

5) Comings DE, Comings BG: A controlled study of Tourette syndrome. VI. Early development, sleep problems, allergies, and handedness. Am J Hum Genet 1987;41:822-838.

6) Feldman RG, Chirico-Post J, Proctor SP. Blink reflex latency after exposure to trichloroethylene in well water. Arch Environ Health 1988;43:143-148.

7) Gerr F, Letz R, Ryan PB, Green RC: Neurological effects of environmental exposure to arsenic in dust and soil among humans. Neurotoxicology 2000;21:475-487.

8) Gerrard JW, Richardson JS, Donat J: Neuropharmacological evaluation of movement disorders that are adverse reactions to specific foods. Int. Journal of Neuroscience 1994;76:61-69.

9) Hyde TM, Emsellem HA, Randolph C et al: Electroencephalographic abnormalities in monozygotic twins with Tourette's syndrome Br J Psychiatry 1994;164:811-817.

10) Frank MS, Sieg KG, Gaffney GR: Somatic complaints in childhood tic disorders. Psychosomatics 1991;32:396-399.

11) Finegold I: Allergy and Tourette's syndrome. Ann Allergy 1985;55:119-121.

12) Ho CS, Shen EY, Shyur SD, Chiu NC: Association of allergy with Tourette's syndrome. J Formos Med Assoc 1999;98:492-495.

13) Howson AL, Batth S, Ilivitsky V et al: Clinical and attentional effects of acute nicotine treatment in Tourette's syndrome. Eur Psychiatry 2004;9:102-112.

14) Kim H, Moote W, Mazza J: Tourette's syndrome in patients referred for allergy evaluation. Ann Allergy Asthma Immunol 1997;79:347-349.

15) Palumbo D, Spencer T, Lynch J, Co-Chien H, Faraone SV: Emergence of tics in children with ADHD: impact of once-daily OROS methylphenidate therapy. J Child Adolesc Psychopharmacol 2004;14:185-194.

16) Schober S, Sinks T, Jones R et al: Blood mercury levels in US children and women of childbearing age, 1999-2000. JAMA 2003;289:1667-1674.

17) Silva RR, Munoz DM, Barickman J, Friedhoff AJ: Environmental factors and related fluctuation of symptoms in children and adolescents with Tourette's disorder. J Child Psychol Psychiatry. 1995;36:305-312.

18) Speer, Frederic, Handbook of Clinical Allergy, John Wright, Boston, London 1982.

19) Stern A, Smith A: An assessment of the cord blood:maternal blood methylmercury ratio: implications for risk assessment. Environ Health Perspect 2003;111:1465-1470.

20) Tourette Syndrome Assocation International Consortium for Genetics: Am J Med Genet B Neuropsychiatr Genet 2003;116(1):60-68.

第 9 节

1) Attias J, Sapir S, Bresloff I, Reshef-Haran I, Ising H: Reduction in noise-induced temporary threshold shift in humans following oral magnesium intake. Clin Otolaryngol Allied Sci 2004;29:635-641.

2) Ayres, A J: Sensory Integration and the Child 1979; Los Angeles: Western Psych. Services.

3) Barabas G, Matthews WS: Homogeneous clinical subgroups in children with Tourette syndrome. Pediatrics 1985;75:73-75.

4) Case-Smith J, Bryan T: The effects of occupational therapy with sensory integration emphasis on preschool-age children with autism. Am J Occup Ther 1999.

5) Cevette MJ, Vormann J, Franz K: Magnesium and hearing. J Am Acad Audiol 2003;14:202-212.

6) Duggal HS, Nizamie SH: Bereitschaftspotential in tic disorders: a preliminary observation. Neurol India 2002;50:487-489.

7) Galland L: Magnesium, stress and neuropsychiatric disorders. Magnes Trace Elem 1991-92;10:287-301.

8) Hoehn, TP, Baumeister AA: A critique of the application of sensory integration therapy to children with learning disabilities. Journal of Learning Disabilities 1994, 27, 338-350.

9) Kranowitz CS, Silver LB: The Out-of-Sync Child 1998; New York: Peregree.

10) Leckman JF, Walker DE, Goodman WK, Pauls DL, Cohen DJ: "Just right" perceptions associated with compulsive behavior in Tourette's syndrome. Am J Psychiatry 1994;151:675-680.

11) Lombroso PJ, Mack G, Scahill L, King RA, Leckman JF: Exacerbation of Gilles de la Tourette's syndrome associated with thermal stress: a family study. Neurology 1991;41:1984-1987.

12) Miguel EC, do Rosario-Campos MC, Prado HS et al: Sensory phenomena in obsessive-compulsive disorder and Tourette's disorder. J Clin Psychiatry 2000;61:150-156.

13) Rimland B, Edelson SM: Auditory Integration Training: Sound sensitivity in autism, Berard vs Tomatis approach. Autism Research Institute 2004; www.autism.com/ari.

14) Sachdev PS, Chee KY, Aniss AM: The audiogenic startle reflex in Tourette's syndrome. Biol Psychiatry 1997;41:796-803.

15) Sammeth CA, Preves DA, Brandy WT: Hyperacusis: case studies and evaluation of electronic loudness suppression devices as a treatment approach. Scand Audiol 2000;29:28-36.

16) Scahill L, Lombroso PJ, Mack G et al: Thermal sensitivity in Tourette syndrome: preliminary report. Percept Mot Skills 2001;92:419-432.

17) Schaaf RC, Miller LJ: Occupational therapy using a sensory integrative approach for children with developmental disabilities. Ment Retard Dev Disabil Res Rev 2005;11:143-148.

18) Shaw SR: A school psychologist investigates sensory integration therapies: promise, possibility, and the art of placebo; NASP Communiqué October 2002.

19) Sinha Y, Silove N, Wheeler D, Williams K: Auditory integration training and other sound therapies for autism spectrum disorders. Cochrane Database Syst Rev 2004;CD003681.

第 10 节

1) Christakis DA, Zimmerman FJ, DiGiuseppe DL, McCarty CA: Early television exposure and subsequent attentional problems in children. Pediatrics 2004;113:708-713.

2) Dursun SM, Burke JG, Reveley MA: Antisaccade eye movement abnormalities in Tourette syndrome: evidence for cortico-striatal network dysfunction? J Psychopharmacol 2000;14:37-39.

3) Enoch JM, Itzhaki A, Lakshminarayanan V, Comerford JP et al: Visual field defects detected in patients with Gilles de la Tourette syndrome: preliminary report. Int Ophthalmol 1989;13:331-344.

4) Enoch JM, Lakshminarayanan V, Itzhaki A et al: Anomalous kinetic visual fields found in family members of patients with a confirmed diagnosis of Gilles de la Tourette syndrome. Optom Vis Sci 1991;68:807-812.

5) Evans BJ, Busby A, Jeanes R, Wilkins AJ: Optometric correlates of Meares-Irlen syndrome: a matched group study. Ophthalmic Physiol Opt 1995;15:481-487.

6) Gobba F: Color vision: a sensitive indicator of exposure to neurotoxins. Neurotoxicology 2000;21:857-862.

7) Gobba F, Cavalleri A: Color vision impairment in workers exposed to neurotoxic chemicals. Neurotoxicology 2003;24:693-702.

8) Good PA, Taylor RH, Mortimer MJ: The use of tinted glasses in childhood migraine. Headache 1991;31:533-536.

9) Iregren A, Andersson M, Nylen P: Color vision and occupational chemical exposures: I. An overview of tests and eff ects. Neurotoxicology 2002;23:719-733.

10) Irlen, Helen: Reading by the colors. New York 1991; Avery.

11) Jeanes R, Busby A, Martin J, Lewis E et al: Prolonged use of coloured overlays for classroom reading. Br J Psychol 1997;88:531-548.

12) Lightstone A, Lightstone T, Wilkins A: Both coloured overlays and coloured lenses can improve reading fluency, but their optimal chromaticities differ. Ophthalmic Physiol Opt 1999;19:279-285.

13) Lombroso PJ, Mack G, Scahill L, King RA, Leckman JF: Exacerbation of Gilles de la Tourette's syndrome associated with thermal stress: a family study. Neurology 1991;41:1984-1987.

14) Melun JP, Morin LM, Muise JG, DesRosiers M: Color vision deficiencies in Gilles de la Tourette syndrome. J Neurol Sci 2001;186:107-110.

15) Rea WJ, Didriksen N, Simon TR: Effects of toxic exposure to molds and mycotoxins in building-related illnesses. Arch Environ Health 2003;58:399-405.

16) Rice DC, Gilbert SG: Early chronic low-level methylmercury poisoning in monkeys impairs spatial vision. Science 1982;216:759-761.

17) Scahill L, Lombroso PJ, Mack G: Thermal sensitivity in Tourette syndrome: preliminary report. Percept Mot Skills 2001;92:419-432.

18) Solan HA, Ficarra A, Brannan JR, Rucker F: Eye movement efficiency in normal and reading disabled elementary school children: effects of varying luminance and wavelength. J Am Optom Assoc 1998;69:455-464.

19) Tatlipinar S, Iener EC, Ilhan B, Semerci B: Ophthalmic manifestations of Gilles de la Tourette syndrome. Eur J Ophthalmol 2001;11:223-226.

20) Urban P, Gobba F, Nerudova J et al: Color discrimination impairment in workers exposed to mercury vapor. Neurotoxicology 2003;24(4-5):711-716.

21) Utgard NA: Pineal melatonin in Tourette syndrome—can coloured light help? Tidsskr Nor Laegeforen; 113:2420-2421.

22) Whiting P, Robinson GL, Parrot CF: Irlen coloured filters for reading: A six year follow up. Australian Journal of Remedial Education 1994;26,13-19.

23) Wilkins AJ, Baker A, Amin D, Smith S et al: Treatment of photosensitive epilepsy using coloured glasses. Seizure 1999;8:444-449.

24) Zinner, Samuel H: Tourette syndrome—much more than tics. Contemporary Pediatrics 2004,Vol.21,No.8.

第 11 节

1) Balikci K, Cem Ozcan I, Turgut-Balik D, Balik HH: A survey study on some neurological symptoms and sensations experienced by long term users of mobile phones. Pathol Biol 2005;53:30-34.

2) Barteri M, Pala A, Rotella S: Structural and kinetic effects of mobile phone microwaves on acetylcholinesterase activity. Biophys Chem 2005;113:245-253.

3) Bortkiewicz A, Zmyslony M, Szyjkowska A, Gadzicka E: Subjective symptoms reported by people living in the vicinity of cellular phone base stations: review. Med Pr 2004;55:345-351.

4) Fejes I, Za Vaczki Z, Szollosi J et al: Is there a relationship between cell phone use and semen quality? Arch Androl 2005;51:385-393.

5) Firstenberg, A: Electromagnetic Fields (EMF) Killing Fields. The Ecologist 2004;vol 34:5.

6) Kavet R, Zaffanella LE: Contact voltage measured in residences: implications to the association between magnetic fields and childhood leukemia. Bioelectromagnetics 2002;23:464-474.

7) Kundi M, Mild K, Hardell L, Mattsson MO: Mobile telephones and cancer—a review of epidemiological evidence. J Toxicol Environ Health B Crit Rev 2004;7:351-384.

8) Scassellati-Sforzolini G, Moretti M, Villarini M et al: Evaluation of genotoxic and/or co-genotoxic effects in cells exposed in vitro to extremely-low frequency electromagnetic fields Ann Ig 2004;16:321-340.

第 12 节

1) Andrews N, Miller E, Grant A et al: Thimerosal exposure in infants and developmental disorders: a retrospective cohort study in the United kingdom does not support a causal association. Pediatrics 2004;114:584-591.

2) Anthony H, Birtwistle S, Eaton K, Maberly J: Environmental Medicine in Clinical Practice, Southampton, 1997 BSAENM Publications.

3) Campbell AW, Thrasher JD, Madison RA et al: Neural autoantibodies and neurophysiologic abnormalities in patients exposed to molds in water-damaged buildings. Arch Environ Health 2003;58:464-474.

4) Cinca I, Dumitrescu I, Onaca P, Serbanescu A, Nestorescu B: Accidental ethylmercury poisoning with nervous system, skeletal muscle, and myocardium injury. J Neurol Neurosurg Psychiatry 1980;43:143-149.

5) Geier D, Geier MR: Neurodevelopmental disorders following thimerosal-containing childhood immunizations: a follow-up analysis. Int J Toxicol 2004;23:369-376.

6) Holmes AS, Blaxill MF, Haley BE: Reduced levels of mercury in first baby haircuts of autistic children. Int J Toxic 2003;22:277-285.

7) Horvath K, Papadimitriou J, Rabsztyn A, Drachenberg C, Tildon JT: Gastrointestinal abnormalities in children with autistic disorder. J Ped 1999;135:559-563.

8) Hyde TM, Emsellem HA, Randolph C, Rickler KC, Weinberger DR: Electroencephalographic abnormalities in monozygotic twins with Tourette's syndrome. Br J Psychiatry. 1994;164:811-817.

9) Hyde TM, Weinberger DR. Tourette's syndrome: A model neuropsychiatric disorder. JAMA 1995;273:498-501.

10) Kirby, David: Evidence of Harm Mercury in Vaccines and the Autism Epidemic: A Medical Controversy. New York, 2005, St Martin's Press.

11) Magaziner A, Bonvie L, Zolezzi A: Chemical-Free Kids, How to Safeguard Your Child's Diet and Environment. New York, 2003, Twin Streams, Kensington Publishing Corp.

12) Randolph C, Hyde TM, Gold JM, Goldberg TE, Weinberger DR: Tourette's syndrome in monozygotic twins. Relationship of tic severity to neuropsychological function. Arch Neurol 1993;50:725-728.

13) Rapp, Doris J: Is This Your Child? Discovering and Treating Unrecognized Allergies in Children and Adults. New York, 1991, William Morrow and Company.

14) Rapp, Doris J: Our Toxic World, A Wake-Up Call. Buffalo, 2005, Environmental Medical Research Foundation.

15) Rapp, Doris J: Is This Your Child's World? How You Can Fix the Schools and Homes That Are Making Your Children Sick. Bantam Books, 1996.

16) Rea WJ, Didriksen N, Simon TR: Effects of toxic exposure to molds and mycotoxins in building-related illnesses. Arch Environ Health 2003;58:399-405.

17) Silva RR, Munoz DM, Barickman J, Friedhoff AJ: Environmental factors and related fluctuation of symptoms in children and adolescents with Tourette's disorder. J Child Psychol Psychiatry 1995;36:305-312.

18) Snider LA, Seligman LD, Ketchen BR et al: Tics and problem behaviors in schoolchildren: prevalence, characterization, and associations. Pediatrics 2002;110:316-331.

19) Uchida T, Naito S, Kato H et al: Thimerosal induces toxic reaction in non-sensitized animals. Int Arch Allergy Immunol 1994;104:296-301.

20) Verstraeten T, Davis RL, DeStefano F et al: Vaccine Safety Datalink Team. Safety of thimerosal-containing vaccines: a two-phased study of computerized health maintenance organization databases. Pediatrics 2003;112:1039-1048.

21) Wakefield AJ, Anthony A, Murch SH, Thomson M, Montgomery SM, Davis S et al: Enterocolitis in children with developmental disorders. Am J Gastroenterol 2000;95:2285-2295.

22) Wigle, DT: Child Health and the Environment, New York, 2003, Oxford University Press.

第 14 节

1) Ashford N, Miller C: Chemical Exposures, Low Levels and High Stakes, Second Edition, New York, 1998, Van Nostrand Reinhold.

2) Brennan, James C: Basics of Food Allergy, Second Edition, Springfield, Illinois 1984, Charles Thomas Publisher.

3) Brostoff, Jonathan: Food Allergy and Intolerance, London, 1987, Bailliere Tindall.

4) Comings, David E: Search for the Tourette Syndrome and Human Behavior Genes, Durarte, California, 1996, Hope Press.

5) Gerrard JW, Richardson JS, Donat J: Neuropharmacological evaluation of movement disorders that are adverse reactions to specific foods. Int Journal of Neuroscience 1994;76:61-69.

6) Ho CS, Shen EY, Shyur SD, Chiu NC: Association of allergy with Tourette's syndrome. J Formos Med Assoc 1999;98:492-495.

7) Hyde TM, Weinberger DR: Tourette's syndrome: A model neuropsychiatric disorder. JAMA

1995;273:498-501.

8) Introduction to Indoor Air Quality, A Reference Manual, July 1997, EPA #400/3-91/003.

9) King H: Otolaryngic Allergy, New York 1981, Symposia Specialists, Inc.

10) Kronse H: Otolaryngic Allergy and Immunology, Philadelphia, 1989, WB Saundrees Co.

11) Miller JB: Relief at Last, Neutralization for Food Allergy and other Illnesses, Springfield, Illinois, 1987, Charles Thomas Publisher.

12) Rea W: Chemical Sensitivity, Vols 1 through 4, 1995, Boca Raton, Florida, CRC Press.

13) Robbins AF: Chemically Induced Illness, pts 1 and 2. Osteopathic Medical News, September and October 1989.

14) Rom WN: Environmental and Occupational Medicine, Third Edition, Philadelphia 1998, Lippincott-Raven.

15) Speer F: Handbook of Clinical Allergy, Boston, London 1982, John Wright.

16) Tarcher A: Principals and Practice of Environmental Medicine, New York and London, 1992, Plenum Medical Book Co.

第 15 节

1) Singh VK: Immunotherapy for brain diseases and mental illnesses. Prog Drug Res 1997;48:129-146.

2) Singh VK: Neuroautoimmunity: Pathogenic implications for Alzheimer's disease. Gerontology 1997;43:79-94.

3) Singh VK: Neuro-immunopathogenesis in autism. New Frontier of Biology (edited by Berczi I, Gorczynski RM), The Netherlands, 2001;443-454. Elsevier Science BV, Inc.

4) Singh VK, Rivas WH: Prevalence of serum antibodies to caudate nucleus in autistic children. Neurosci Lett 2004;355:53-56.

5) Trifiletti RR, Bandele AN: Serum antibodies to specific brain proteins in children with tics, Tourette's syndrome or obsessive-compulsive disorder. Ann Neurol 2000;48:511-512.

6) Leckman JF , Katsovich L, Kawikova I et al: Increased serum levels of interleukin-12 and tumor necrosis factor-alpha in Tourette's syndrome. Biol Psychiatry 2005;57:667-673.

7) Singh, VK: Cytokine Regulation in autism. Cytokines and Mental Health (edited by Ziad Kronfol), pp 369-383, 2003, Boston, Kluwer Academic Publishers.

8) Singh, VK, Lin SX, Newell E, Nelson C: Abnormal measles virus serology and CNS

autoimmunity in children with autism. J Biomed Sci 2002;461:359-364.

9) Singh, VK, Jensen, R: Elevated levels of measles antibodies in children with autism. Pediatr Neurol 2003;28:292-294.

10) Singh, VK, Rivas WH: Detection of antinuclear and antilaminin antibodies in autistic children who received thimerosal-containing vaccines. J Biomed Sci 2004;11:607-610.

11) Singh VK, Singh EA, Warren RP: Hyperserotoninemia and serotonin receptor antibodies in children with autism but not mental retardation. Biol Psychiatry 1997;41:753-755.

12) Hanna GL, Singh VK, Curtis GC et al: Serotonin receptor antibodies in early-onset obsessive-compulsive disorder. Proceedings of the 43rd Annual Meeting of the American Academy of Child and Adolescent Psychiatry 1996; Philadelphia, Pennsylvania; October 10-15.

13) Perlmutter SJ, Leitman SF, Garvey MA: Therapeutic plasma exchange and intravenous immunoglobulin for obsessive-compulsive disorder and tic disorders in children. Lancet 1999;354:1153-1158.

14) Singh VK: Rehabilitation of autism with immune modulation therapy. Journal of Special Education and Rehabilitation 2004;3-4:161-178.

第 16 节

1) Alberti A, Pirrone P, Elia M et al: Sulphation deficit in "low-functioning" autistic children: a pilot study. Biological Psychiatry 1999;46:420-424.

2) Aydogan B, Kiroglu M, Altintas D et al: The role of food allergy in otitis media with effusion. Otolaryngol Head Neck Surg 2004;130:747-750.

3) Bateman BJ, Warner JO, Hutchinson E et al: The effects of a double blind, placebo controlled, artificial food colourings and benzoate preservative challenge on hyperactivity in a general population sample of preschool children. Archives of Disease in Childhood 2004;89:506-511.

4) Baylock RL: Excitotoxins, the Taste that Kills, Santa Fe, 1997, Health Press.

5) Bell W, Clapp R, Davis D et al: Carcinogenicity of saccharin in laboratory animals and humans: letter to Dr. Harry Conacher of Health Canada. Int J Occup Environ Health 2002;8:387-393.

6) Briffa J: Aspartame and its effects on health: independently funded studies have found

potential for adverse effects. BMJ 2005;330:309-310.

7) Butchko HH, Stargel WW, Comer CP et al: Aspartame: review of safety. Regul Toxicol Pharmacol 2002;35: S1-93.

8) Camfield PR, Camfield CS, Dooley JM et al: Aspartame exacerbates EEG spike-wave discharge in children with generalized absence epilepsy: a double-blind controlled study. Neurology 1992;42:1000-1003.

9) Campbell MB: Neurologic manifestations of allergic disease. Ann Allergy 1973;10:485-498.

10) Dengate S, Ruben AJ: Controlled trial of cumulative behavioural effects of a common bread preservative. Paediatr Child Health 2002;38:373-376.

11) Dufty, William. Sugar Blues, New York, 1975, Warner Books.

12) Feingold BF: Dietary management of nystagmus. J Neural Transm 1979;45:107-115.

13) Gerrard JW, Richardson JS, Donat J: Neuropharmacological evaluation of movement disorders that are adverse reactions to specific foods. Int J Neurosci 1994;76:61-69.

14) Geuns JM: Stevioside. Phytochemistry 2003;64:913-921.

15) Goldman JA, Lerman RH, Contois JH, Udall JN Jr: Behavioral Effects of Sucrose on Preschool Children. J Abnorm Child Psychol 1986;14:565-577.

16) Gregersen S, Jeppesen PB, Holst JJ, Hermansen K: Antihyperglycemic effects of stevioside in type 2 diabetic subjects. Metabolism 2004;53:73-76.

17) Jankovic SM: Controversies with aspartame Med Pregl 2003;56 Suppl 1:27-29.

18) Kruis W, Forstmaier G, Scheurlen C, Stellaard F: Effects of Diets Low and High in Refined Sugars on Gut Transit, Bile Acid Metabolism and Bacterial Fermentation. Gut 1991;32:367-371.

19) Krummel DA, Seligson FH, Guthrie HA: Hyperactivity: is candy causal? Crit Rev Food Sci Nutr 1996;36:31-47.

20) Miller JB: Relief at Last! Neutralization for Food Allergy and Other Illnesses, 1987, Springfield, IL, Charles C Thomas.

21) Murray JA, Van Dyke C, Plevak MF et al: Trends in the identification and clinical features of celiac disease in a North American community 1950-2001. Clin Gastroenterol Hepatol 2003;1:19-27.

22) Olsen DB, Abraham JH: Neuropsychiatric disorders in insulinoma. Ugeskr Laeger 1999;161:1420-1421.

23) Rippere V: Dietary treatment of chronic obsessional ruminations. Br J Clin Psychol

1983;22:314-316.

24) Roberts HJ: Aspartame Disease: A Possible Cause for Concomitant Graves' Disease and Pulmonary Hypertension. Tex Heart Inst J 2004;31:105; author reply 105-106.

25) Roberts HJ: Aspartame (NutraSweet) Is it Safe? Philadelphia, 1990, Charles Press.

26) Rowe KS, Rowe KJ: Synthetic food coloring and behavior: A dose response effect in a double-blind, placebo-controlled, repeated-measures study. Journal of Pediatrics 1994;135:691-698.

27) Santelmann H, Howard JM: Yeast metabolic products, yeast antigens and yeasts as possible triggers for irritable bowel syndrome. Eur J Gastroenterol Hepatol 2005;17:21-26.

28) Saxena S, Brody AL, Maidment KM et al: Cerebral glucose metabolism in obsessive-compulsive hoarding. Am J Psychiatry 2004;161:1038-1048.

29) Schober SE, Sinks TH, Jones RL, Bolger PM et al: Blood mercury levels in US children and women of childbearing age, 1999-2000. JAMA 2003;289:667-674.

30) Schwartz JM, Stoessel PW, Baxter LR Jr et al: Systematic changes in cerebral glucose metabolic rate after successful behavior modification treatment of obsessive-compulsive disorder. Arch Gen Psychiatry 1996;53:109-113.

31) Simons JP, Rubinstein EN, Kogut VJ, Melfi PJ, Ferguson BJ: Comparison of Multi-Test II skin prick testing to intradermal dilutional testing. Otolaryngol Head Neck Surg 2004;130:536-544.

32) Simontacchi CN: The Crazy Makers: How the Food Industry Is Destroying Our Brains and Harming Our Children, 2001, Tarcher/Putnam.

33) Speer F: Handbook of Clinical Allergy, Boston, London 1982, John Wright.

34) Spiers PA, Sabounjian L, Reiner A, Myers DK et al: Aspartame: neuropsychologic and neurophysiologic evaluation of acute and chronic effects. Am J Clin Nutr 1998;68:531-537.

35) Swedo SE, Schapiro MB, Grady CL et al: Cerebral glucose metabolism in childhood-onset obsessive-compulsive disorder. Arch Gen Psychiatry 1989;46:518-523.

36) Taylor JP, Krondl MM, Csima AC: Symptom relief and adherence in the rotary diversified diet, a treatment for environmental illness. Altern Ther Health Med 2004;10:58-64.

37) Taylor JP, Krondl MM, Csima AC:Assessing adherence to a rotary diversified diet, a treatment for 'environmental illness'. J Am Diet Assoc 1998;98:1439-1444.

38) Teuber SS, Porch-Curren C: Unproved diagnostic and therapeutic approaches to food allergy and intolerance. Curr Opin Allergy Clin Immunol 2003;3:217-221.

39) Uhlig T, Merkenschlager A, Brandmaier R, Egger J: Topographic mapping of brain electrical activity in children with food-induced attention deficit hyperkinetic disorder. Eur J Pediatr 1997;156:557-561.

40) Wender EH, Solanto MV: Effects of sugar on aggressive and inattentive behavior in children with attention deficit disorder with hyperactivity and normal children. Pediatrics 1991;88:960-966.

41) Wolraich ML, Wilson DB, White JW: The effect of sugar on behavior or cognition in children, A metaanalysis. JAMA 1995;274:1617-1621.

42) Wurtman RJ, Wurtman JJ, Regan M et al: Effects of normal meals rich in carbohydrates or proteins on plasma tryptophan and tyrosine ratios. Am J Clin Nutr 2003;77:128-132.

43) Zelnik N, Pacht A, Obeid R, Lerner A: Range of Neurologic Disorders in Patients with Celiac Disease. Pediatrics 2004;113:1672-1676.

第 17 节

1) Adler LA, Rotrosen J, Edson R et al: Vitamin E treatment for tardive dyskinesia. Veterans Affairs Cooperative Study #394 Study Group. Arch Gen Psychiatry 1999;56:836-841.

2) Agranoff BW, Fisher SK: Inositol, lithium, and the brain. Psychopharmacol Bull 2001;35:5-18.

3) Akhondzadeh S, Mohammadi MR, Khademi M: Zinc sulfate as an adjunct to methylphenidate for the treatment of attention deficit hyperactivity disorder in children: a double blind and randomized trial. BMC Psychiatry 2004:8;4:9.

4) Arnold LE: Alternative treatments for adults with attention-deficit hyperactivity disorder (ADHD). Ann N Y Acad Sci 2001;931:310-341.

5) Benjamin J. Levine J, Fux M et al: Double-blind, placebo-controlled, crossover trial of inositol treatment for panic disorder. Am J Psychiatry 1995;152:1084-1086.

6) Baumel S: Dealing with Depression Naturally, 2000, Lincolnwood, Illinois, Keats Publishing.

7) Bilici M, Yildirim F et al: Double-blind, placebo-controlled study of zinc sulfate in the treatment of attention deficit hyperactivity disorder. Prog Neuropsychopharmacol Biol Psychiatry 2004;28:181-190.

8) Boerner RJ, Klement S: Attenuation of neuroleptic-induced extrapyramidal side effects by

Kava special extract WS 1490.Wien Med Wochenschr 2004;154:508-510.

9) Chaudhuri PK, Srivastava R, Kumar S et al: Phytotoxic and antimicrobial constituents of Bacopa monnieri and Holmskioldia sanguinea. Phytother Res 2004;18:114-117.

10) Chen JR, Hsu SF, Hsu CD, Hwang LH, Yang SC: Dietary patterns and blood fatty acid composition in children with attention-deficit hyperactivity disorder in Taiwan. J Nutr Biochem 2004;15:467-472.

11) Clouatre DL: Kava kava: examining new reports of toxicity. Toxicol Lett 2004;150:85-96.

12) Cropley M, Cave Z, Ellis J, Middleton RW: Effect of kava and valerian on human physiological and psychological responses to mental stress assessed under laboratory conditions. Phytother Res 2002;16:23-27.

13) Das YT, Bagchi M, Bagchi D, Preuss HG: Safety of 5-hydroxy-L-tryptophan. Toxicol Lett 2004;150:111-122.

14) Durlach J, Bac P, Bara M, Guiet-Bara A: Physiopathology of symptomatic and latent forms of central nervous hyperexcitability due to magnesium deficiency: a current general scheme. Magnes Res 2000;13:293-302.

15) Feingold BF: Dietary management of nystagmus. J Neural Transm 1979;45:107-115.

16) Francis AJ, Dempster RJ: Effect of valerian, Valeriana edulis, on sleep difficulties in children with intellectual deficits: randomised trial. Phytomedicine 2002;9:273-279.

17) Fux M, Levine J, Aviv A et al: Inositol treatment of obsessive-compulsive disorder. Am J Psychiatry 1996;153:1219-1221.

18) Gastpar M, Singer A, Zeller K: Efficacy and tolerability of hypericum extract STW3 in long-term treatment with a once-daily dosage in comparison with sertraline. Pharmacopsychiatry 2005;38:78-86.

19) Gastpar M, Klimm HD: Treatment of anxiety, tension and restlessness states with Kava special extract WS 1490 in general practice: a randomized placebo-controlled double-blind multicenter trial. Phytomedicine 2003;10:631-639.

20) Grimaldi BL: The central role of magnesium deficiency in Tourette's syndrome: causal relationships between magnesium deficiency, altered biochemical pathways and symptoms relating to Tourette's syndrome and several reported comorbid conditions. Med Hypotheses 2002;58:47-60.

21) Gruenwald J, Graubaum HJ, Harde A: Effect of a probiotic multivitamin compound on stress and exhaustion. Adv Ther 2002;19:141-150.

22) Haddow JE et al: Maternal Thyroid Deficiency During Pregnancy and Subsequent Neuropsychological Development of the Child. NEJM 1999;341:549-555.

23) Harding KL, Judah RD, Gant C: Outcome-based comparison of Ritalin versus food-supplement treated children with AD/HD. Altern Med Rev 2003;8:319-330.

24) Izzo AA: Drug interactions with St. John's Wort (Hypericum perforatum): a review of the clinical evidence. Int J Clin Pharmacol Ther 2004;42:139-148.

25) Izzo AA: Herb-drug interactions: an overview of the clinical evidence. Fundam Clin Pharmacol 2005;19:1-16.

26) Izzo AA, Ernst E: Interactions between herbal medicines and prescribed drugs: a systematic review. Drugs 2001;61:2163-2175.

27) Kaplan BJ, Crawford SG, Gardner B, Farrelly G: Treatment of mood lability and explosive rage with minerals and vitamins: two case studies in children. J Child Adolesc Psychopharmacol 2002;12:205-219.

28) Konofal E, Lecendreux M, Arnulf I, Mouren MC: Iron deficiency in children with attention-deficit/hyperactivity disorder. Arch Pediatr Adolesc Med 2004;158:1113-1115.

29) Krystal AD, Ressler I: The use of valerian in neuropsychiatry. CNS Spectr 2001;6:841-847.

30) Levine, J, Barak Y, Gonzalves M et al: Double-blind, controlled trial of inositol treatment of depression. Am J Psychiatry 1995;152:792-794.

31) Lohr JB, Kuczenski R, Niculescu AB: Oxidative mechanisms and tardive dyskinesia. CNS Drugs 2003;17:47-62.

32) Mantel BJ, Meyers A, Tran QY, Rogers S, Jacobson JS: Nutritional supplements and complementary/alternative medicine in Tourette syndrome. J Child Adolesc Psychopharmacol 2004;14:582-589.

33) Mauskop A, Altura BT, Cracco RQ, Altura BM: Intravenous magnesium sulfate relieves cluster headaches in patients with low serum ionized magnesium levels. Headache 1995;35:597-600.

34) Merchant RE, Andre CA, Sica DA: Nutritional supplementation with Chlorella pyrenoidosa for mild to moderate hypertension. J Med Food 2002;5:141-152.

35) Michael N, Sourgens H, Arolt V, Erfurth A: Severe tardive dyskinesia in affective disorders: treatment with vitamin E and C. Neuropsychobiology 2002;46 Suppl 1:28-30.

36) Murphy VA, Embrey EC, Rosenberg JM, Smith QR, Rapoport SI: Calcium deficiency enhances cadmium accumulation in the central nervous system. Brain Res 1991;557:280-

284.

37) Nathan PJ, Clarke J, Lloyd J et al: The acute effects of an extract of Bacopa monniera (Brahmi) on cognitive function in healthy normal subjects. Hum Psychopharmacol 2001,16:345-351.

38) Ozcan ME, Gulec M, Ozerol E, Polat R, Akyol O: Antioxidant enzyme activities and oxidative stress in affective disorders. Int Clin Psychopharmacol 2004,19:89-95.

39) Palatnik A, Frolov K, Fux M, Benjamin J: Double-blind, controlled, crossover trial of inositol versus fluvoxamine for the treatment of panic disorder. J Clin Psychopharmacol 2001,21:335-339.

40) Papakostas GI, Alpert JE, Fava M: S-adenosyl-methionine in depression: a comprehensive review of the literature. Curr Psychiatry Rep 2003;5:460-466.

41) Rai D, Bhatia G, Palit G: Adaptogenic effect of Bacopa monniera (Brahmi). Pharmacol Biochem Behav 2003;75:823-830.

42) Ravikumar A, Deepadevi KV, Arun P, Manojkumar V, Kurup PA: Tryptophan and tyrosine catabolic pattern in neuropsychiatric disorders. Neurol India. 2000,48:231-238.

43) Richardso AJ, Puri BK: A randomized double-blind, placebo-controlled study of the effects of supplementation with highly unsaturated fatty acids on ADHD-related symptoms in children with specific learning difficulties. Prog Neuropsychopharmacol Biol Psychiatry 2002,26:233-239.

44) Rippere V: Dietary treatment of chronic obsessional ruminations. Br J Clin Psychol 1983;22:314-316.

45) Roodenrys S, Booth D, Bulzomi S et al: Chronic effects of Brahmi (Bacopa monniera) on human memory. Neuropsychopharmacology. 2002,27:279-281.

46) Sandyk R: L-tryptophan in neuropsychiatric disorders: a review. Int J Neurosci. 1992,67:127-144.

47) Soares KV, McGrath JJ: Vitamin E for neuroleptic-induced tardive dyskinesia. Cochrane Database Syst Rev 2001;CD000209.

48) Stough C, Lloyd J, Clarke J. et al: The chronic effects of an extract of Bacopa monniera (Brahmi) on cognitive function in healthy human subjects. Psychopharmacology 2001,156:481-484.

49) Swedo SE, Pietrini P, Leonard HL et al: Cerebral glucose metabolism in childhood-onset obsessivecompulsive disorder. Revisualization during pharmacotherapy. Arch Gen

Psychiatry 1992,49:690-694.

50) Van Oudheusden LJ, Scholte HR: Efficacy of carnitine in the treatment of children with attention-deficit hyperactivity disorder. Prostaglandins Leukot Essent Fatty Acids. 2002;67:33-38.

51) Walsh WJ, Glab LB, Haakenson ML: Reduced violent behavior following biochemical therapy. Physiol Behav 2004;82:835-839.

52) Wender EH, Solanto MV: Effects of sugar on aggressive and inattentive behavior in children with attention deficit disorder with hyperactivity and normal children. Pediatrics 1991;88:960-966.

53) Wheatley D: Stress-induced insomnia treated with kava and valerian: singly and in combination. Hum Psychopharmacol 2001;16:353-356.

54) Wood JL, Allison RG: Effects of consumption of choline and lecithin on neurological and cardiovascular systems. Fed Proc 1982;41:3015-3021.

55) Wurtman RJ: Nutrients affecting brain composition and behavior. Integr Psychiatry 1987; 226-238; discussion 238-257.

56) Wurtman RJ: Stress and the adrenocortical control of epinephrine synthesis. Metabolism 2002;51:11-14.

57) Zhang XY, Zhou DF, Cao LY et al: The effect of vitamin E treatment on tardive dyskinesia and blood superoxide dismutase: a double-blind placebo-controlled trial. J Clin Psychopharmacol 2004;24:83-86.

58) Zinner, S: Tourette syndrome: Much more than tics—part 1. Contemporary Pediatrics 2004;21,29.

第 20 节

1) Miltenberger RG, Fuqua RW: A comparison of contingent vs non-contingent competing response practice in the treatment of nervous habits. J Behav Ther Exp Psychiatr 2985;16:195-200.

2) Azrin NH, Peterson AL: Habit reversal for the treatment of Tourette Syndrome. Behav Res Ther 1988;26:347-351.

3) Azrin NH, Peterson AL: Treatment of Tourette Syndrome by habit reversal: A waiting-list control group comparison. Behav Ther 1990; 21:301-318.

4) Chanksy, Tamar E: Freeing Your Child from Obsessive-Compulsive Disorder : A Powerful, Practical Program for Parents of Children and Adolescents, 2001, New York, Three Rivers Press.

5) Chanksy, Tamar E: Freeing Your Child from Anxiety: Powerful, Practical Solutions to Overcome Your Child's Fears, Worries, and Phobias, 2004, New York, Broadway Books.

6) Culbertson FM: A four-step hypnotherapy model for Gilles de la Tourette's syndrome. Am J Clin Hypn 1989;31:252-256.

7) Miltenberger RG, Fuqua RW, Woods DW: Applying behavior analysis to clinical problems: Review and analysis of habit reversal. J Appl Behav Anal 1998;31:447-469.

8) Peterson AL, Campise RL, Azrin NH: Behavioral and pharmacological treatments for tic and habit disorders: A review. J Dev Behav Pediatr 1994;15:430-441.

9) O'Connor KP, Brault M, Robillard S et al: Evaluation of a cognitive-behavioural program for the management of chronic tic and habit disorders. Behav Res Ther 2001;39:667-681.

10) Wilhelm S, Deckersbach T, Coffey BJ, Bohne A Peterson AL, Baer L: Habit reversal versus supportive psychotherapy for Tourette's disorder: A randomized controlled trial. Am J Psychiatry 2003;160:1175-1177.

第 21 节

1) Carlson LE, Ursuliak Z, Goodey E, Angen M, Speca M: The effects of a mindfulness meditation-based stress reduction program on mood and symptoms of stress in cancer outpatients: 6-month follow-up. Support Care Cancer 2001; 112-123.

2) Croxford JL, Yamamura T: Cannabinoids and the immune system: Potential for the treatment of inflammatory diseases? J Neuroimmunol 2005 Sep;166(1-2):3-18

3) Elster, EL: Upper Cervical Chiropractic Care for a Nine-Year-Old Male with Tourette Syndrome, Attention Deficit Hyperactivity Disorder, Depression, Asthma, Insomnia, and Headaches: A Case Report. J Vertebral Subluxation Res 2003;4.

4) Factor SA, Molho ES: Adult-onset tics associated with peripheral injury. Mov Disord 1997;12:1052-1055.

5) Field T, Ironson G, Scafidi F et al: Massage therapy reduces anxiety and enhances EEG pattern of alertness and math computations. Int J Neurosci 1996;86:197-205.

6) Frei H, Everts R, von Ammon K et al: Homeopathic treatment of children with attention

deficit hyperactivity disorder: a randomised, double blind, placebo controlled crossover trial. Eur J Pediatr 2005; [E-pub ahead of print].

7) Hammond DC: Neurofeedback with anxiety and affective disorders. Child Adolesc Psychiatr Clin N Am 2005;14:105-123.

8) Huizink AC, Mulder EJ: Maternal smoking, drinking or cannabis use during pregnancy and neurobehavioral and cognitive functioning in human offspring. Neurosci Biobehav Rev 2005; Advance E-publication

9) Jorm AF, Christensen H, Griffiths KM et al: Effectiveness of complementary and self-help treatments for anxiety disorders. Med J Aust 2004;181:S29-46.

10) Kabat-Zinn J, Massion AO, Kristeller J et al: Effectiveness of a meditation-based stress reduction program in the treatment of anxiety disorders. Am J Psychiatry 1992;149:936-943.

11) Khilnani S, Field T, Hernandez-Reif M, Schanberg S: Massage therapy improves mood and behavior of students with attention-deficit/ hyperactivity disorder. Adolescence 2003;38:623-638.

12) King WP, Motes JM: The intracutaneous progressive dilution multi-food test. Otolaryngol Head Neck Surg 1991;104:235-238.

13) Kostanecka-Endress T, Banaschewski T, Kinkelbur J et al: Disturbed sleep in children with Tourette syndrome: a polysomnographic study J Psychosom Res 2003;55:23-29.

14) Krauss JK, Jankovic J: Tics secondary to craniocerebral trauma. Mov Disord 1997;12:776-782.

15) Monastra VJ, Lynn S, Linden M et al: Electroencephalographic biofeedback in the treatment of attentiondeficit/hyperactivity disorder. Appl Psychophysiol Biofeedback 2005;30:95-114.

16) Majumdar A, Appleton RE: Delayed and severe but transient Tourette syndrome after head injury. Pediatr Neurol 2002;27:314-317.

17) Majumdar M, Grossman P, Dietz-Waschkowski B, Kersig S, Walach H: Does mindfulness meditation contribute to health? Outcome evaluation of a German sample. J Altern Complement Med 2002;8:719-730.

18) Moore NC: A review of EEG biofeedback treatment of anxiety disorders. Clin Electroencephalogr 2000;31:1-6.

19) Moran RW, Gibbons P: Intraexaminer and interexaminer reliability for palpation of the cranial rhythmic impulse at the head and sacrum. J Manipulative Physiol Ther 2001;24:183-

190.

20) Passalacqua G, Compalati E, Schiappoli M, Senna G: Complementary and alternative medicine for the treatment and diagnosis of asthma and allergic diseases. Monaldi Arch Chest Dis 2005;63:47-54.

21) Plotkin BJ, Rodos JJ, Kappler R et al: Adjunctive osteopathic manipulative treatment in women with depression: a pilot study. J Am Osteopath Assoc 2001;101:517-523.

22) Rojas NL, Chan E: Old and new controversies in the alternative treatment of attention-deficit hyperactivity disorder. Ment Retard Dev Disabil Res Rev 2005;11(2):116-130.

23) Schmitt WH Jr, Leisman G: Correlation of applied kinesiology muscle testing findings with serum immunoglobulin levels for food allergies. Int J Neurosci 1998;96:237-244.

24) Singer C, Snachez-Ramos J, Weiner WJ: A case of post-traumatic tic disorder. Mov Disord 1989;4:342-344.

25) Singh, Rajinder: Inner and Outer Peace through Meditation, 2003, HarperCollins Publishers.

26) Sterman MB: Basic concepts and clinical findings in the treatment of seizure disorders with EEG operant conditioning. Clin Electroencephalogr 2000;31:45-55.

27) Tansey MA: A simple and a complex tic (Gilles de la Tourette's syndrome): their response to EEG sensorimotor rhythm biofeedback training. Int J Psychophysiol 1986;4:91-97.

28) Witt C, Keil T, Selim D et al: Outcome and costs of homoeopathic and conventional treatment strategies: A comparative cohort study in patients with chronic disorders. Complement Ther Med 2005;13:79-86.

29) Wu L, Li H, Kang L: 156 cases of Gilles de la Tourette's syndrome treated by acupuncture. J Tradit Chin Med 1996;16:211-213.

后记

1) Brody, J: The Tics of Tourette's Often Go Undiagnosed. New York Times, January 18, 2005.

2) Zinner, S: Tourette syndrome: Much more than tics—part 2. Contemporary Pediatrics 2004;21,39.

后　记

砥砺前行

经过多年的努力探索，这本关于抽动症自然疗法的书最终得以与广大读者见面，很是兴奋。然而，摆在面前的任务仍然很艰巨，所以我们必须平静下来，认真对待。

本书的读者，以及每天访问我们网站的成千上万的人将会了解到，饮食、营养失衡、过敏原、免疫系统和环境中的化学物质都会影响抽动症。他们还将了解到，一些综合性疗法和补充疗法可能会有所帮助。不幸的是，全世界还有数百万人受到抽动症的影响，他们还不知道除了药物之外还有其他的选择。

15 年来，我们一直在与传统学术领域的权威分享我们的发现。尽管如此，抽动症的"标准线"依然没有改变。时至今日，仍有医师给 4 岁以下的抽动症患儿进行强力药物治疗，丝毫不提及自然疗法甚至常识性的预防措施。愿意在这方面做出改变的医师寥寥无几。

为什么医师不考虑自然疗法呢？人们不赞成他们这么做。例如：2004年 8 月，一位妥瑞氏综合征协会医学顾问委员会的委员在《当代儿科》（*Contemporary Pediatrics*）上发表了一篇文章，该文章后来发布在妥瑞氏综合征网站上。

下面的黑体摘选了这篇具有误导性的文章的标题。

关键点
消除对妥瑞氏综合征的误解

谬论：改变饮食、过敏检测和环境过敏原控制可以减少抽搐。

事实：尽管这些方法很受欢迎，但它们在控制抽动症方面的作用尚未得到证实。

这篇文章告诉儿科医师，这些治疗抽动症的自然疗法没有用。《纽约时报》（*New York Times*，2005 年 1 月）对这篇文章进行了总结。不出所料，纽约时报的这位作者认为上述黑体部分的内容是正确的，她在针对妥瑞氏综合征的专栏中提出"警告"，反对"家庭使用各种替代疗法和控制饮食的做法，因为没有一种方法是有用的"。结果，这篇文章的杀伤力超过了原文，又有 100 多万读者看到了这一不幸的消息。

传统医学经常暗示，自然疗法的研究结果是负面的——尤其当一些重要的研究都没有做的时候。

一些网络论坛对这类文章进行了抗议，但负面影响已经造成了。人们为什么不愿意尝试一些基本的、合乎逻辑的方法，比如改变饮食或者调整环境，以避免过敏反应，而是选择传统的药物，这些药物甚至没有经过儿童长期使用的测试？（的确，有针对成人使用这些强效药物的研究。研究结果并不令人满意，副作用令人担心。）

ACN 从未说过可以为每个人提供解决办法，但每个人都有权利决定自己希望采取什么方式进行治疗。他们应该得到完整和真实的信息。

关注孩子

当我衡量这一领域是否有进步时，我经常会想到孩子。我们发起这场运动时，有些孩子才 7 岁大，现在都已经 22 岁了。我们帮助了其中一些孩子，但是大多数孩子的医师只给他们开药，并且告诉孩子的家长其他的治疗方法就是在浪费时间。于是，许多孩子失去了拥有正常童年的机会。与此同时，相关的研究几乎没有取得任何进展。

那些现在已经 7 岁的孩子怎么办？我们能够帮助到他们吗？我相信通过我们自己的研究可以帮助到他们。此外，我们可以建立一个具有多学科背景的专业团队与他们进行合作，并找到治疗抽动症的最佳方法。患者及其家人也可以参与进来，让我们的运动得到更加蓬勃的发展。我们也可以召开会议，直接向公众传递相关信息。

我们可能得不到医药公司的支持，但这并不意味着我们没有资源，没有前景。

让我们帮助今天的孩子——现在就行动

为了增加对抽动症的科学理解，ACN 提出了以下 4 个关键点。

- 医师、相关从业人员和研究人员：所有愿意通过"智库"（think tank）进行合作并分享相关发现或理论的人，请与 ACN 联系。我们的目标是制订一套全面的抽动症治疗方案。请在 Latitudes 上注册登录，我们将与您联系。

- 资助：我们需要大幅增加研究资金，以维持 ACN 的运作。（请参见第 287 页 ACN 的联系信息，参与筹款或捐赠。）

- 家人与患者：在探索自然疗法时，我们鼓励大家和我们分享自己的经历。读者可以通过普通邮件或者网站 Latitudes 发送你们的信息。沟通交流的内容是保密的，但请附上详细的联系信息，以便核实情况和跟进。

● **志愿者：** 如果你能协助宣传、撰写基金申请书、推广市场、策划会议等，请通过网站的志愿者专区与我们取得联系。

世界各地的孩子都在指望我们。舍我其谁？是时候做出改变了。看看你能帮上什么忙。

谢谢大家！

希拉

捐款或联系 ACN

ACN是根据美国联邦法律第501(c)3条成立的非营利组织，所有的捐款完全免税。

我们非常需要捐款来扩大我们的工作范围和展开新的研究。可以在网站Latitudes上进行捐款或者邮寄支票给ACN。我们将感谢所有的捐款人！

地址：

Association for Comprehensive NeuroTherapy

P.O. Box 159, Grosse Ile, MI 48138-0159

邮箱：acn@Latitudes.org

下面是 ACN 相关网站的信息。

ACN 相关网站的信息

Latitudes

这是我们的主网站。"Latitudes"在这里代表"行动或选择自由"。网站上有关于抑郁症、自闭症、焦虑症、注意缺陷障碍/注意缺陷多动障碍、强迫症、妥瑞氏综合征以及学习障碍等问题的自然疗法最前沿的资料。在我们的主页上还有以下刊物的链接。

Latitudes Online

这是深受欢迎的订阅杂志*Latitudes*（前六卷为纸质版）的全球网络升级版。*Latitudes Online*收集的文章主要来自国际专家、采访、最新研究、成功案例和书评等。订阅*Latitudes Online*是了解治疗抽动症最新研究的最好方法。希望大家能够现在就上网订阅！

Better Brains, Naturally

这是Sheila Rogers DeMare的免费在线博客，博客地址为*www.Latitudes.blogs.com*。如果你不了解博客，请访问该网站，阅读非常方便。Sheila发新帖时，注册的会员会收到通知。

ACN Today

你可以注册获取ACN的免费电子信息——*ACN Today*，以了解关于健康问题的最新文章和ACN的最新消息，这些会发送到你的电子邮箱。

ACN 论坛

在我们论坛上，你可以搜索和访问来自世界各地的人发布的评论和建议，这些评论和建议会让你受益匪浅。你也可以在论坛上发布自己的信息和问题。点击ACN主页面的论坛链接即可。